《黄帝内经》中的对症按摩养生图典

臧俊岐 主编

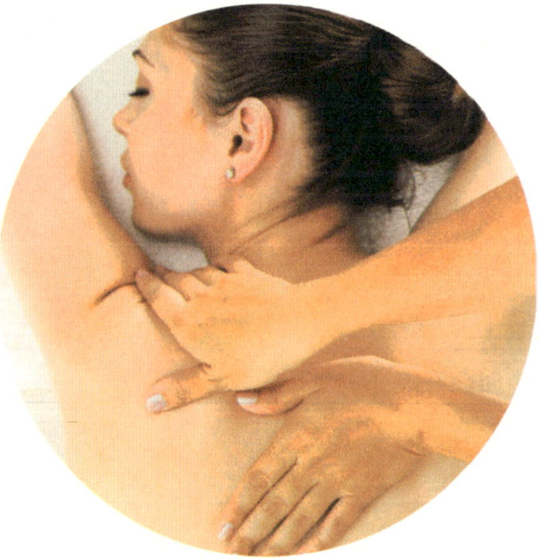

黑龙江科学技术出版社
HEILONGJIANG SCIENCE AND TECHNOLOGY PRESS

图书在版编目（CIP）数据

《黄帝内经》中的对症按摩养生图典 / 臧俊岐主编 .
—哈尔滨：黑龙江科学技术出版社，2017.9（2024.4 重印）
ISBN 978-7-5388-9202-4

Ⅰ . ①黄… Ⅱ . ①臧 …Ⅲ . ①《内经》—养生（中医）
—按摩—图解 Ⅳ . ① R221-64 ② R244.1-64

中国版本图书馆 CIP 数据核字（2017）第 088351 号

《黄帝内经》中的对症按摩养生图典
《HUANGDI NEIJING》ZHONG DE DUIZHENG ANMO YANGSHENG TUDIAN

主　　编 臧俊岐
责任编辑 李欣育
摄影摄像 深圳市金版文化发展股份有限公司
出　　版 黑龙江科学技术出版社
地址：哈尔滨市南岗区公安街 70-2 号　邮编：150007
电话：（0451）53642106　传真：（0451）53642143
网址：www.lkcbs.cn　www.lkpub.cn
发　　行 全国新华书店行
印　　刷 天津旭丰源印刷有限公司
开　　本 723 mm × 1020 mm　1/16
印　　张 13
字　　数 150 千字
版　　次 2017 年 9 月第 1 版
印　　次 2024 年 4 月第 2 次印刷
书　　号 ISBN 978-7-5388-9202-4
定　　价 49.80 元

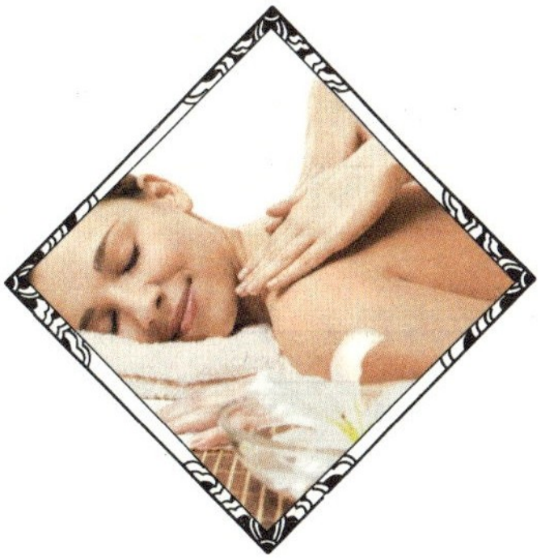

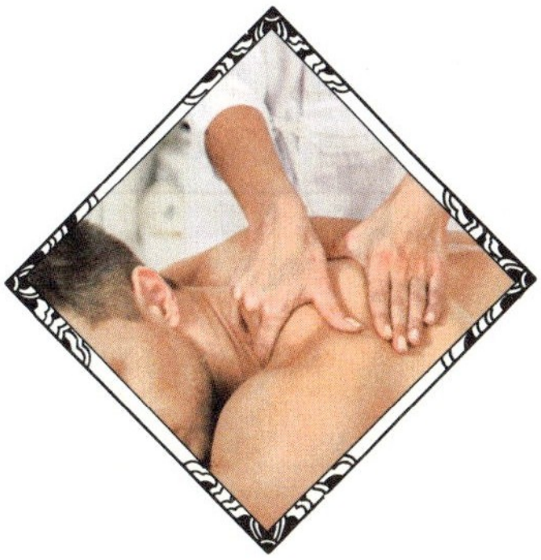

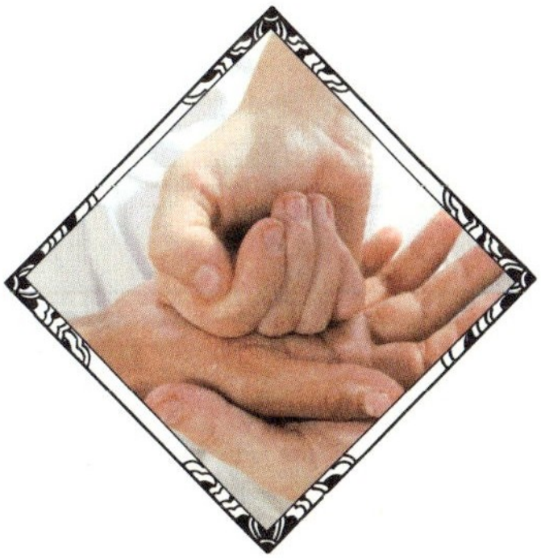

《黄帝内经》作为中医之基础，不仅是中国历史上最早的古典籍医学著作，同时也是一部通达所有知识领域的哲学思想巨著。它以天人相应的观念和阴阳五行的理论为基础，并在此基础上衍生出改善自我体质、调整体内阴阳平衡、维护健康的养生方法。

按摩，又称推拿，古称按跷等，是中医学的一种医疗方法，以中医学的气血学说、脏腑学说和经络学说为理论基础。中医学认为，人的经络遍布全身，内连五脏六腑，外达肌肉体表，形成一个协调统一的有机整体。人体如果气血不畅，经络阻塞就会发生疾病。按摩就是根据上述理论，根据不同病症和体质，运用不同的按摩手法，直接作用于人体的经脉和穴位，疏通经络，行气活血，从而起到有病治病、无病健身的作用。

现代人的工作节奏越来越快，生活压力越来越重，健康问题也更加突出。很多表面看起来很健康的人，由于长期工作、生活的重压，身体往往处于亚健康状态，这类人经常感到身体乏力，没有精神。要改变身体的这种状态，按摩就是一种不错的选择。

现代中医学认为，按摩是一种物理治疗方法，它可以改善人体的血液循环、增强机体的新陈代谢能力、调节人体神经系统与胃肠道蠕动、提高机体免疫功能。吃药、吃保健品已经不再是现代人治病健身的首选，“不打针、不吃药、不开刀”是现代人对治疗疾病的最大愿望。按摩的最大好处是“治病不以汤药”，只需动动手，捏捏按按，就能简单治疗保健。如今按摩已日益受到大众青睐和重视，特别是在某些慢性病的疗养方面，它具有特殊的医疗效果，受到大众好评。

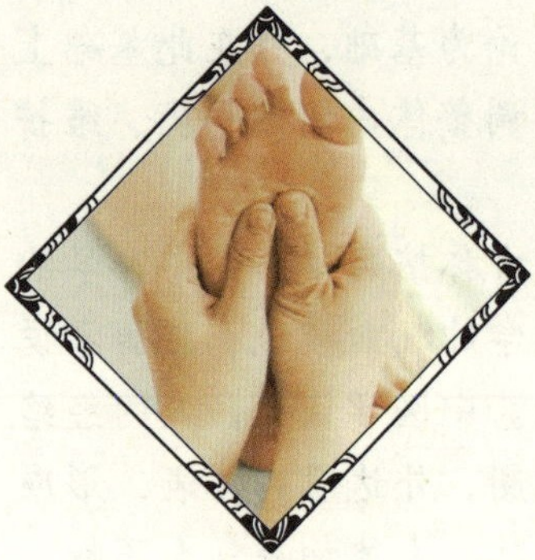

本书针对现代人最迫切的健康需求，以传统中医学的经络穴位为基础，从外部的肌肉筋骨损伤到内部的常见病痛不适，从日常放松减压到关系门面的“面子工程”，为您提供安全、有效的按摩方法。同时还从手足耳各反射区详细描述操作，真正展现“外在大脑”手、“第二心脏”足、“人体缩影”耳的精妙之处。

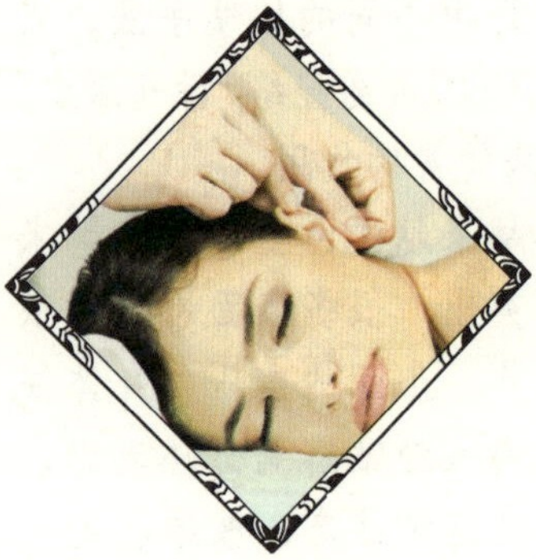

此外，本书还从《黄帝内经》的养生智慧中吸取营养，结合病症，讲述了紧急调理法和辨证疗法及生活食养方，从饮食、经络、日常生活，以及防病治病等全方位地将《黄帝内经》中的养生精华详解，并遵循《黄帝内经》“治未病”的思想。

另外，为了能够方便读者理解，本书采用了图文并茂的编写方式，绘制了上百幅生动而贴切的图画，来辅助说明书中的知识和解说，指明具体的操作位置，能够有效地将《黄帝内经》的养生智慧，准确地传达给读者，同时通过可随时随地操作的按摩手法，感受它带来的神奇效果并获得更健康的生活。

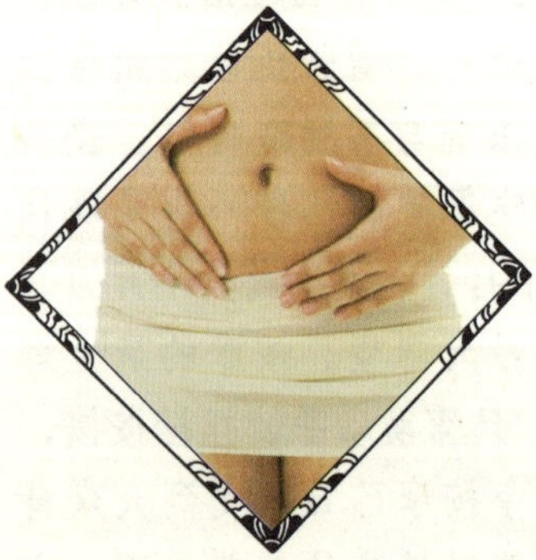

CHAPTER 1

人体自有大药，用手指实现健康

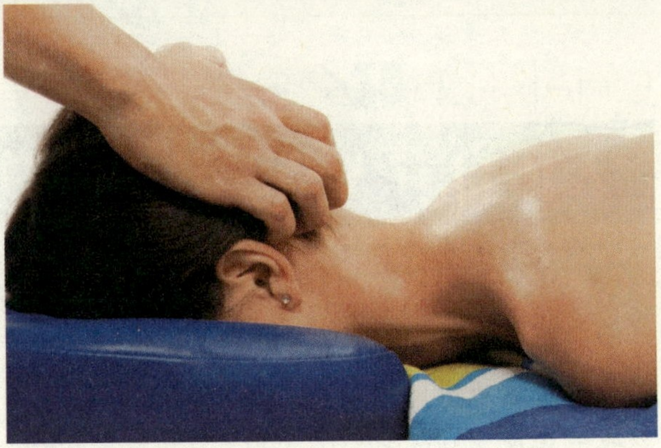

CHAPTER 2

手足耳穴位全图解，握住健康钥匙

CHAPTER 4

颈肩腰腿不老术，轻松拿下颈肩腰腿问题

CHAPTER 5

不可没“心”没“肺”，心肺安康身体健

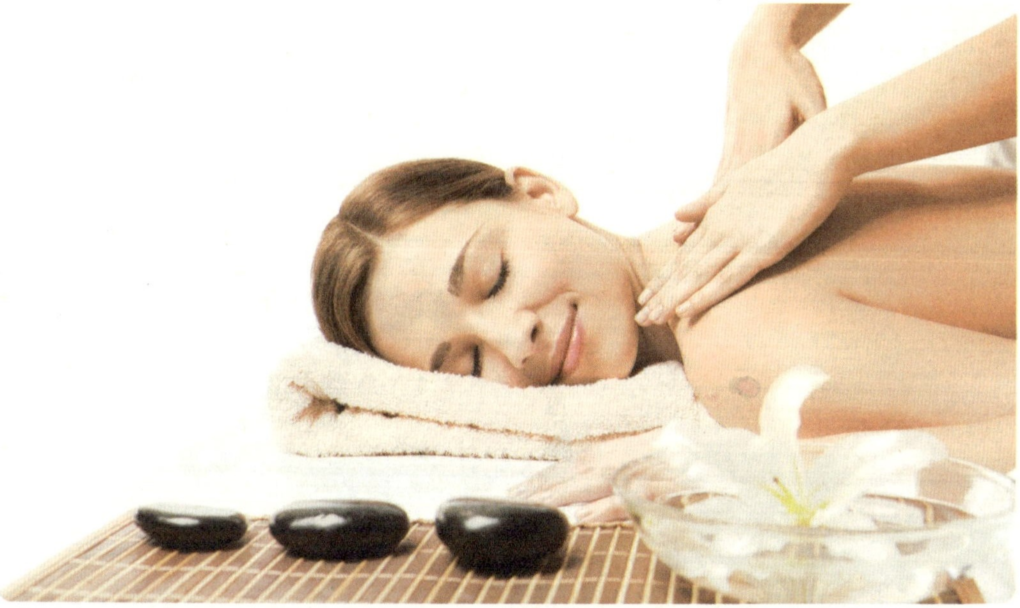

CHAPTER 6

管好"进出口"，增强肝胆胃肠功能

CHAPTER 7

保持活力，生殖系统问题都解决

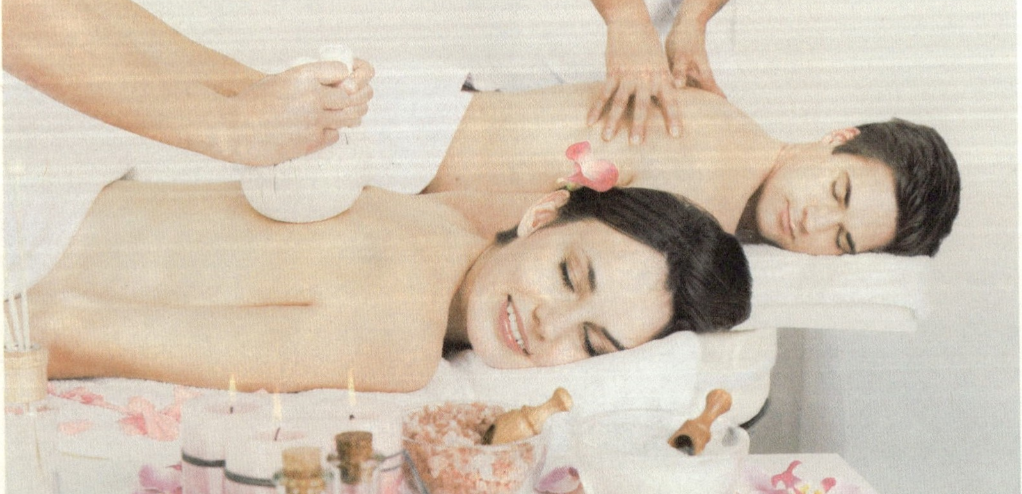

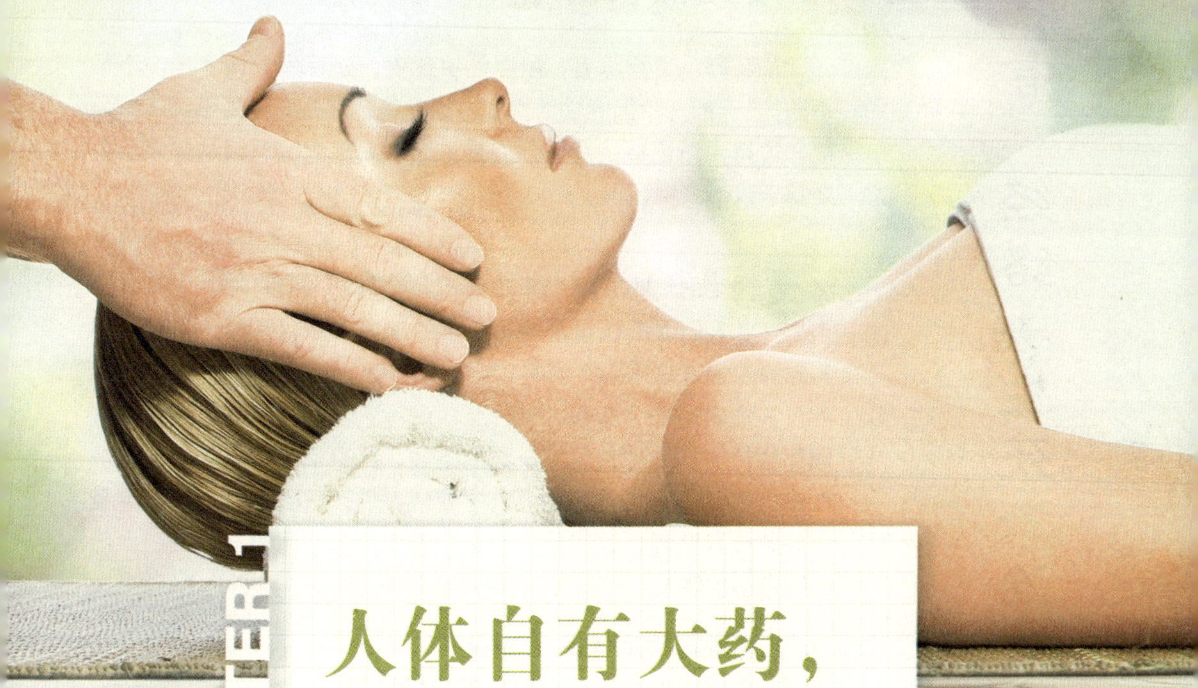

CHAPTER 1

人体自有大药，用手指实现健康

人们最早在认识疾病的过程中，除了借助药物来达到防病治病的目的，还从最初无意识地发现到后来有意识地通过手指来解除病痛。人体的奥秘在于人体自身蕴含了许多能够治疗和预防疾病的“大药”——经络穴位与反射区。通过一定的操作手法对人体的特定部位进行有效刺激便可收到防病治病、促进身心健康的效果，首先让我们一起来认识这些人体的“大药”吧！

经络奥秘初探

黄帝曰：“经脉者，所以能决死生，处百病，调虚实，不可不通。” 翻开中国卷帙浩繁的中医典籍，多处可见关于经络的记载。古籍中所记载的经络到底是怎么被发现的呢？归纳起来，主要基于以下三种认识。

经络是在认识俞穴的基础上发展而来的

当人们逐渐认识俞穴（穴位的学名）后，开始大量地使用刺激俞穴的方法来治疗疾病。渐渐地，人们发现刺激某一俞穴后，不仅该俞穴局部会有酸、麻、胀、痛等感觉，这些感觉还会向其他部位传导。这种传导有一定的路线，具有相似治疗功效的穴位往往排列在同一传导线路上。这就使人们认识到俞穴之间贯穿着一条条传导路线，这些传导路线不仅仅分布在体表，与五脏六腑也有密切的联系。于是，人们将点连成线，形成了经络的循行路线。

经络的发现与脉、筋等人体组织结构的认识有关

古代医学家在解剖中发现血管和一些条索状组织是连接内脏的主要结构，它们延伸到四肢末端，这应该是经络原始的解剖形态。在临床实践中，古代医学家发现用针刺血管时，只会出血而不会有穴位感应，而当针刺到一些条索状的组织结构时，才会出现穴位感应并有传导效应。后来便出现了“筋脉”的概念，并逐渐演变为“经脉”。

经络与气感在体内的流动路线有关

导引，即“气功”。导引是古代的一种养生保健术，即引导体内的气在全身流动。在练功的过程中，人们逐渐认识到气在体内的循行路线，并由此对全身主要经络的分布有了一定的体会和认识，为经络的发现奠定了基础。

步入近现代社会，国内外学者坚持不懈地致力于经络的研究，他们不断向经络存在的真实性提出质疑。虽然现在还没有形成一个权威的经络理论让所有人信服，但生活经验和科学研究都佐证了经络是真实存在的。

经络系统的组成

经络系统由经脉、络脉、十二经筋、十二皮部构成。其中，经脉包括十二经脉、奇经八脉以及附属于十二经脉的十二经别；络脉包括十五别络、浮络、孙络等。最主要的经脉为十二经脉和奇经八脉中的任督二脉，它们合称为“十四经”。

十二经脉

十二经脉是经络系统的主体，又称为“十二正经”。它们左右对称地分布于人体的头面、躯干和四肢两侧，纵贯全身。每条经脉各隶属一个脏或腑，因此，十二经脉的名称各不相同。每一经脉的名称，均用其所属脏腑的名称，再结合循行于手足、内外、前中后的不同部位以及阴阳学说而给予不同的名称。十二经脉包括手太阴肺经、手厥阴心包经、手少阴心经、手阳明大肠经、手少阳三焦经、手太阳小肠经、足阳明胃经、足少阳胆经、足太阳膀胱经、足太阴脾经、足厥阴肝经、足少阴肾经。

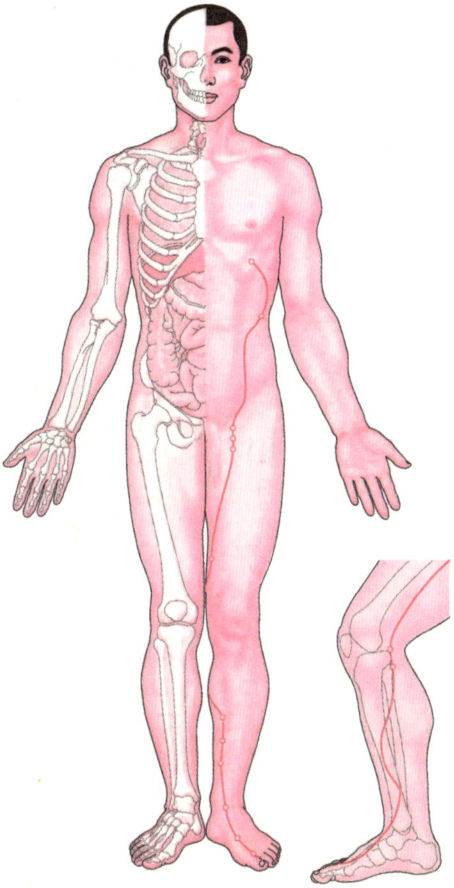

根据脏属阴、腑属阳、内侧为阴、外侧为阳的原则，凡是属于脏的经脉称为阴经，多循行于四肢内侧，上肢内侧者为手三阴经，下肢内侧者为足三阴经；凡是属于腑的经脉称为阳经，多循行于四肢外侧，上肢外侧者为手三阳经，下肢外侧者为足三阳经。

奇经八脉

奇经八脉是任脉、督脉、冲脉、带脉、阴跷脉、阳跷脉、阴维脉、阳维脉的总称。它们与十二正经不同，既不直属于脏腑，又无表里配合关系，其循行别道奇行，故称奇经。奇经八脉沟通十二经脉之间的联系，对十二经脉气血有蓄积、渗灌等调节作用。

任脉，行于腹面正中线，其脉多次与手足三阴经及阴维脉交会，能总任一身之阴经，故称为“阴脉之海”。任脉起于胞中，与女子妊娠有关，故有“任主胞胎”之说。

督脉，行于背部正中，其脉多次与手足三阳经及阳维脉交会，能总督一身之阳经，故称为“阳脉之海”。督脉行于脊里，上行入脑，并从脊里分出属肾，它与脑、脊髓、肾又有密切联系。

冲脉，上至于头，下至于足，贯穿全身，是全身气血的要冲，能调节十二经脉气血，故称为“十二经脉之海”，又称“血海”。它主要和妇女的月经有关。

经络的作用

经络内通脏腑，外联体表，不仅可以起到运行气血、濡养身体的作用，而且还可以通过诊察经脉，进行防病治病。

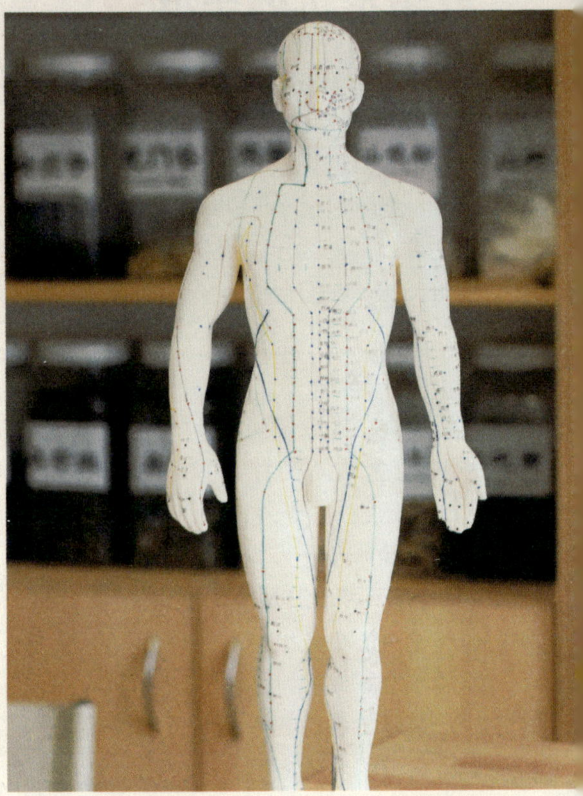

联络脏腑，沟通内外

《黄帝内经·灵枢》中说，“夫十二经脉者，内属于脏腑，外络于枝节”，其大意是通过经络系统的联络、沟通作用，人体的五脏六腑、四肢百骸、五官九窍、皮肉筋骨等组织器官得以保持相对的平衡与统一，并顺利地完成每天正常的生理活动。

运行气血，濡养周身

气血是人体生命活动的物质基础，全身脏腑、组织和器官只有得到气血的濡养才能完成正常的生理功能，神奇的经络能将气血输布到全身各个部位，促使人体各项生命活动的正常进行。因此，只有保持经络的畅通，才能“行气血”以养机体、润筋骨、利关节，以确保人体整个系统运行顺畅。

感应传导，平衡阴阳

经络具有感应刺激、传导信息的作用。当人体的某一部位受到刺激时，这个刺激就可沿着经脉传入人体内相关的脏腑器官，使其发生相应的生理或病理变化。而这些变化，又可通过经络反应于体表。经络在针灸或按摩等方式的刺激下，可对机体起到双向调节的作用，使之向着有利于机体恢复的方向转化。经络就像人体四通八达的网络，在正常情况下能运行气血，协调阴阳，传递信息到人体各部。当出现气血不和及阴阳失衡等病变时，也是通过经络将疾病的信息反映出来。针灸、按摩等刺激治法就是通过激发经络本身的功能，疏通经气的传导，使机体的阴阳处于平衡状态。

抵御疾病，保卫机体

经络系统的作用是“行气血而营阴阳”，营行脉中，卫行脉外，使营卫之气密布周身。外邪侵犯人人体往往由表及里，先从皮毛开始，卫气是一种具有保卫作用的物质，它能抵抗各种病邪的侵犯，其充实于络脉，络脉散布于全身，密布于皮部，当疾病侵犯机体时，卫气首当其冲发挥其抵御外邪、保卫机体的屏障作用。

百药齐全

每处穴位都是一味大药

人体除了脏腑外，还有许多经络穴位，而每一个穴位都相当于一个治病点。每个穴位产生的任何一种奇效，都是我们祖先经过实践总结出来的。前人在研究人体经络穴位时不单单是为了研究本身，主要还是为了针对人的身体对症取穴，治疗疾病。

按摩疗法是中医特有的治疗疾病的手段。它是运用手的技巧，在人体皮肤上连续施力、“由外治内”的治病方法。《史记》就曾记载春秋战国时期名医扁鹊用按摩疗法治病的案例，而春秋战国时期距今已有2000多年，可见按摩这种理疗法在中国有悠久的历史了。

中医认为，人体穴位主要有四大作用：首先它是经络之气输注于体表的部位；其次它是疾病反映于体表的部位，当人体生理功能失调的时候，穴位局部可能会有一些变化；再次，我们可以借助于这些变化来推断到底是身体的什么部位出现了问题，从而来协助诊断；最后，当人体出现疾病的时候，这些穴位还是针灸、按摩等疗法的刺激部位。

那么，人体那么多穴位，我们怎样才能将每一个穴位的作用都记住呢？其实方法很简单，我们只要掌握其中的规律就可以了。

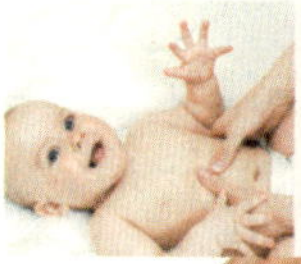
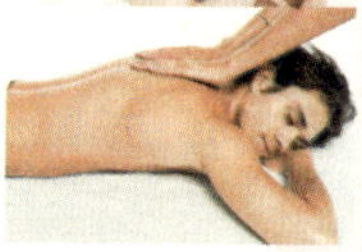
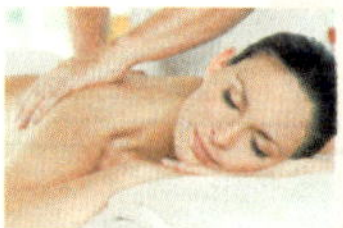
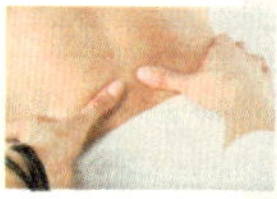
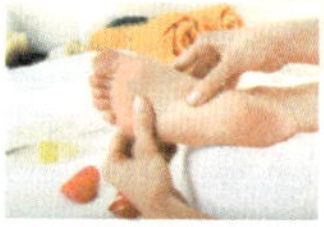

◎ 穴位在什么部位就可以治什么部位的病。比如说膝关节附近的膝眼、梁丘、阳陵泉等能治疗膝关节的疼痛。

◎ 穴位在哪条经脉上，就可以治疗这条经脉经过部位的疾病。比如说手阳明大肠经的合谷穴不仅可以治疗手部的病症，还可以治疗大肠经经过的颈部和头面部的疾病，如牙痛、口臭等。

◎ 有些特殊穴位具有特殊的治疗作用。如大椎穴可以退热。值得注意的是，每个穴位对于身体的调节作用都是双向的，可以达到调整人体功能、平衡阴阳、防病祛病的目的。

双手寻穴位

穴位隐藏在每个人身体的内部，看不见也摸不着，如何才能在最短的时间内精准无误地取到穴位呢。下面介绍几种常用的取穴法，依靠我们的双手就能迅速找准穴位。

手指度量法

手指同身寸度量取穴法是指以患者本人的手指为标准度量取穴，是临床取穴定位常用的方法之一。这里所说的“寸”，与现代一般尺制度量单位的“寸”是有区别的，是用被取穴者的手指作尺子测量的。测量穴位时要用被测量者的手指作为参照物，才能准确地找到穴位。

拇指同身寸：拇指指间关节的横向宽度为 1 寸。

中指同身寸：中指中节屈曲，内侧两端纹头之间作为 1 寸。

横指同身寸：又称“一夫法”，指的是食指、中指、无名指、小指并拢，以中指近端指间关节横纹为准，四指横向宽度为 3 寸。食指、中指并拢，食指和中指二指指幅横宽为 1.5 寸。

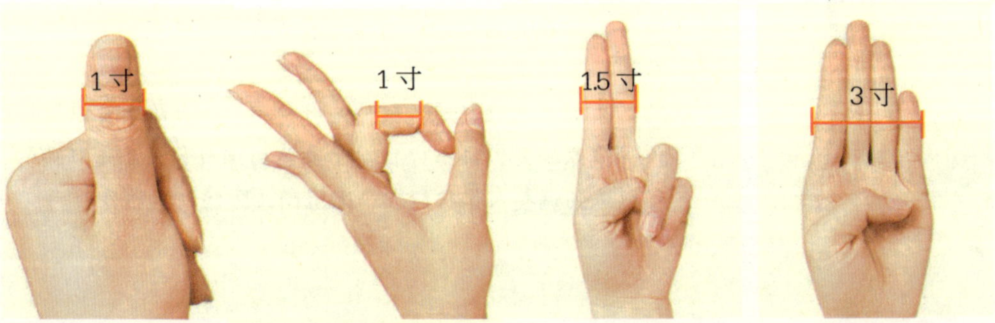

体表标志取穴法

利用人体表面某些可看到或摸到的隆起或凹陷的骨骼和肌肉标志进行取穴的方法称为体表标志法，主要分为固定标志法和活动标志法。

固定标志法：固定标志法指利用五官、毛发、指（趾）甲、乳头、肚脐和骨节凸起、凹陷及肌肉隆起等固定标志来取穴的方法。比较明显的标志：如鼻尖取素髎；两眉中间取印堂；两乳头连线的中点取膻中；肚脐正中取神阙；腓骨小头前下缘取阳陵泉；低头，后颈部第七颈椎棘突下取大椎等。此外，肩胛冈平第三胸椎棘突，肩胛骨下角平第七胸椎棘突，髂嵴平第四腰椎棘突，这些可作为背腰部穴位的取穴标志。

活动标志法：活动标志法指利用关节、肌肉、皮肤随活动而出现的孔隙、凹陷、皱纹等活动标志来取穴的方法。如耳门、听宫、听会应张口取耳屏前的凹陷处；下关应闭口取颧弓和下颌切迹之间的凹陷。

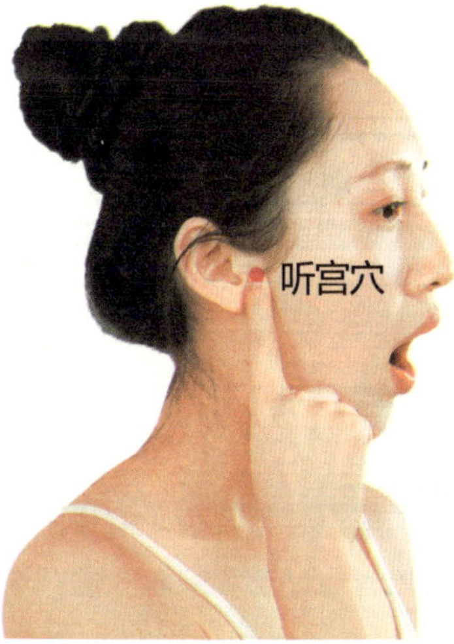

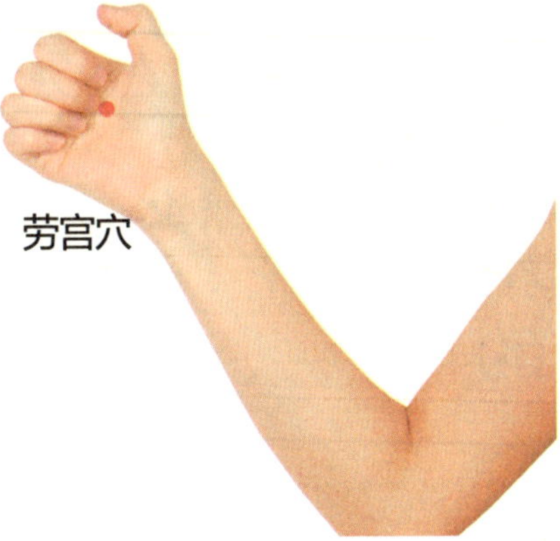

简便取穴法

简便取穴法是临床上常用的一种简单易行的取穴方法。如前发际正中直上与两耳尖直上，在头顶正中相交处取百会穴；握拳时中指所抵的掌心处是劳宫穴；直立垂手，中指指尖所对的大腿外侧中线处为风市穴。简便取穴法只是一种辅助性的取穴方法。

骨度分寸法

骨度分寸法又称“骨度法”，即以患者本身身材为依据，以骨节为主要标志测量周身各部的大小、长短，并依其尺寸按比例折算作为定穴标准。如：前后发际间为12寸；耳后两乳突出为9寸，两乳间为8寸；胸骨体下缘至脐中为8寸。

按摩穴位可以增强机体免疫力，防病治病。除此之外，经常按摩可以有效地改善人体体质，缓解病痛。临床实践表明，按摩一般有以下5大功效。

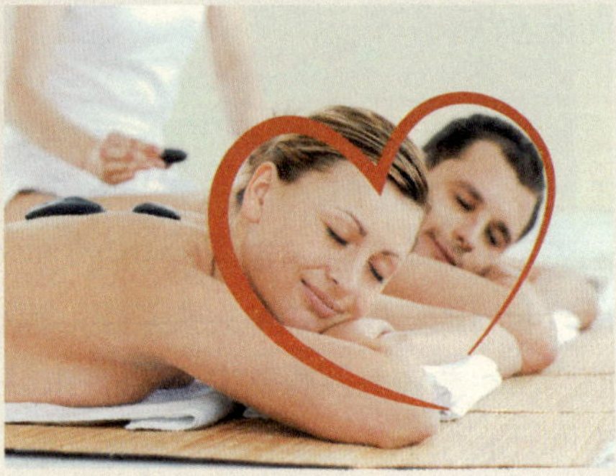

平衡阴阳，调整脏腑

阴阳失调便会引发脏腑功能的紊乱，从而导致疾病的发生。按摩能够调整脏腑的功能，使之达到阴阳平衡。实践证明，强而快的按摩手法能够引起神经和肌肉的兴奋；轻而缓的按摩手法则可以抑制神经、肌肉的功能活动。除此之外，按摩还可以调整血压、心率，调节胰岛素和肾上腺素的分泌等。

疏通经络，调和气血

作为运行气血的通路，经络内属于脏腑，外络于肢节，它将人体的各个部分有机地联系在一起。当经络不通时，机体便会出现疾病，通过按摩，可以使经络疏通、气血流通，进而消除疾病。如果因为腹部受寒，而出现了胃痛、腹胀以及不思饮食等症状，便可通过按摩胃俞、中脘、梁丘、足三里等穴，来温通经络、祛寒止痛。

扶正祛邪，增强体质

《素问・邪客》曰：“补其不足，泻其有余，调其虚实，以通其道而去其邪。”自我按摩是患者通过自我刺激穴位，增强其扶正祛邪的功能，从而促进自身的消化吸收和营养代谢，保持软组织的弹性，提高肺活量等的一种手段。

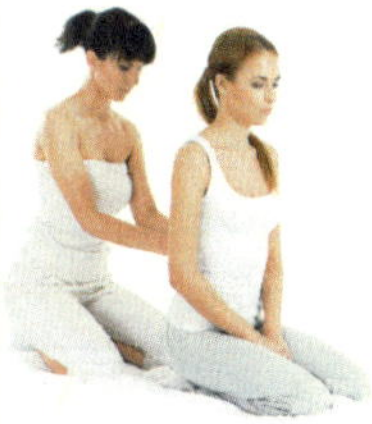
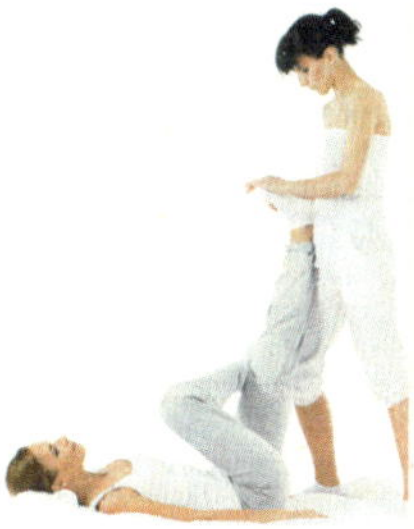

强壮筋骨，通利关节

骨伤疾患会直接影响到运动系统功能，按摩能够强健筋骨。中医认为肾主骨，为先天之本，小儿先天不足，便容易患上佝偻病；人若肾气亏损，就会过早出现颈椎、腰椎骨质增生等疾病。经常对肾俞、关元等穴位进行按摩，能够补肾强骨，令全身筋骨强健、关节灵活，还可以防治上述病变。

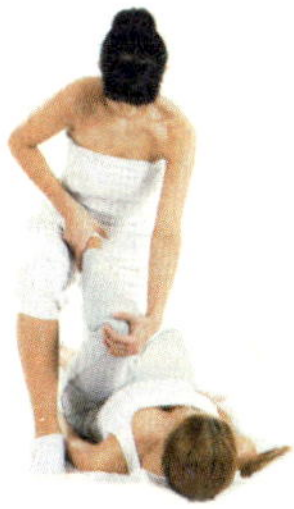
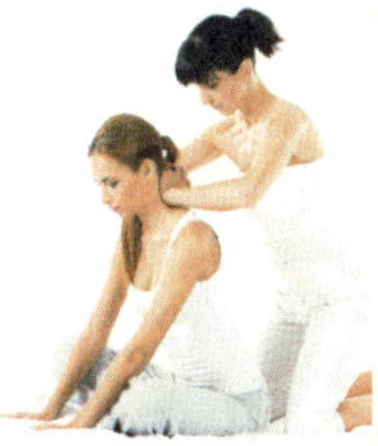

活血化瘀，消肿止痛，松解粘连

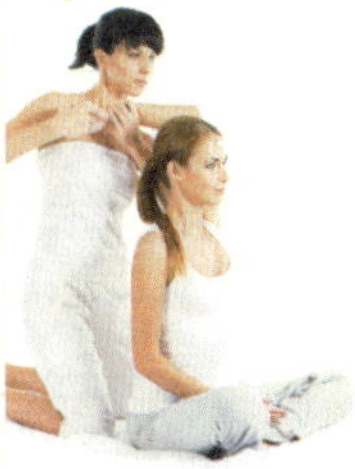
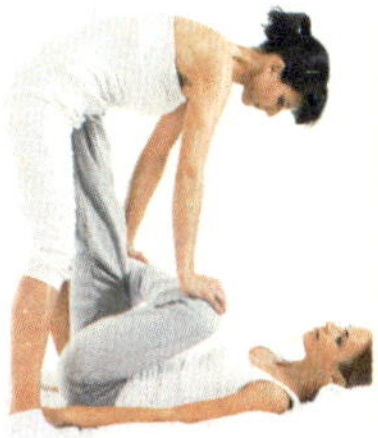

当肢体的软组织损伤之后，这个部位的毛细血管便会破裂出血，形成局部瘀血及肿胀疼痛的现象。外伤或者出血这种局部的刺激可引起血管的痉挛，按摩能够加速局部血液循环、消散瘀血、松解粘连、消除痉挛、恢复关节功能。而因肌肉痉挛、软组织粘连而导致的关节不利，按摩也可解痉松粘、滑利关节。实践证明，在病变的关节部位进行按摩，可以促进关节滑液的代谢，增强关节囊和关节的韧性。如肩周炎患者经过自我按摩并配合肩关节的运动后，能够松解关节周围的粘连，消除局部疼痛而痊愈。

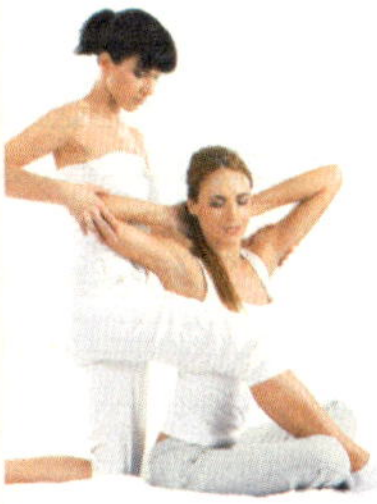
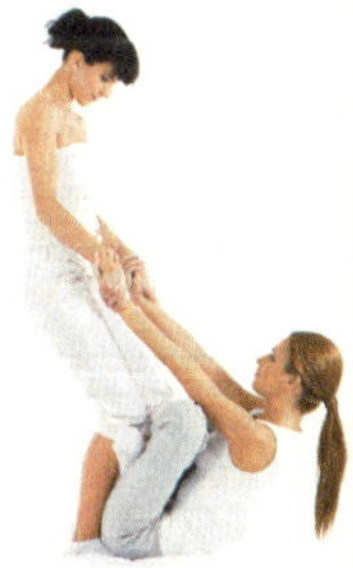

传统医学认为，中草药及现代化学药物制剂都属于药物，而人体自身的反射区、经络、穴位则可以说是与生俱来的。人体自身的反射区不仅同药物一样具有祛病、养生保健之功效，更是最适合自己又独一无二，取之不尽，用之不竭的东西。人体反射区可谓是上天赋予每个人的赏赐。

“反射区”究竟是怎么回事？其实手、足、耳反射区的产生，是因为手、足、耳是血液流通的末尾部分，如果某个重要器官出现病变，血液便会集中地流向那些器官进行免疫斗争，于是就比较难流通到手、足、耳。将血液导向手、足、耳的血管也连接着各种不同的器官，也就是说：一些器官发生了病变，相对应的反射区就会很难得到血液，而当我们按压它们的时候，神经受到刺激，血液就会往下流，这样就避免了因血液太过集中而产生的各种不良现象。

当然，要想身体没毛病，就不能等有病的时候再去吃药、打针，不仅费钱、费时，还心累。怎样简单地在生病之前就了解自己的身体状况呢？这就要说到人体反射区的好处了。不只是五脏六腑，你的眼睛、鼻子、嘴巴、耳朵等器官在你的手、足、耳上都有相对应的反射区，反射区就相当于一个缩小的人体，里面处处都有健康的慧根，刺激这些反射区就能调理好相应器官上的种种不适。

反射区往往能反映出人体病灶器官的很多病。以脚为例，脚在身体的最低处，由于地球引力的作用，当人体新陈代谢的废物或者垃圾沉积在脚底后，脚底的这些反射区就会发出身体不健康的信号，我们在脚上很容易就能发现它。

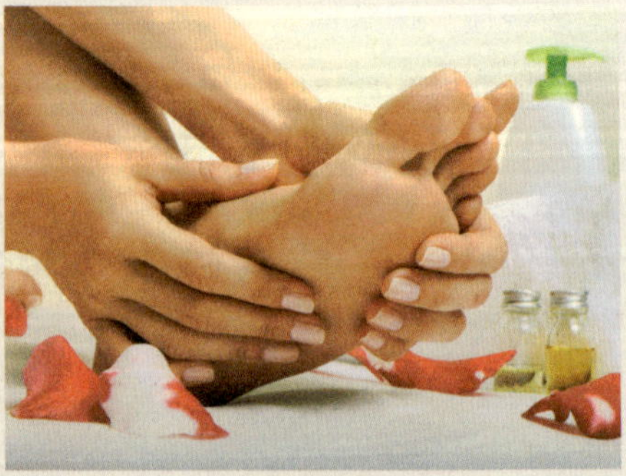

利用反射区治疗疾病，最大的好处就是，不用打针，不用吃药，肝肾不会受到伤害。通过按摩反射区就能直达病灶，而且十分准确。

手部是人体药田

『手』护健康

中医理论认为：人体是统一的，既气血相通又经络相连，且各脏腑及脏腑与体表之间又循五行、遵阴阳、相生相克，所以身体任何一个局部都有可以反映全身是否健康的讯息。

手部是部分经络的起止点，与周身器官密切相连，且手部俞穴汇通全身经脉，是反映人体内在健康状况最直接的窗口，人体器官的病变亦均可在手上被映现出来。手部的反映点恰似一个倒置的人体缩影，透过手部的观察，我们可以判断出自己的健康状况，并且能发现身体许多的疾病。

手指位于人体的远端，也是血液回流的起点之一。健康的手指气血旺盛且发育良好，五指丰满、畅直、灵活、有力，其中又以拇指和食指更为有力；指甲呈粉红色、有光泽、厚薄适中、软硬适度、不易折断、表面光滑；此外，指甲根部有半月形呈白色。中医认为，五指能反映五脏六腑的盛衰。

拇指与头脑功能有关

拇指与先天头脑发育有关，可体现意志力，一般以长而健壮为佳。

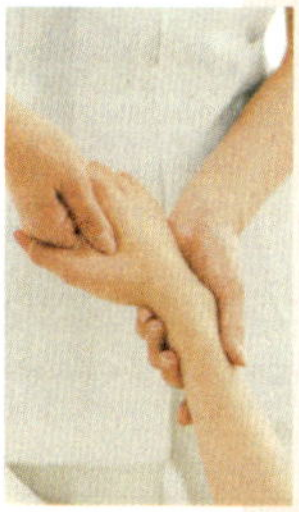

食指显示肝脏健康状态

一般以指节柔软富有弹性且圆长健壮为佳。指节的长度，以第一节最长，第二节、第三节依次稍有递减。

中指提示心脏循环系统功能

中指一般以圆长健壮为佳，指形直而不偏曲，大多心脏功能好，元气旺盛，精神饱满而少病。

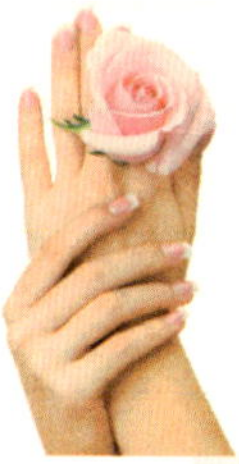

无名指提示肾脏和内分泌系统的状况

无名指又被称为“药指”，以圆秀健壮、指形直而不偏曲，指节圆润有力、纹理清爽为佳。无名指与人的整体健康状况有关，大多提示肾脏和内分泌系统功能的强弱。

小指反映泌尿生殖系统的强弱

小指以指节长短相称、直而不偏曲为佳。小指与生育机能的强弱有关，主要反映泌尿生殖系统功能。

知『足』常乐

护好足，一生福

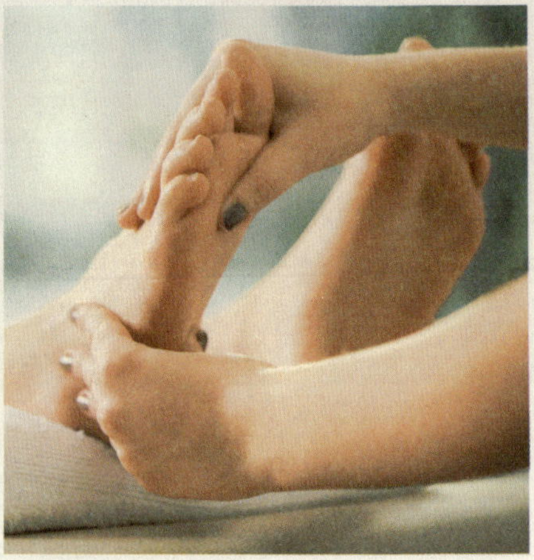

足部具有穴位多、位置低、血液少的特点，素有“第二心脏”之称。由此可见，足部在人的身体中有着非常重要的地位。

心脏的主要功能是推动血液流动，带动全身血液循环，以供给身体各个器官和组织氧气和营养。而足部则是整个人体大循环中的折返点。当血液运行到这里，又会重新走上返回心脏的道路。

因此足部就好比心脏一样，需要参与血液循环的推动。但是，血液从心脏流向足部是容易的，而从足部回流至心脏却是比较困难的。因为足部离心脏的距离最远而且又处于人体的最低位置。所以这时候人体就非常需要足部的神经、肌肉、血管等来发挥其“第二心脏”的作用，帮助推动血液的运行，使之返回心脏。

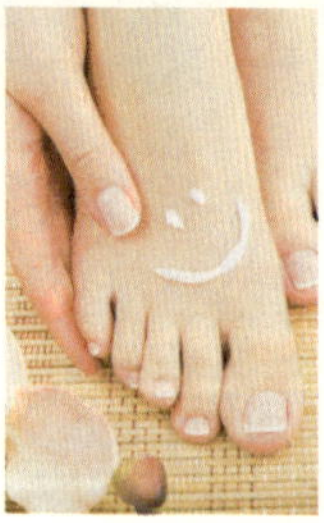

足部与全身的脏腑器官有着非常密切的关系，足部有很多反射区，这些反射区和穴位与人体的脏腑器官相对应，刺激足部反射区和穴位有助于改善全身的功能，增强机体的抵抗力，并能防治疾病。

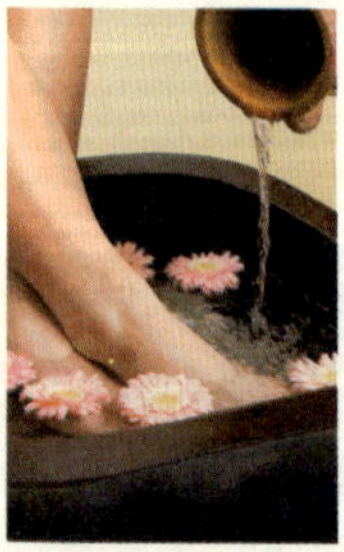

经常刺激足部反射区和穴位还能够改善足部血液循环，使之真正良好地发挥“第二心脏”的功能，即依靠下肢骨骼肌的张力增强和等长收缩，来挤压下肢血管，迫使下肢静脉中的血液通过静脉瓣回流至心脏，使体内血管扩张、血流加速、血流量增大，从而促使器官组织新陈代谢，增加组织细胞活动。

大饱『耳』福

耳朵作为人体的器官之一，虽只有一小部分，其面积仅占人体表面积的1%，但却有着维护全身健康的重要作用。耳朵不仅是人体的听觉器官，具有辨别振动的功能，能将振动发出的声音转换成神经信号，然后传给大脑。耳朵上还汇集了密集的人体健康信息反射区，可以说保护好耳朵就是在维护我们的身体健康。

《黄帝内经·灵枢·口问》指出：“耳者，宗脉之所聚也。”耳朵虽然小，但是我们的手、足、臂、面、舌、眼、腹、背脊等在耳朵上都有相应的反射区，平时没事儿的时候，多揉揉或点点耳朵，发现一些有痛点的地方，就证明你身体的某些地方可能出毛病了。这时候不用担心，找到最痛的点，忍着点儿痛，使劲儿点按，最好是用按摩棒。一般点按几分钟，病灶区的痛感就得到缓解了，疾病也就得到一定程度的控制。

《黄帝内经·灵枢·九针十二原》中，对通过刺激耳朵达到各种治疗作用和耳针治疗疾病的广泛性早有记载。通过正确适当刺激耳朵来保持健康，有以下几方面的优势：

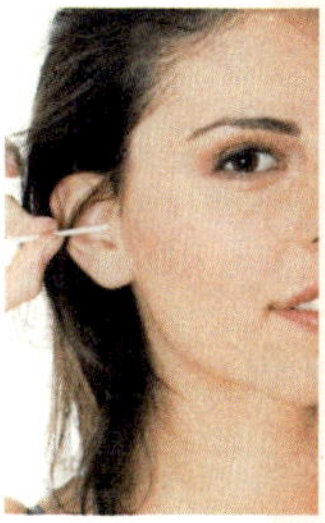

治疗病症多，应用广泛

据统计，耳穴刺激可治疗200多种病症，对于一些急性扭伤的痛证还能达到立竿见影的效果。刺激耳部反射区具有调节神经平衡、镇静止痛、疏通经络、调节气血阴阳等作用，对内、外、妇、儿、五官及皮肤等各科疾病均有很好的疗效。

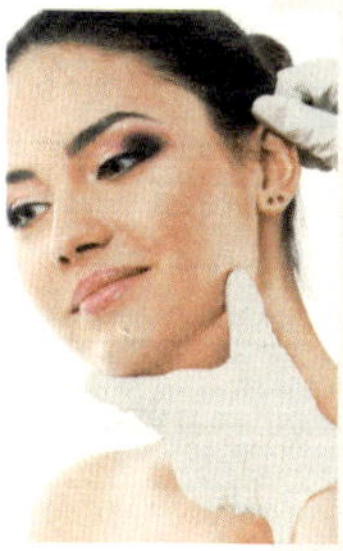

无不良反应

随着健康知识的普及，越来越多的人为药物的不良反应而担心。对耳朵的刺激，不会伤及内脏，也没有药物的不良反应，从而能有效避免药源性疾病的发生。

简便易操作

耳部反射区及穴位的分布有一定的规律，易学易记，操作简便易行，且随时随地都可操作。

弥补其他疗法的不足

中医疗法中，针灸治疗效果极佳，但有人却惧怕针灸。对耳部的刺激可以不借助工具，也能达到相同的治疗效果，避免晕针反应。

按摩宜忌有讲究

在伤科、内科、妇科、儿科、五官科以及保健美容等方面都有按摩疗法的适应症。按摩疗法虽然安全，对人体无毒副作用，但也有一定的禁忌证，如果使用不当，则会适得其反，对身体带来一定损害。

按摩适应证

外科： 上肢部伤筋（肩周炎、肱骨外上踝炎、腕关节扭伤、腱鞘炎等）、脊柱部伤筋（落枕、颈椎病、急性腰扭伤、慢性腰肌劳损、腰椎间盘突出症等）、下肢部伤筋（膝关节骨性关节炎、踝关节扭伤、跟痛症等）等。

内科： 心脑系病症（不寐、中风后遗症等）、脾胃肠系病症（胃痛、泄泻、便秘等）、肝胆系病症（胁痛等）、其他病症（头痛、口眼㖞斜、近视、焦虑症、忧郁症等）等。

妇科： 月经病（月经不调、痛经）、带下病、产后病（产后缺乳、乳腺炎等）、妇科杂症（乳腺增生、更年期综合征）等。

儿科： 感冒、发热、咳嗽、厌食、疳积、呕吐、腹泻、便秘、遗尿、夜啼、肌性斜颈、多动症等。

另外，其他方面的疾病也适合用按摩方法进行治疗，如男科疾病、五官疾病等。

按摩禁忌证

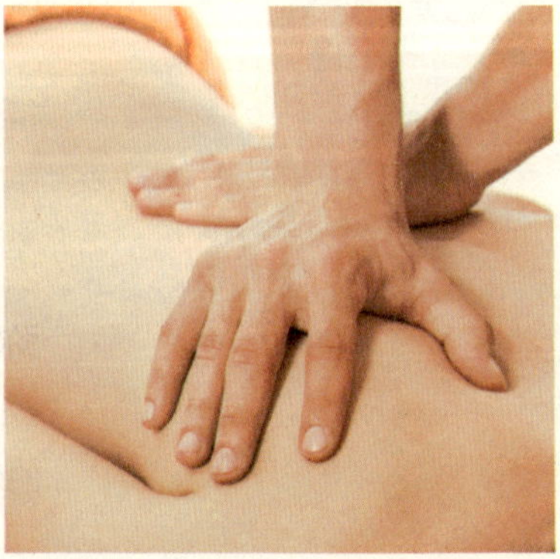

（1）脑部出现脑栓塞和处于急性发作期的脑出血患者，以及各种恶性肿瘤患者都禁止按摩头部。

（2）出现了皮肤破溃或者患有妨碍按摩施术的皮肤病，比如说患有脓肿、湿疹、风疹、癣、溃疡性皮肤病、烫伤以及烧伤等症的患者，都要禁用或者是慎用局部按摩。

（3）伤寒、乙脑、流脑、霍乱、梅毒、淋病、艾滋病、脑膜炎、白喉、痢疾以及其他急性传染病的患者，

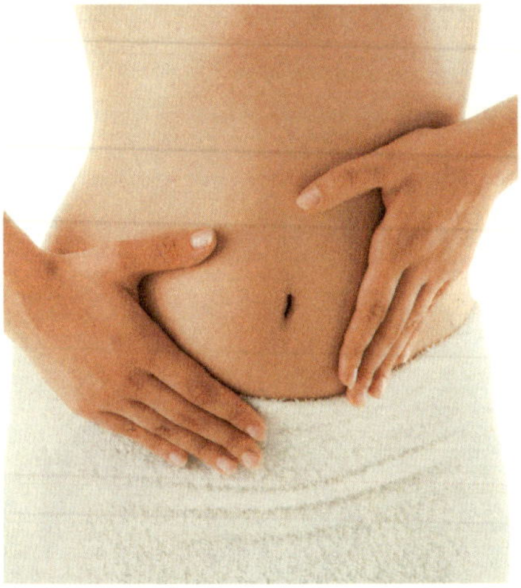

不宜按摩。

（4）对皮肤常有瘀斑的血小板减少性紫癜或过敏性紫癜患者、皮肤容易出血的血友病患者禁用按摩。

（5）对于患有诊断不明的急性颈部脊椎损伤伴有脊髓症状的患者应该禁用按摩，要考虑进行手术等其他方式的治疗，以免延误病情。

（6）对于癌症、恶性贫血、久病体弱而又极度消瘦的患者要禁用按摩。

（7）对有开放性损伤，施行血管、神经吻合术的患者，都应该禁用局部按摩。

（8）对于处于特殊生理期，如月经期和怀孕期的妇女，均不宜按摩。

（9）年老体弱、久病气虚，甚至连轻微按摩手法都无法承受的患者，应该慎用或者是禁用按摩手法进行操作。

（10）各种中毒，如食物中毒、药物中毒、煤气中毒、毒蛇咬伤、狂犬咬伤等禁用按摩。

（11）严重器官功能衰竭，如肾功能衰竭、心力衰竭和肝坏死等患者，不宜按摩。

（12）急性高热病症禁用按摩。

总之，在使用按摩疗法之前，一定要了解哪些症状和疾病是不宜用按摩来治疗的，以免保健不成，反而对身体造成伤害。

按摩的注意事项

按摩前要修剪指甲，不戴戒指、手链、手表等硬物，以免划伤皮肤，并注意按摩前后的个人卫生。

饱食之后，不要急于按摩，一般在饭后两小时左右为宜。

按摩的时候不能用力太大，一旦出现头晕、心慌、胸闷等症状，应立即停止按摩，采取休息、饮水等措施。按摩手法的次数要由少到多，按摩力量由轻逐渐加重，按摩的穴位可逐渐增加。无论用按摩来保健还是治疗慢性疾病，都不是一两天就有效的，需要按摩一段时间，才能获得疗效。所以应该长时间坚持按摩。

患者在大怒、大喜、大恐、大悲等极端情绪时，也不宜进行按摩。为了避免按摩时过度刺激皮肤，可以在按摩部位涂抹一些皮肤润滑剂，比如按摩膏、凡士林等。

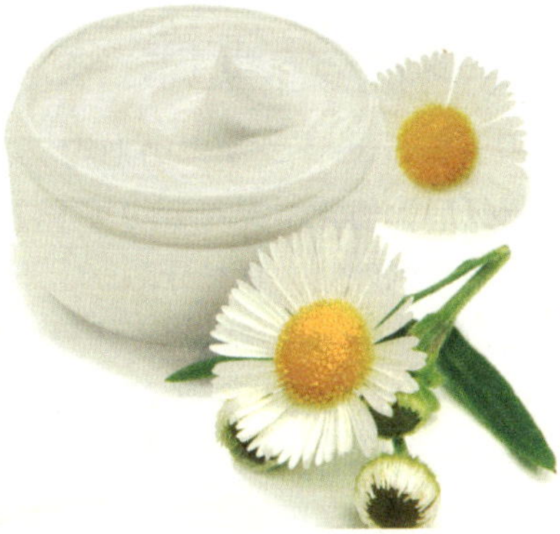

按摩养生操 动手学起来

耳鼻按摩养生操

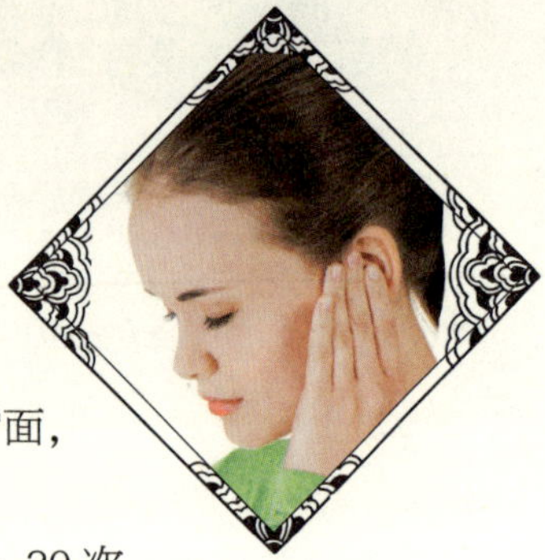

耳部按摩养生操

★每天用右手绕过头顶，向上拉左耳 14 次，再换左手拉右耳 14 次，每天数次。

★手掌相对，摩擦发热后，按摩两耳正面，再反复按摩耳背面，反复 5 ~ 6 次。

★以双手把耳朵由后向前扫，这时可听到嚓嚓声，每次 20 ~ 30 次。

★每天在早晚洗脸时，用毛巾上下左右揉搓耳郭，并用毛巾裹着手指在耳甲腔、耳甲艇、三角窝及耳孔中擦揉，以发热为度。

★用双手拇指和食指夹住两侧耳轮顺时针提拉旋转十几圈，再逆时针提拉旋转十几圈，提拉的力量以不使耳郭感觉疼痛为宜。

★用拇指和食指夹住耳垂，进行有节律的按压 1 分钟。

★用食指分别轻轻插入耳孔，如同拧螺丝一样旋转，前后来回转动十几次。

鼻部按摩养生操

站在空气新鲜的地方，头正颈直，两眼微闭，口微闭合，舌舔上腭，以鼻呼吸，缓慢均匀。先用右手食指指腹从鼻根部沿鼻梁上下轻轻按摩 20 次，再沿鼻子周围轻轻按摩 20 圈，然后用拇指、食指两指腹捏住鼻翼两侧上下移动 20 下，捏紧松开、再捏紧再松开20下，最后用手掌轻轻拍打鼻部20下，进行几次深呼吸运动。

牙齿按摩养生操

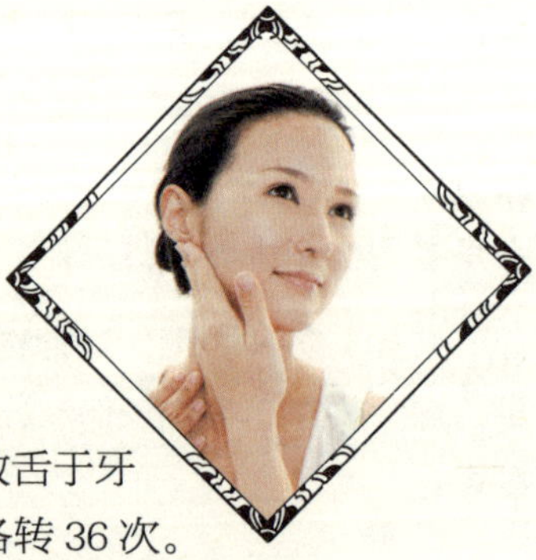

★轻叩上下牙 36 下，要求用力均匀适当。

★做张开口、前伸和侧向运动各 18 次，要求速度和缓。

★伸舌至牙列外侧，紧贴牙龈，上下左右运动 36 次，然后放舌于牙列内侧，继续用舌尖紧舔内侧牙龈，左右转动，先上后下，各转 36 次。

★用双手大鱼际在颞下颌关节部及嚼肌区域做按摩动作 18 次，要求力量柔和均匀。

★先将两手摩擦生热，随即用手掌的热力，沿鼻的两旁、眼圈及额前由下到上做洗脸状，轻轻按摩转圈 18 次。

脏腑穴位按摩养生操

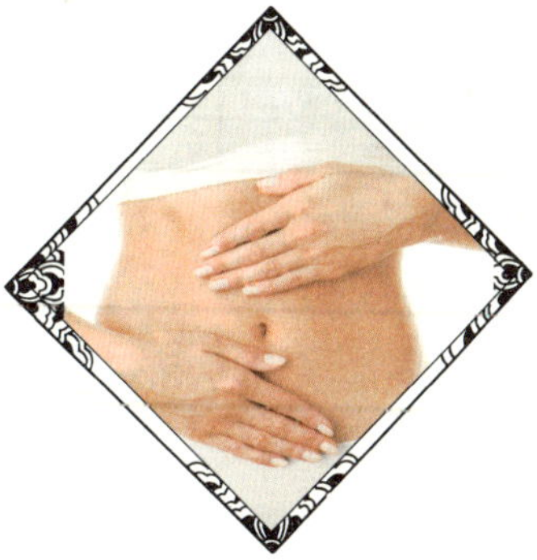

★以一手手掌从胸部剑突向下平推至耻骨联合处，反复 30 次。

★将双手重叠放于气海上，先顺时针方向按摩 30 次，然后再逆时针方向按摩 30 次。

★用双手手掌或小鱼际按摩腹股沟下接近毛际处，由上至下（或由下至上），反复按摩 30 次。

腰腹按摩养生操

腹部按摩养生操

腹部按摩养生操一般在夜间入睡前和起床前进行，排空小便，洗净双手。

★平卧床上，右手掌心贴附在肚脐部，左手掌心叠在右手背，以顺时针方向按摩 120 次，然后逐渐按摩至整个腹部，再逐渐缩小范围，回到脐部，反复按摩 3 次。

★交换左右手的位置，依前面的方法做逆时针方向按摩 120 次。按揉时，要求用力适度，集中精力，呼吸自然，持之以恒，定会收到明显的健身效果。

腰部按摩养生操

★双脚平行站立，双手叉腰，以腰为中心左右转动身体。

★站直，做前俯后仰动作，反复 10 次。

★双手轻握成拳，用两手拳眼或拳背轻按腰眼，左右各做 10 次。

★双手摩擦至手心发热，用双手捂住腰眼。

★双手自上而下按摩，再自下而上按摩，左右各做 10 次。

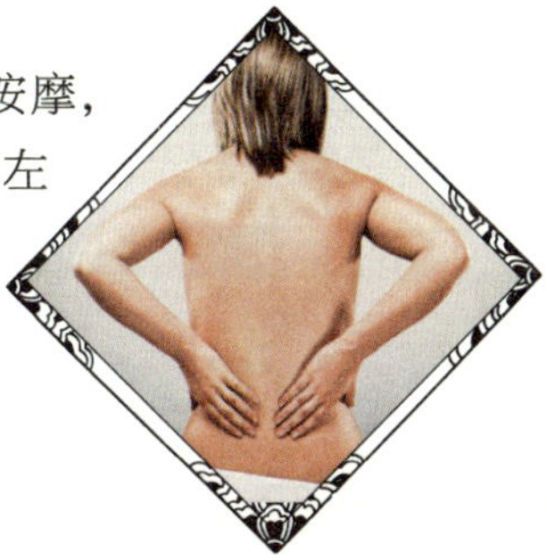

足部按摩养生操

★足心翻转向上，由脚尖到脚跟用手轻擦脚底，至脚底发热。

★双手摩擦生热，然后迅速盖住涌泉，让热由脚心向上扩散。

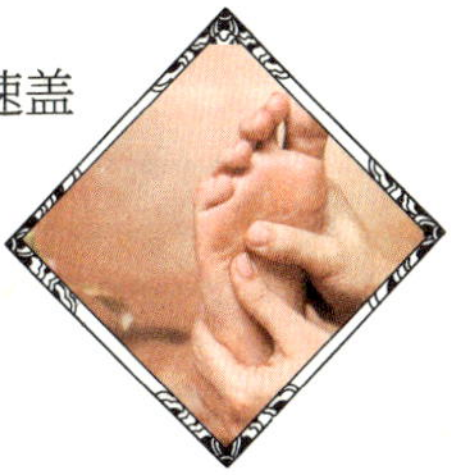

全身按摩养生操

★盘膝坐好，背部挺直，先做 10 次深呼吸，使周身气血通畅。

★摩双眼的眼眶 10 次。

★用双手的指腹向前额两侧分推 20 次。

★用双手向上轻推两颊 20 次。

★左右手各擦上胸 20 次。

★左右手各擦小腹 30 次。

★左右手各拿双肩 20 次。

★擦上肢，左右各 10 次。

★捏摩十指，每指各 3 次。

★以拳击左右下肢各 10 次，搓左右下肢各 10 次。

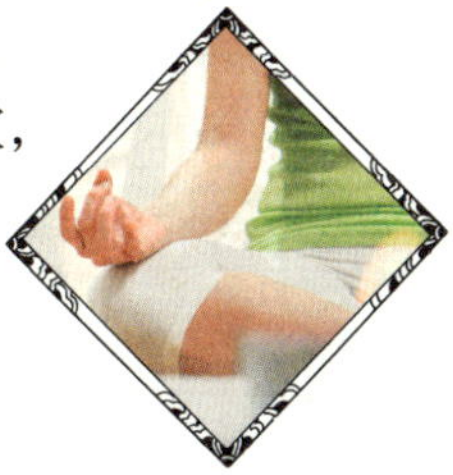

经络导引养生操

此套养生操是一套遵循经络理论的按摩方法，可以疏通气血，调和五脏六腑，起到强身健体、防病治病的作用。具体分为四大部分：

1. 头部按摩

★先静坐5分钟，全身放松，让身心合一。

★让舌头分别轻抵上下牙龈，先由左向右，再由右向左转动10次，并将口内产生的津液缓缓吞下。

★先上下轻叩牙齿，再左右摩擦牙齿。

★用手掌从鼻部到耳部轻轻拍打面部，然后再由迎香按摩到睛明，缓慢摩擦印堂、太阳，再至双耳部，摩擦双耳缘至发热。反复操作10次。

★全身放松，双眼平视前方，上下左右转动眼球10次。然后用双手手指按顺时针、逆时针方向，分别按摩眼眶周围。

★将双手张开成爪形，从前发际向后发际梳20次，左右交替进行。

★将双手搓热，然后将手掌分别放在耳孔上，停留30秒钟，反复20次。然后用手掌捂住耳孔，拇指按住脑部，其余四指反复轻叩头顶，操作20次。

2. 胸腹部按摩

★先从天突向剑突按摩，顺序是先上而下，再由下而上，反复10次。接着以膻中为中心，做圆圈状运动，起到顺气的作用。

★将双手手掌贴于胸前肋骨，自上而下运动。

★将双手手掌搓热，紧贴于前胸壁，坚持3分钟。

★按摩小腹，按同一方向做圆圈状运动。

3. 四肢按摩

★先用手掌揉捏手指、手背、手臂，然后再到胸部；接着由原路返回；双手手掌自腰侧同时开始由臀向下按摩大腿、小腿的外侧，再按摩双足的外踝至双足背面，到外侧足趾；最后从足心开始沿内踝到小腿、大腿、腹股沟、腹部进行按摩。按上述顺序反复按摩10次。

★将双手手腕上下左右抖动10次，然后向前、向后反复蹬腿，先左脚后右脚，各做10次。

★用手指反复刮擦对侧手掌心，再将双手擦热，然后捂住对侧脚心刮擦。

★用双手分别拍打腹部丹田和腰部命门处各20次。

4. 结束动作

盘腿而坐，双手分别置于双膝上，眼睛轻闭，吸气提臀，做吸气呼气运动，集中思想，静坐3分钟结束。

1

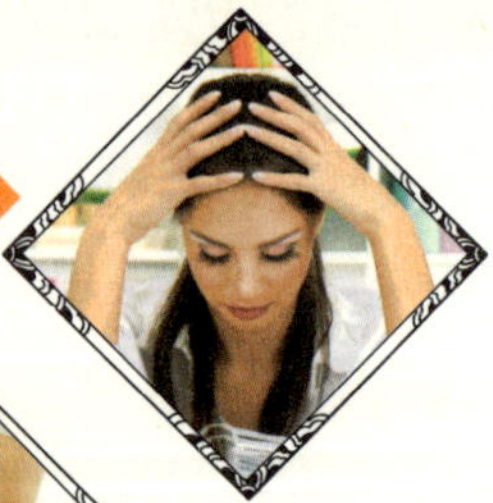

2

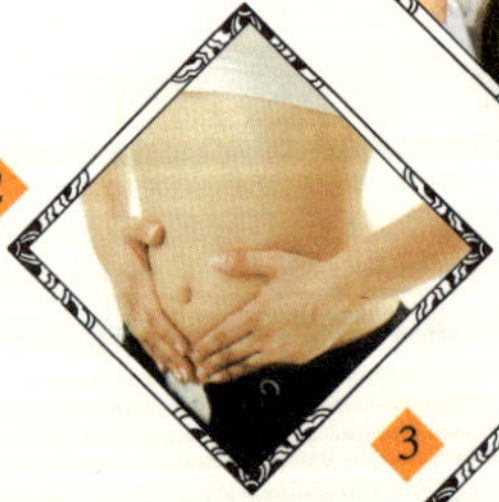

3

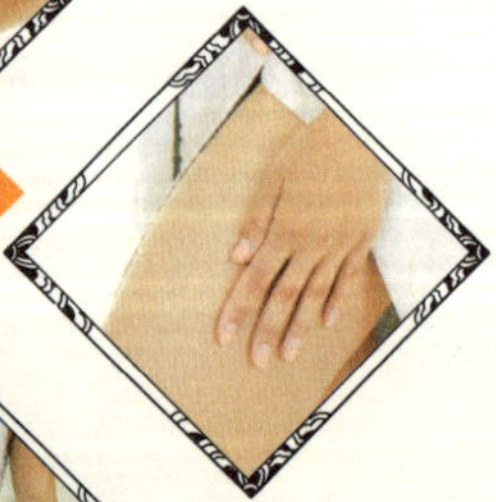

4

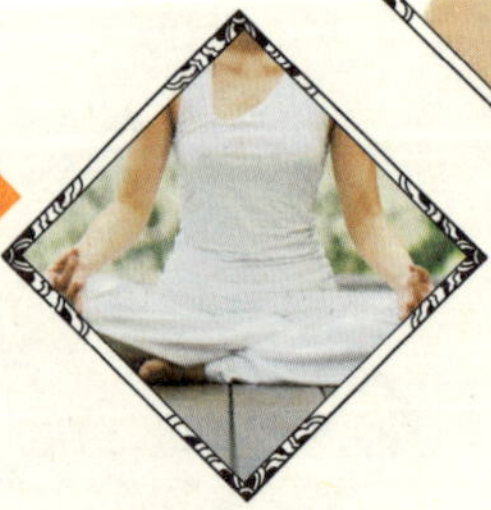

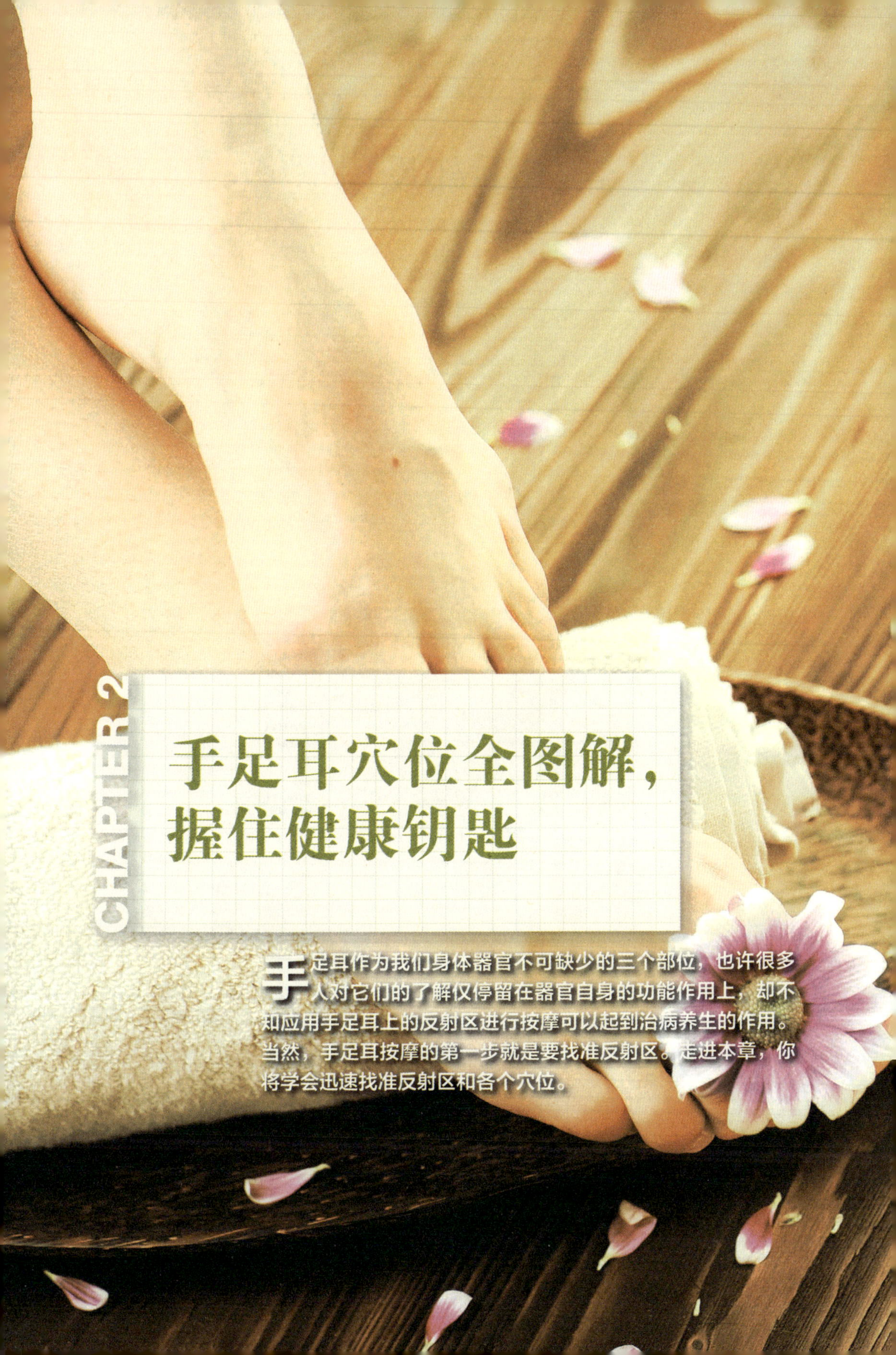

CHAPTER 2

手足耳穴位全图解，握住健康钥匙

手足耳作为我们身体器官不可缺少的三个部位，也许很多人对它们的了解仅停留在器官自身的功能作用上，却不知应用手足耳上的反射区进行按摩可以起到治病养生的作用。当然，手足耳按摩的第一步就是要找准反射区。走进本章，你将学会迅速找准反射区和各个穴位。

妙手回春

常用手部反射区

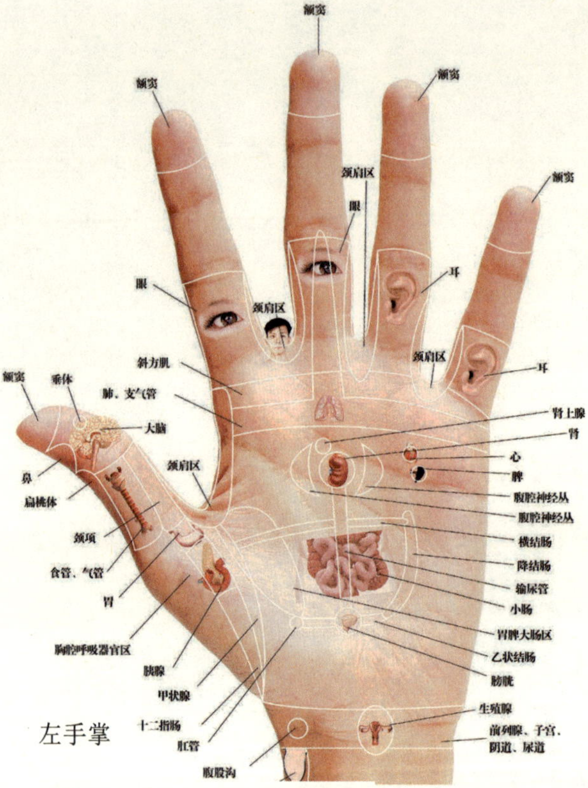

左手掌

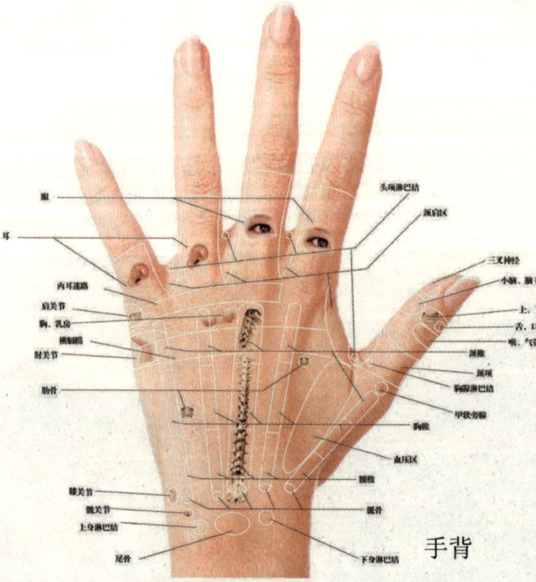

手背

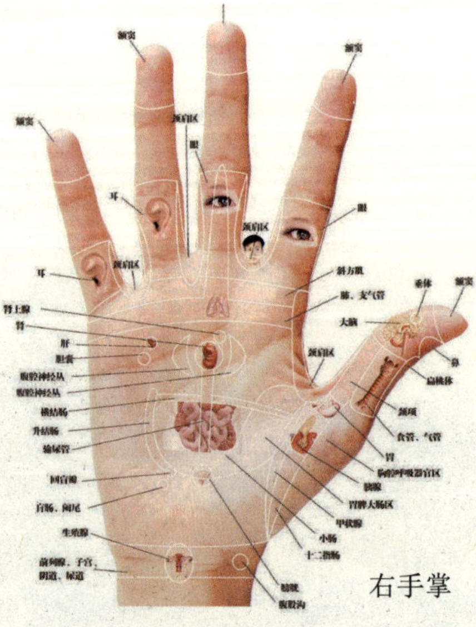

右手掌

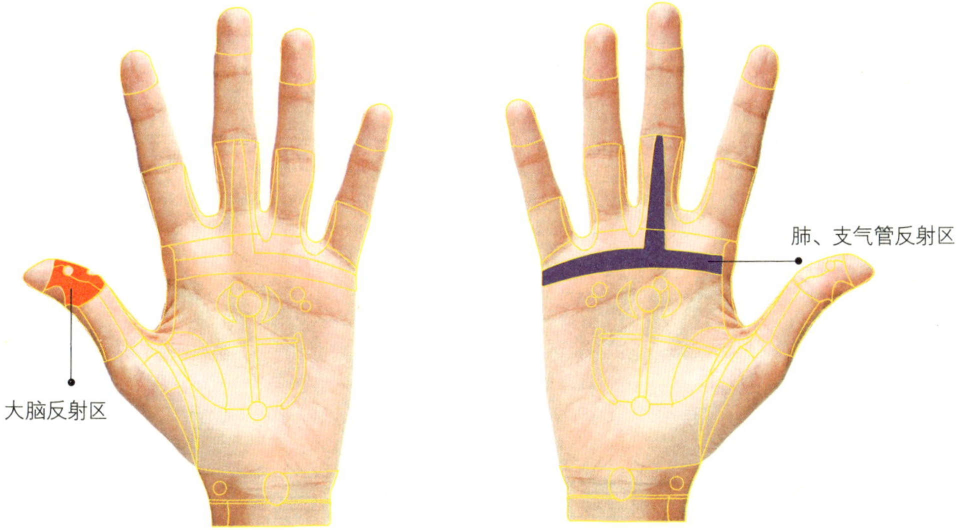

大脑反射区——头脑清晰不眩晕

定位 位于双手掌面拇指指腹处。

主治 脑震荡、头晕、头痛、神经衰弱、视觉受损。

按摩方法 ①采用揪法揪大脑反射区 1 ~ 2 分钟，以局部酸痛为宜。

②采用指揉法按揉大脑反射区 1 ~ 2 分钟，以局部酸痛为宜。

专家解析 很多人总是晚上睡不好，早晨不想起床，没精打采，有时还会头痛，刺激手部的大脑反射区就可以解决这些问题。

肺、支气管反射区——肺系疾患无影踪

定位 位于双手掌侧，横跨第二、第三、第四、第五掌骨，近掌指关节区域及中指第三节指骨。

主治 肺炎、支气管炎、肺气肿。

按摩方法 用拇指指腹摩擦肺、支气管反射区，以局部酸痛为宜。

专家解析 经常刺激手部的肺、支气管反射区，能有效改善肺炎、支气管炎等肺系疾病病情，并能增强呼吸系统抗病能力。

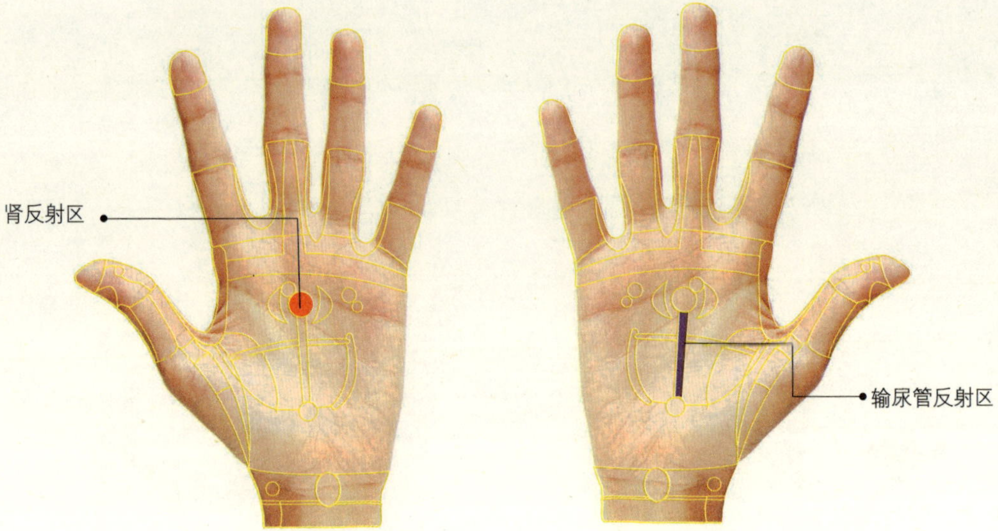

肾反射区——利尿消肿，身体恢复快

定位 位于双手的中央区域，第三掌骨中点，相当于劳宫穴的位置。

主治 肾炎、腰痛、高血压、浮肿。

按摩方法 用叩法叩击肾反射区 1 ~ 2 分钟，以局部酸痛为宜。

专家解析 肾反射区，顾名思义，可以调理肾炎等肾脏、泌尿系统疾患，对于浮肿、肾源性高血压等肾功能不良或肾源性的疾患亦能起到相应的调理作用。

输尿管反射区——排尿更舒畅

定位 位于双手掌中部，肾反射区与膀胱反射区之间的带状区域。

主治 高血压、泌尿系统感染。

按摩方法 用理筋法梳理输尿管反射区 1 ~ 2 分钟，以局部酸痛为宜。

专家解析 尿频、尿急、尿痛可不光是前列腺炎，泌尿系统感染时也会出现这些膀胱刺激征，这时不妨刺激手掌中部的输尿管反射区及时缓解不适。

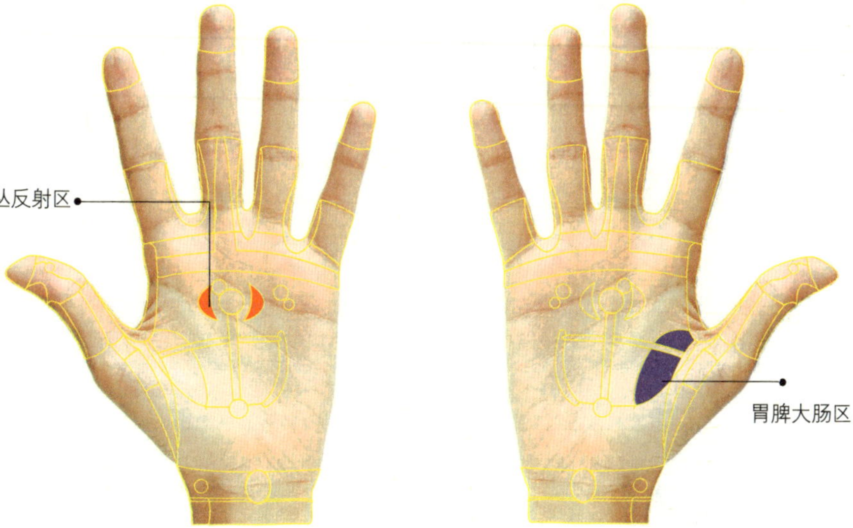

腹腔神经丛反射区——轻松解除胃肠不适

定位 位于双手掌掌心第二、第三掌骨及第三、第四掌骨之间。

主治 胃肠功能紊乱、更年期综合征。

按摩方法 用指按法按压腹腔神经丛反射区 1 ~ 2 分钟，以局部酸痛为宜。

专家解析 有的人情绪变化时，会相应地出现恶心、呕吐、上腹疼痛、腹泻、便秘等一些胃肠道症状，平时适当刺激手掌心，可缓解、调理腹腔内人体重要器官的疾患和功能。

胃脾大肠区反射区——“妙手”解决脾胃问题

定位 位于右手手掌面，第一、第二掌骨之间的椭圆形区域。

主治 腹痛、腹胀、腹泻、肠炎、便秘。

按摩方法 用擦法推擦胃脾大肠反射区 1 ~ 2 分钟，以局部酸痛为宜。

专家解析 当出现一些胃肠道疾病或不适症状时，可以刺激手部的胃脾大肠区反射区，起到缓解胃肠道不适，调理脾胃功能的作用。

别有洞天的
足部反射区

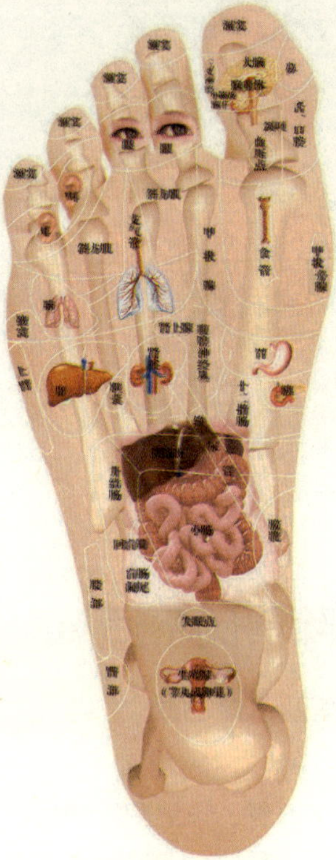

右足底

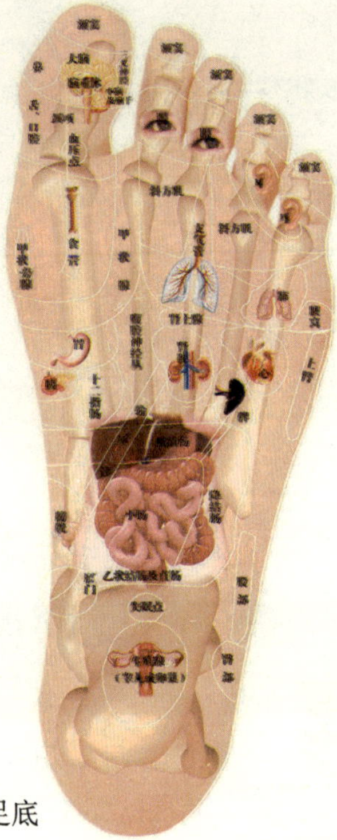

左足底

足背

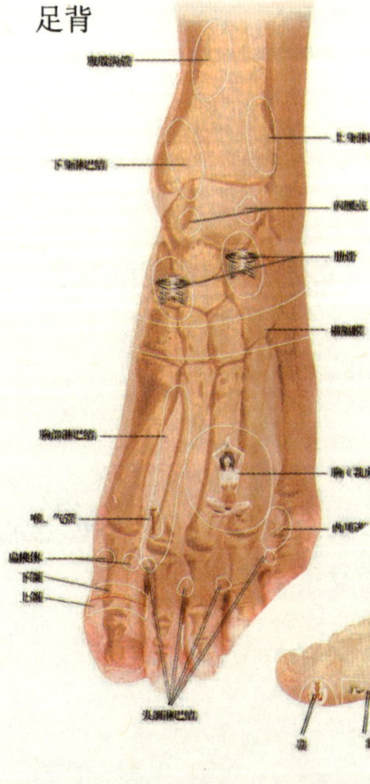

足外侧

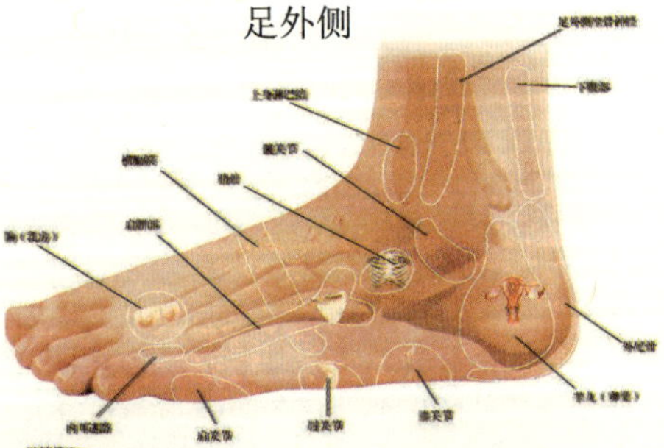

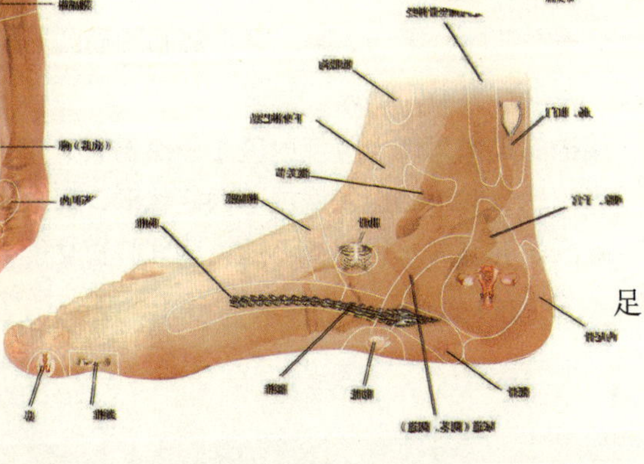

足内侧

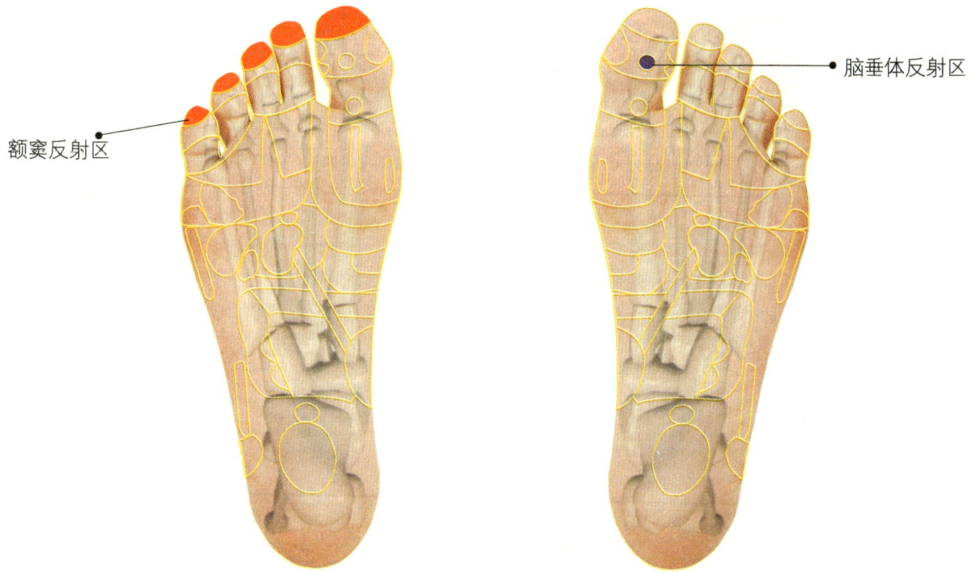

额窦反射区——五官疾患不用烦

定位 位于 10 个足趾的趾端约 1 厘米范围内。

主治 脑卒中、眼耳口鼻疾病。

按摩方法 用掐法掐按额窦反射区 2 ~ 5 分钟，以局部酸痛为宜。

专家解析 发生脑卒中时，掐按足部的额窦反射区也可作为急救措施之一。

脑垂体反射区——摆脱神经衰弱

定位 位于双足拇趾趾腹全部。

主治 脑血栓、头痛、头晕、神经衰弱。

按摩方法 用掐法掐按大脑反射区 2 ~ 5 分钟，以局部酸痛为宜。

专家解析 大脑是人体各种功能的最高调节器，而垂体是人体最重要的内分泌腺，其分泌的各种激素对人体的生长及其他内分泌腺活动有重要的影响。因此，刺激足部的此反射区能调治侏儒症、更年期综合征、神经衰弱等疾患。

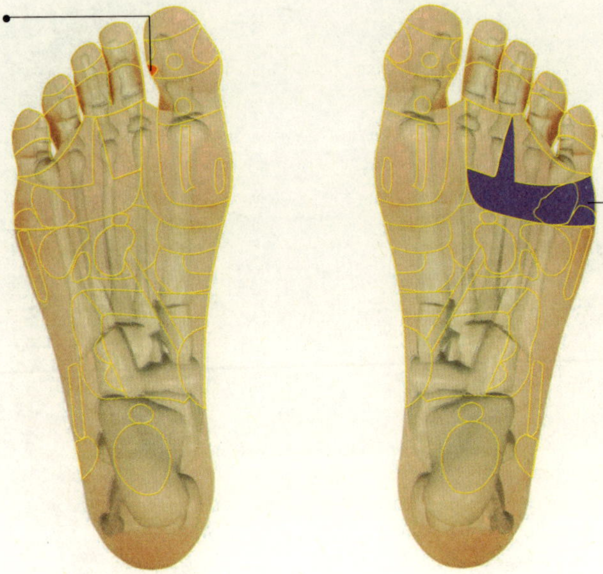

小脑及脑干反射区——身体强健不是梦

定位 位于双足足底拇趾根部外侧靠近第二节趾骨处。

主治 高血压、脑震荡、肌腱关节疾病。

按摩方法 用拇指指腹按压法按压小脑及脑干反射区，以局部酸痛为宜。

专家解析 小脑有维持身体平衡、协调肌肉运动的功能；脑干可以传导神经活动，并有心血管中枢、呼吸中枢、呕吐中枢等重要的神经中枢。刺激足部的此反射区可调治血压异常，肌腱、关节疾患，小脑及脑干功能失调造成的疾患。

肺及支气管反射区——支气管炎不再犯

定位 位于双足斜方肌反射区的近心端，自甲状腺反射区向外到肩反射区处约一横指宽的带状区，支气管敏感带自肺反射区中部向第三趾延伸。

主治 肺炎、支气管炎、胸闷、肺气肿。

按摩方法 用拇指指腹按压法按压肺及支气管反射区，以局部酸痛为宜。

专家解析 有支气管炎、哮喘、肿瘤的人，在此处按压可能会有酸痛。

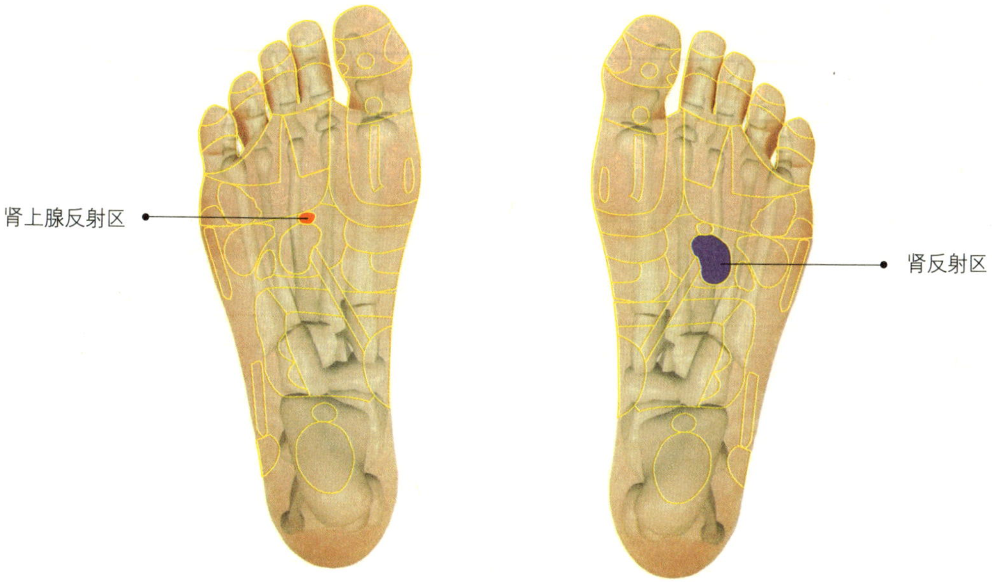

肾上腺反射区——追根治疗疾病消

定位 位于双足足底第二、第三跖骨体之间，距离跖骨头近心端一拇指宽处，肾反射区前端。

主治 炎症、风湿病、哮喘、心律不齐。

按摩方法 用拇指指腹按压法按压肾上腺反射区，以局部酸痛为宜。

专家解析 一般来说，肾上腺反射区对以下两类疾病起作用：一是肺结核、关节炎、哮喘等疾患；二是由经济压力、人际压力、职业压力、情感压力等引起的精神神经障碍。

肾反射区——肾脏疾患不再来

定位 位于双足足底第二、第三跖骨体之间，近跖骨底处，蜷足时中央凹陷处。

主治 肾炎、肾结石、高血压、腰痛。

按摩方法 用拇指指腹按压法按压肾反射区，以局部酸痛为宜。

专家解析 对肾反射区施加刺激，可以加强肾和整个泌尿系统的功能，保证人体代谢的平衡和稳定。

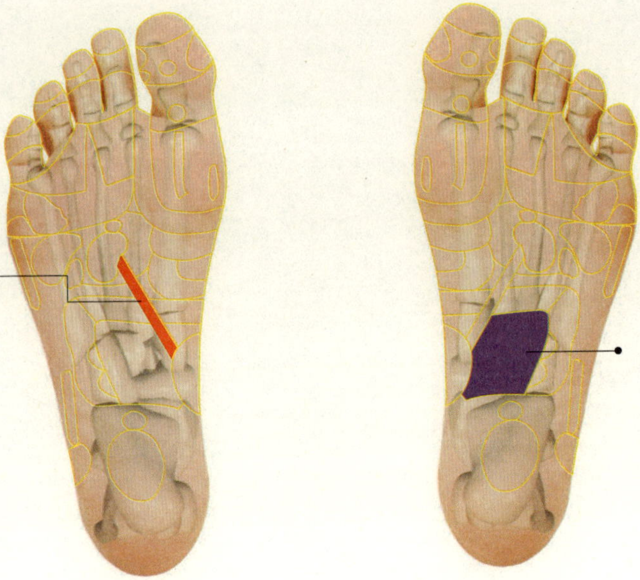

输尿管反射区——增强泌尿系统功能

定位 位于双足足底自肾脏反射区斜向内后方至足舟状骨内下方，长约 3.3 厘米，呈弧形带状区域。

主治 输尿管炎、泌尿系统感染、高血压。

按摩方法 用单食指叩拳法顶压输尿管反射区，以局部酸痛为宜。

专家解析 输尿管功能出现问题时，常会表现为以下症状：腰痛或腹痛，伴有冷汗、面色苍白、呕吐、恶心，高热，贫血、胃肠道症状。当出现此类症状时，可以试试刺激足部输尿管反射区以缓解不适。

小肠反射区——肠道问题不发愁

定位 位于双足底中部凹入区域，被升结肠、横结肠、降结肠、乙状结肠及直肠等反射区所包围。

主治 急慢性肠炎、消化不良、食欲不振。

按摩方法 用单食指叩拳法顶压小肠反射区 2 ~ 5 分钟，以局部酸痛为宜。

专家解析 小肠是食物消化吸收最重要的场所，小肠不断蠕动使肠内食物向前运动，同时分泌肠液促进食物消化并吸收营养成分。常刺激此反射区能调治胃肠胀气、腹痛、腹泻等肠道疾患。

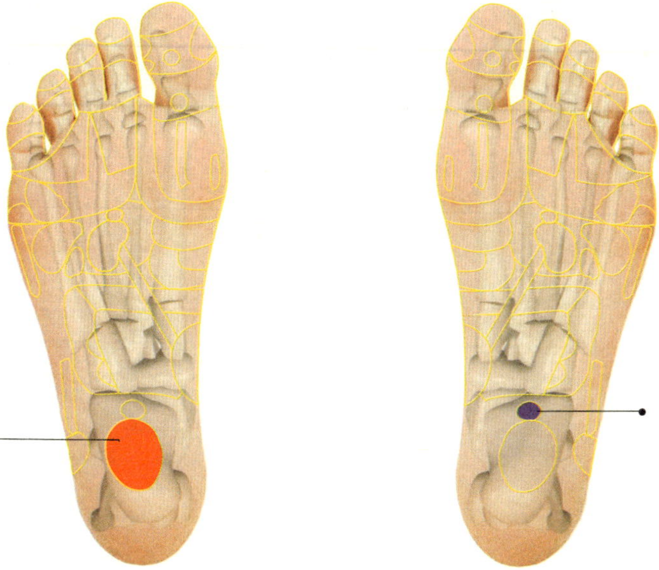

生殖腺反射区——生殖健康，平安一生

定位 位于双足足底跟骨中央处。

主治 性功能低下、不孕不育症、月经不调。

按摩方法 用拇指指腹推压法推压生殖腺反射区 2 ~ 5 分钟，以局部酸痛为宜。

专家解析 男女生殖系统的疾患可以采用药物治疗与非药物疗法相结合的方式以达到最佳疗效，常刺激足底足跟中央的生殖腺反射区，能调治各类生殖系统疾患。

失眠点反射区——快速入梦乡，一觉到天亮

定位 位于双足足底跟骨中央的前方，生殖腺反射区上方。

主治 失眠、多梦、头晕、头痛。

按摩方法 用单食指叩拳法顶压失眠点反射区 2 ~ 5 分钟，以局部酸痛为宜。

专家解析 经常失眠尝试过多种调理和促睡眠方法效果不佳的人，不妨试试在每天睡前刺激足部的失眠点反射区，只要持之以恒，良好的睡眠离我们并不远。

了解耳部反射区

采灵药

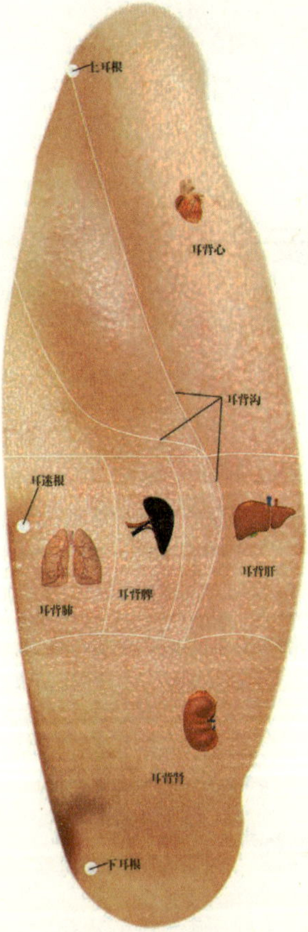

上耳根
耳背心
耳背沟
耳迷根
耳背肺
耳背脾
耳背肝
耳背肾
下耳根

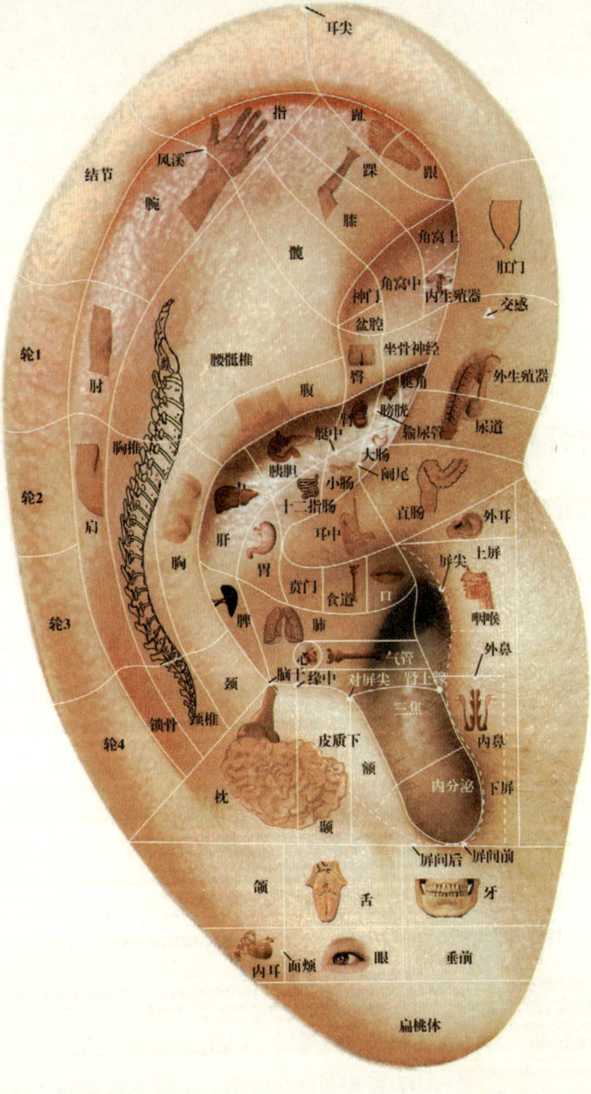

耳尖
指
趾
风溪
结节
腕
踝
跟
膝
髋
角窝上
肛门
角窝中
神门
内生殖器
交感
盆腔
坐骨神经
轮1
腰骶椎
臀
肘
外生殖器
腹
艇角
膀胱
尿道
艇中
输尿管
胸椎
大肠
胰胆
小肠
阑尾
轮2
十二指肠
直肠
外耳
肩
肝
耳中
屏尖
上屏
胸
胃
贲门
食道
口
咽喉
轮3
脾
肺
外鼻
心
气管
颈
脑干
缘中
对屏尖
肾上腺
三焦
锁骨
颈椎
轮4
皮质下
内鼻
额
内分泌
下屏
枕
颞
屏间后
屏间前
颌
舌
牙
内耳
面颊
眼
垂前
扁桃体

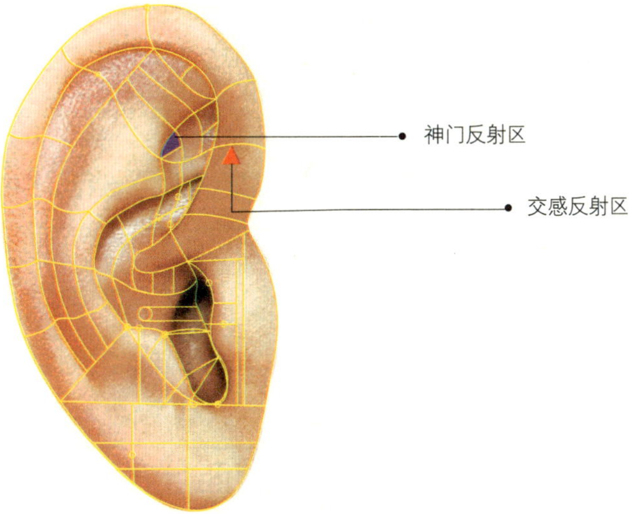

交感反射区——缓解疼痛，一身无忧

定位 位于对耳轮下脚前端与耳轮内缘交界处，即对耳轮 6 区前端。

主治 胃肠痉挛、胃痛、头晕、眼花、高血压、冠心病。

按摩方法 用搓摩法搓摩交感反射区 1 ~ 2 分钟，以发红或有酸胀感为宜。

专家解析 当身体出现疼痛时，可以刺激耳部的交感反射区进行缓解，此反射区对内脏有较强的镇痛作用。

神门反射区——烦恼消失，神清气爽

定位 位于三角窝后 1/3 的上部，即三角窝 4 区。

主治 急性腰扭伤、睑腺炎、失眠、高血压。

按摩方法 用切按法切压神门反射区 1 ~ 2 分钟，以发红或有酸胀感为宜。

专家解析 当出现失眠时，除了按摩手上的神门穴，还可以刺激耳部的神门反射区别来改善失眠症状。此外，此反射区还有调节血压的功效。

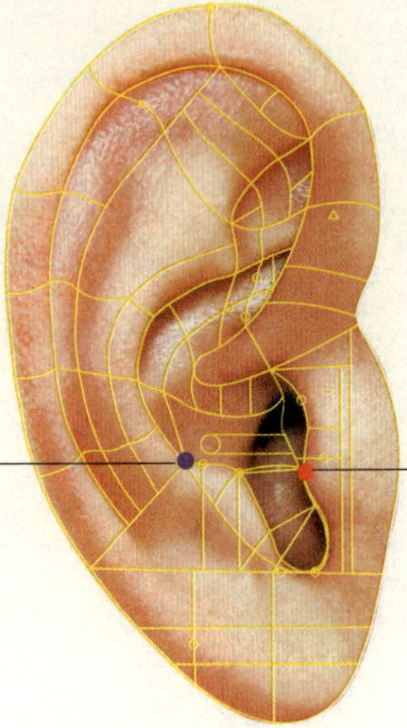

肾上腺反射区——调血压的良药

定位 位于耳屏游离缘下部尖端，即耳屏 2 区后缘处。

主治 风湿性关节炎、低血压、高血压、皮肤病。

按摩方法 用刮拭法刮拭肾上腺反射区 1 ～ 2 分钟，以发红或有酸胀感为宜。

专家解析 刺激耳部肾上腺反射区具有抗过敏、抗风湿、抗休克、退热、消炎、消肿的作用，不仅能调理血压、皮肤病，还可调理风湿性关节炎、咳喘、出血性疾病等。

脑干反射区——状态不佳按按它

定位 位于轮屏切迹处，即对耳屏 3~4 区之间。

主治 感冒、眩晕、头痛、失眠。

按摩方法 用切按法切压脑干反射区 1 ～ 2 分钟，以发红或有酸胀感为宜。

专家解析 学习、工作时状态不佳，头昏沉，昏昏欲睡，这时刺激耳部的脑干反射区，可以健脑提神快速恢复状态。

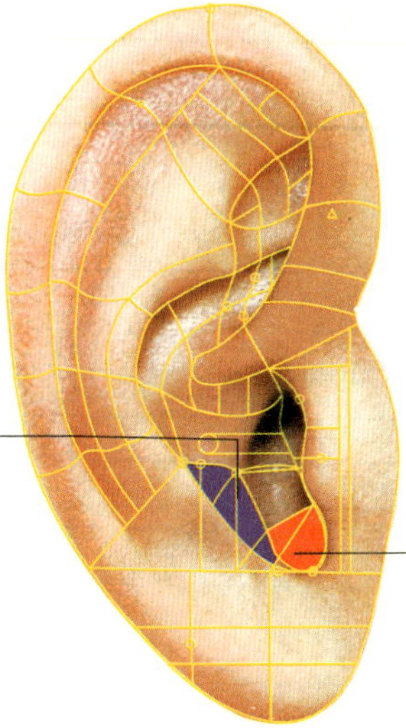

皮质下反射区——宁心静气身体棒

定位 位于对耳屏内侧面，即对耳屏 4 区。

主治 神经衰弱、月经不调、失眠、心烦、内脏下垂。

按摩方法 用刮拭法刮拭皮质下反射区 1 ~ 2 分钟，以发红或有酸胀感为宜。

专家解析 刺激此反射区能起到镇静止痛、消炎退肿、止汗、抗休克的作用。

内分泌反射区——赶走内分泌疾患

定位 位于屏间切迹内，耳甲腔的底部，即耳甲 18 区。

主治 月经不调、更年期综合征。

按摩方法 用指摩法摩擦内分泌反射区 1 ~ 2 分钟，以发红或有酸胀感为宜。

专家解析 如果常常发火，脾气坏，那可能会有肝郁或气郁，这时要以疏通全身气机为调理的原则，可以刺激耳部的内分泌反射区。

奇经八脉之督脉

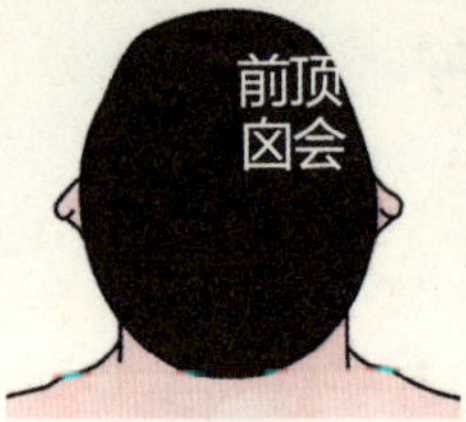

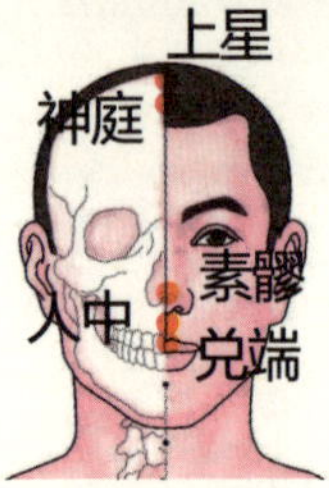

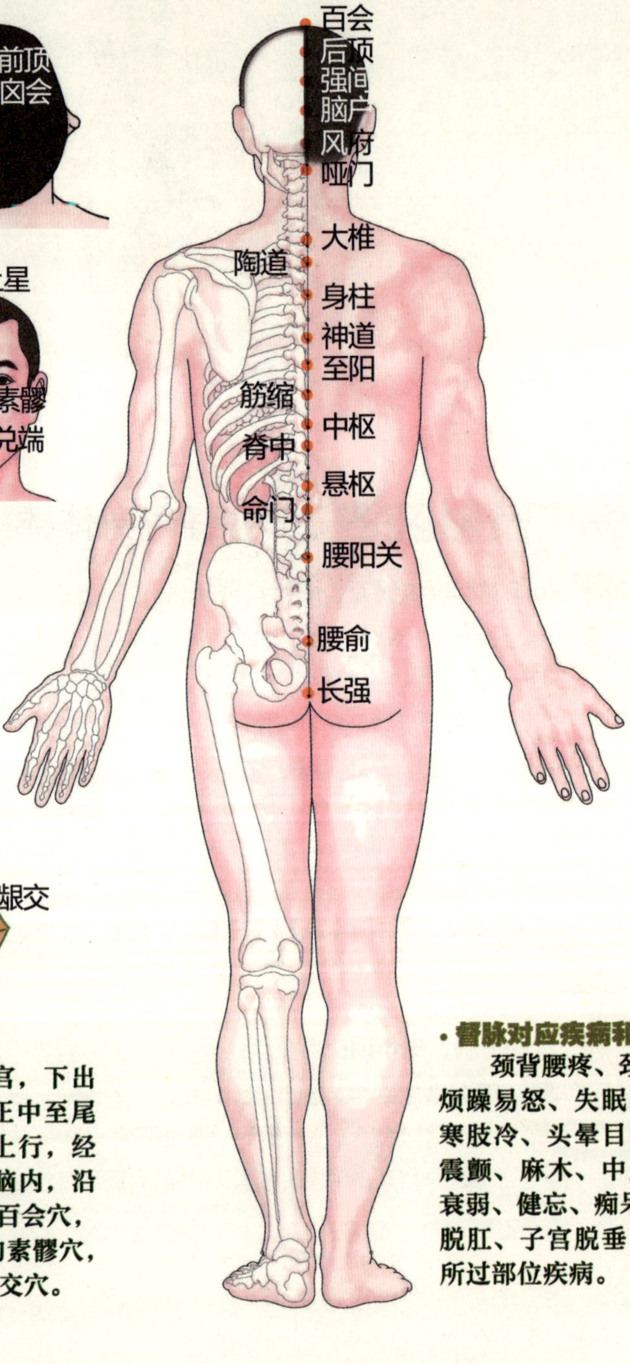

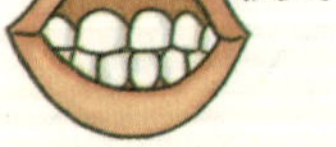

· 经络循行

督脉起于小腹内胞宫，下出会阴部，向后行于腰背正中至尾骶部的长强穴，沿脊柱上行，经项后部至风府穴，进入脑内，沿头部正中线，上行至巅顶百会穴，经前额下行鼻柱至鼻尖的素髎穴，过人中，至上齿正中的龈交穴。

· 督脉对应疾病和症状

颈背腰疼、颈部发硬、烦躁易怒、失眠多梦、畏寒肢冷、头晕目眩、手足震颤、麻木、中风、神经衰弱、健忘、痴呆、痔疮、脱肛、子宫脱垂以及经脉所过部位疾病。

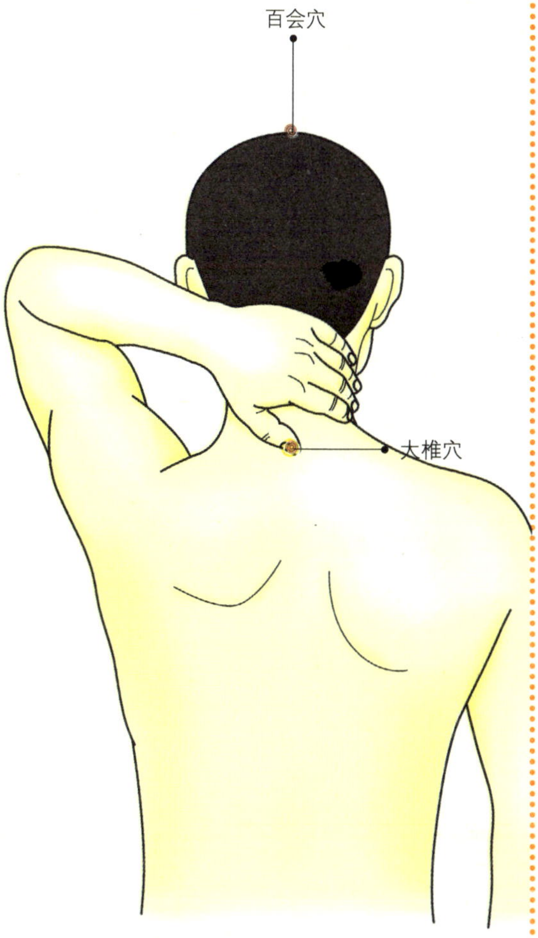

百会穴——诸阳之会止头痛

百会穴位居头顶部，其深处即为脑之所在，且百会所属的督脉又归属于脑。可见，百会穴与脑密切联系，是调节大脑功能的要穴。刺激百会穴对大脑皮层的中枢神经有良好的调节作用，并能改善脑细胞中的血流量，从而起到通络止痛的效果。

精确定位

位于头部，前发际正中直上 5 寸，或两耳尖连线的中点处。

主治疾病

头痛、中风、眩晕、昏迷、失眠、健忘、神经衰弱、子宫出血。

按摩方法

用拇指指腹在百会穴上缓慢、持续性轻柔压迫 5 分钟，每天坚持，可改善头部血液循环。

大椎穴——振奋阳气解表强

大椎穴是督脉与十二正经中所有阳经的交会点，总督一身之阳，有清热解表、补虚治劳等作用。

精确定位

位于后正中线上，第七颈椎棘突下凹陷中。

主治疾病

热病、恶寒发热、感冒、咳嗽等外感病症，骨蒸潮热，癫狂痫症、小儿惊风等神志病症，头痛项强、肩背痛、腰脊强痛、痤疮。

按摩方法

将食指、中指并拢，两指指腹揉按大椎穴 100 ~ 200 次。可防治风疹、热病、呃逆。

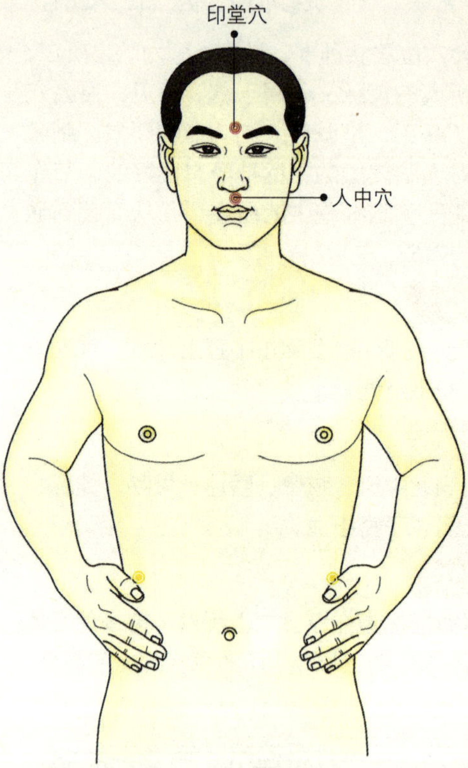

印堂穴——醒神开窍缓衰老

印堂的位置是膀胱经、胃经和任脉汇集之处。刺激印堂穴能疏通面部气血，祛除脸上的痘痘，改善肤质，起到延缓衰老、驻颜回春的作用。

精确定位

位于额部，两眉头之中间。

主治疾病

鼻塞、流鼻涕、鼻炎等鼻部疾病，失眠、健忘等神志病症，眼部疾病、头痛、眩晕、三叉神经痛。

按摩方法

将食指、中指并拢，用两指指腹揉按印堂穴2～3分钟，可缓解头痛、头晕、三叉神经痛。

人中穴——昏迷急救少不了

鼻下凹陷似水沟，穴在其中，故名水沟。穴似人形，穴居其中，故又称“人中”。刺激人中穴，可治疗昏迷、晕厥等急性病症。

精确定位

位于面部，人中沟的上 1/3 与中 1/3 交点处。

主治疾病

中暑、虚脱、昏迷、晕厥、休克。

按摩方法

用食指指腹揉按人中穴 30 ～ 50 次，可治疗癫痫、昏迷、小儿惊风。

奇经八脉之任脉

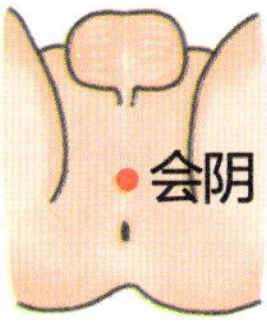

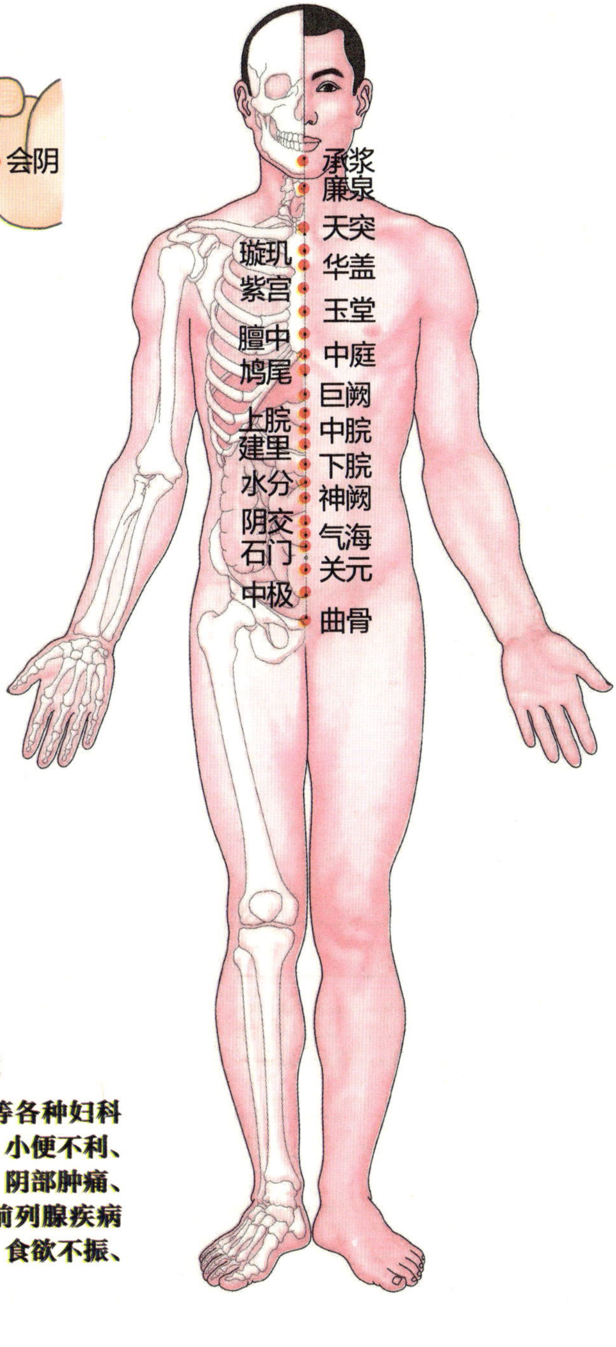

· 经络循行

任脉起于小腹内胞宫，下出会阴毛部，经阴阜，沿腹部正中线向上经过关元等穴，到达咽喉部天突穴，再上行到达下唇内，左右分行，环绕口唇，交会于督脉之龈交穴，再分别通过鼻翼两旁，上至眼眶下承泣穴，交于足阳明经。

· 任脉对应疾病和症状

月经不调、痛经等各种妇科炎症、不孕不育、白带、小便不利、疝气、小腹皮肤瘙痒、阴部肿痛、早泄、遗精、遗尿、前列腺疾病及腹胀、呕吐、呃逆、食欲不振、慢性咽炎、哮喘等。

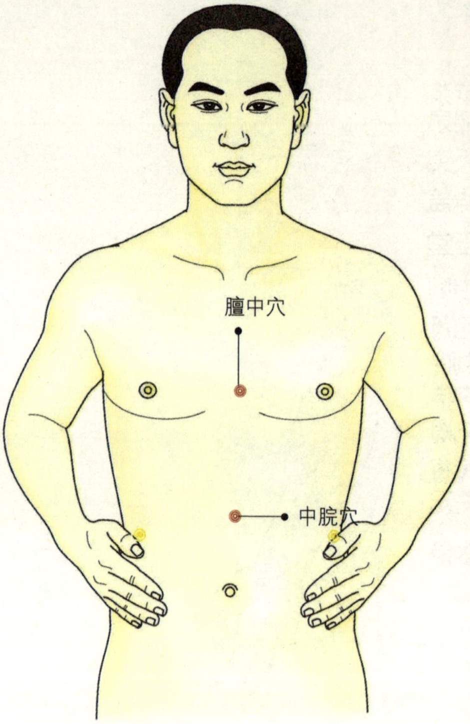

膻中穴——人体的“强心剂”

膻中穴在胸中，属心包之募穴，八会穴之气会。适当刺激膻中穴可起到活血通络、宽胸理气、止咳平喘的作用，常用于治疗心胸疾病，如心胸痛、乳腺增生、咳嗽、哮喘等。

精确定位

位于胸部，前正中线上，平第四肋间，两乳头连线的中点。

主治疾病

产后乳少、乳痈、乳癖等胸乳病症，咳嗽、气喘、胸闷、胸痛、心痛、噎膈、呃逆。

按摩方法

用手掌大鱼际穴擦按膻中穴5～10分钟，长期按摩，可改善呼吸困难、心悸等。

中脘穴——脾胃疾病找中脘

中脘穴是手太阳与少阳、足阳明之会，为胃之募穴，八会穴之腑会。中脘穴能健脾和胃、通腑降气，对胃脘胀痛、食欲不振等小儿脾胃病有很好的疗效。

精确定位

位于上腹部，前正中线上，当脐中上4寸。

主治疾病

胃痛、胃溃疡、肠鸣、便秘、便血、食谷不化、腹胀、腹痛、呕吐、疳积、黄疸、头痛、失眠、惊风。

按摩方法

用食指、中指指尖推揉中脘穴3～5分钟，长期按摩，可改善便秘、黄疸、头痛等。

神阙穴——培元固本寻脐中

神阙即神气通行之门户，胎儿通过脐带得到营养。刺激神阙穴能提高免疫力，紧急情况下还可起到回阳固脱、开窍复苏的作用。

精确定位

位于腹中部，脐中央。

主治疾病

虚脱、腹胀、脐周痛、四肢冰冷、便秘。

按摩方法

用拇指指尖点按神阙穴 2 ~ 3 分钟，可改善四肢冰冷、脱肛等。

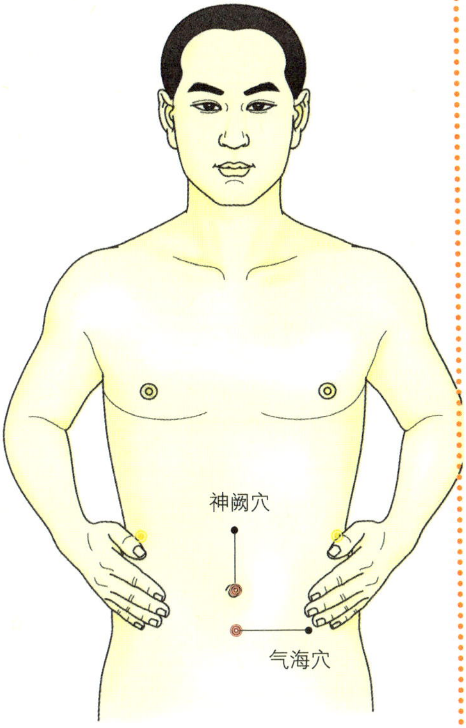

气海穴——益气助阳保健康

穴居脐下，是处为先天元气之海，故名气海穴。气海穴是防病强身要穴之一，有培补元气、固益肾精的作用，常用于增强男性性功能、增强人体的免疫力、延年益寿，以及预防休克。

精确定位

位于下腹部，前正中线上，脐中下 1.5 寸。

主治疾病

脏器虚惫、真气不足、肌体羸瘦。

按摩方法

用大拇指按揉气海穴 100 ~ 200 次，每天坚持，可治疗腹胀。

关元穴——男藏精女蓄血

穴居丹田，元气所藏之处，故名。关元穴为“为男子藏精，女子蓄血之处”。关元穴自古就是养生要穴，它具有补肾壮阳、理气和血等作用，用于治疗元气虚损病症、妇科病症和下焦病症等效果显著。

精确定位

位于下腹部，前正中线上，脐中下 3 寸。

主治疾病

月经不调、痛经、经闭、带下、崩漏、晕厥、休克。

按摩方法

用手掌根部推揉关元穴 2 ~ 3 分钟，长期按摩，可改善痛经、失眠等。

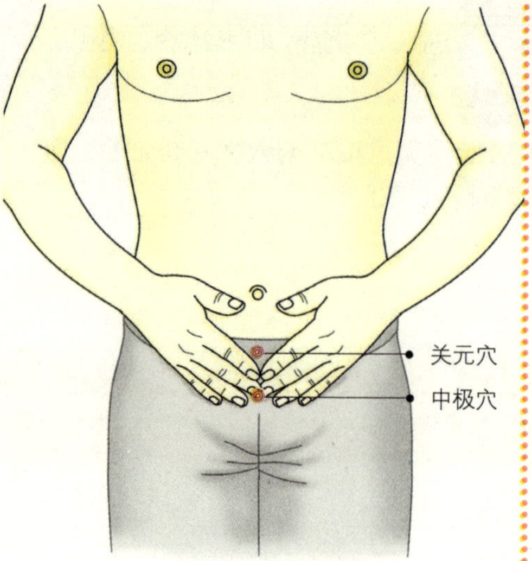

中极穴——利水通经疗效佳

中极穴是膀胱经的募穴。刺激中极穴可以治疗尿潴留、遗尿等膀胱疾病。中极穴对男科和妇科病也都有较好的疗效。

精确定位

位于下腹部，前正中线上，脐中下 4 寸。

主治疾病

小便不利、阳痿、早泄、月经不调。

按摩方法

用手指指尖按揉中极穴 3 ~ 5 分钟，可改善小便不利、月经不调等。

手太阴肺经

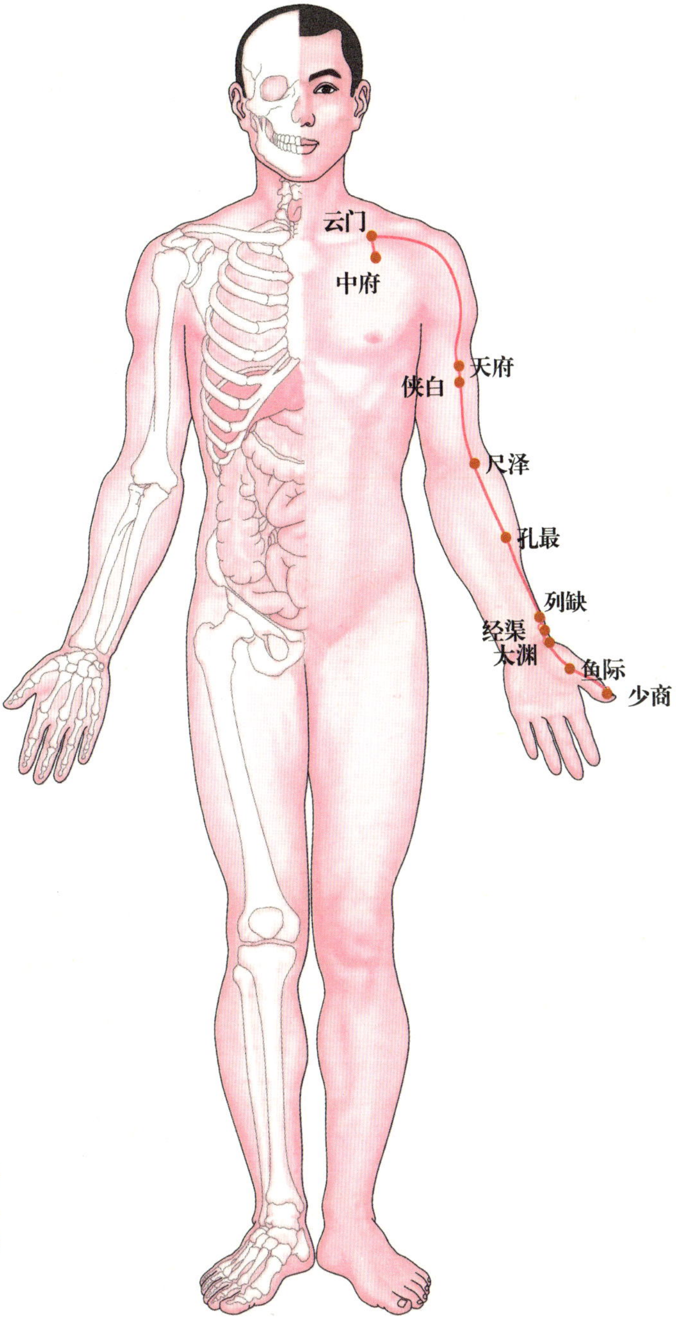

· 经络循行

手太阴肺经起于中焦，向下联络大肠，回过来沿着胃上口穿过膈肌，入属肺，从肺系横行出于胸壁外上方，出腋下，沿上肢内侧前缘下行，过肘窝入寸口上鱼际，直出拇指桡侧端少商穴。其分支从前臂列缺穴处分出，沿掌背侧走向食指桡侧端，于商阳穴与手阳明大肠经相接。

· 肺经对应疾病和症状

鼻塞、感冒、怕风、出汗、气短、皮肤干燥、流鼻涕、咽喉痛，肺经所过的部位胀痛、异常。

中府穴——肺系疾病按中府

手太阴肺经之脉起于中焦，此穴为中气所聚，又为肺之募穴，藏气结聚之处。肺、脾、胃合气于此穴，所以名为中府。又因位于膺部，为气所过的俞穴，所以又称膺俞。

精确定位

位于胸前壁的外上方，云门下 1 寸，平第一肋间隙，距前正中线 6 寸。

主治疾病

咳嗽、气喘、胸部胀满、心胸疼痛、肩背痛等。

按摩方法

合并食指中指，两指揉按中府穴 100 次，每天坚持，能够预防肺炎、胸痛、哮喘。

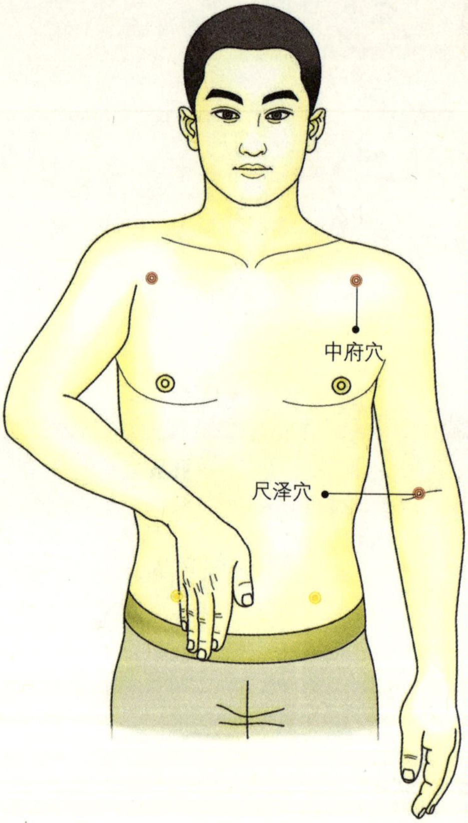

尺泽穴——化痰平喘止吐泻

尺泽穴为手太阴肺经的合穴，经气充盛，由此深入，进而汇合于脏腑，恰似百川汇合入海，所以名“尺泽”。穴名意指侠白穴浊降之雨在地部形成的小泽。

精确定位

位于肘横纹中，肱二头肌腱桡侧凹陷处。

主治疾病

气管炎、咳嗽、咳喘、心烦、咽喉肿痛、肘臂痛和急性吐泻、中暑、小儿惊风等急症。

按摩方法

用拇指弹拨尺泽穴 100 ~ 200 次，每天坚持，能防治气管炎、咳嗽、咯血、膝关节疼痛等。

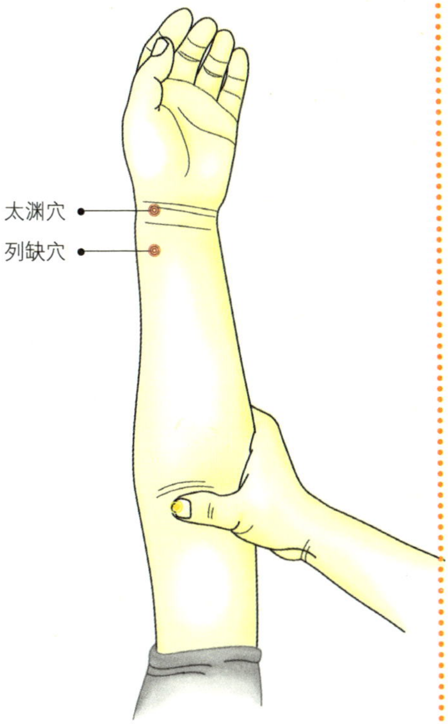

列缺穴——头项疾患找列缺

列缺穴为手太阴之络穴，八脉交会穴之一，通任脉。中医有“头项寻列缺”之说，列缺穴可治疗头痛、落枕等头疾，对肾阴不足引起的多种病症也都有缓解作用。

精确定位

位于前臂桡侧缘，桡骨茎突上方，腕横纹上 1.5 寸，肱桡肌与拇长展肌腱之间。

主治疾病

肺部疾病、头痛、颈痛、咽痛等。

按摩方法

用拇指揉按或弹拨列缺穴 100 ~ 200 次，1 天 1 次，能清泻肺热。

太渊穴——平喘止咳一把手

适当刺激太渊穴不仅可以缓解咳嗽、气喘，对于身体虚弱、气血不足、说话有气无力、面色苍白、脉搏微弱，严重时甚至几乎无法触及脉象的“无脉症”，也具有很好的改善效果。

精确定位

位于腕掌侧横纹桡侧，桡动脉搏动处。

主治疾病

咯血、胸闷、手掌麻木等。

按摩方法

用拇指按太渊穴片刻，然后松开，操作 5 ~ 10 次，可改善手掌冷痛。

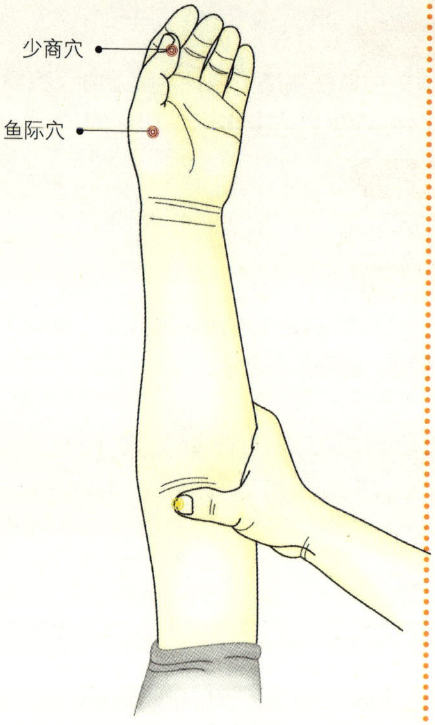

鱼际穴——利咽化痰呼吸畅

鱼际穴是手太阴肺经荥穴，具有解表、利咽、化痰的作用，经常刺激鱼际穴能增强肺主皮毛的功能，提高抵御外邪的能力。

精确定位

位于手拇指第一掌指关节后凹陷处，相当于第一掌骨中点桡侧，赤白肉际处。

主治疾病

咳嗽、牙痛、咽痛、身热。

按摩方法

用指尖用力掐揉鱼际穴 10 ~ 15 次，1 天 1 次，可缓解咳嗽、咽痛、身热。

少商穴——解表退热止疼痛

少商穴是手太阴肺经上的最后一个穴位，是此经脉上的井穴。井穴常被用来治疗来势迅猛的疾病。咳嗽不止、咳出血、咳得头痛时，大拇指上的少商穴是止咳嗽的特效穴。

精确定位

位于手拇指末节桡侧，距指甲角 0.1 寸（指寸）。

主治疾病

咽痛、身热、中暑、中风昏迷等。

按摩方法

用指尖用力掐揉少商穴 3 分钟，1 天 1 次，可治疗中暑、中风昏迷。

手厥阴心包经

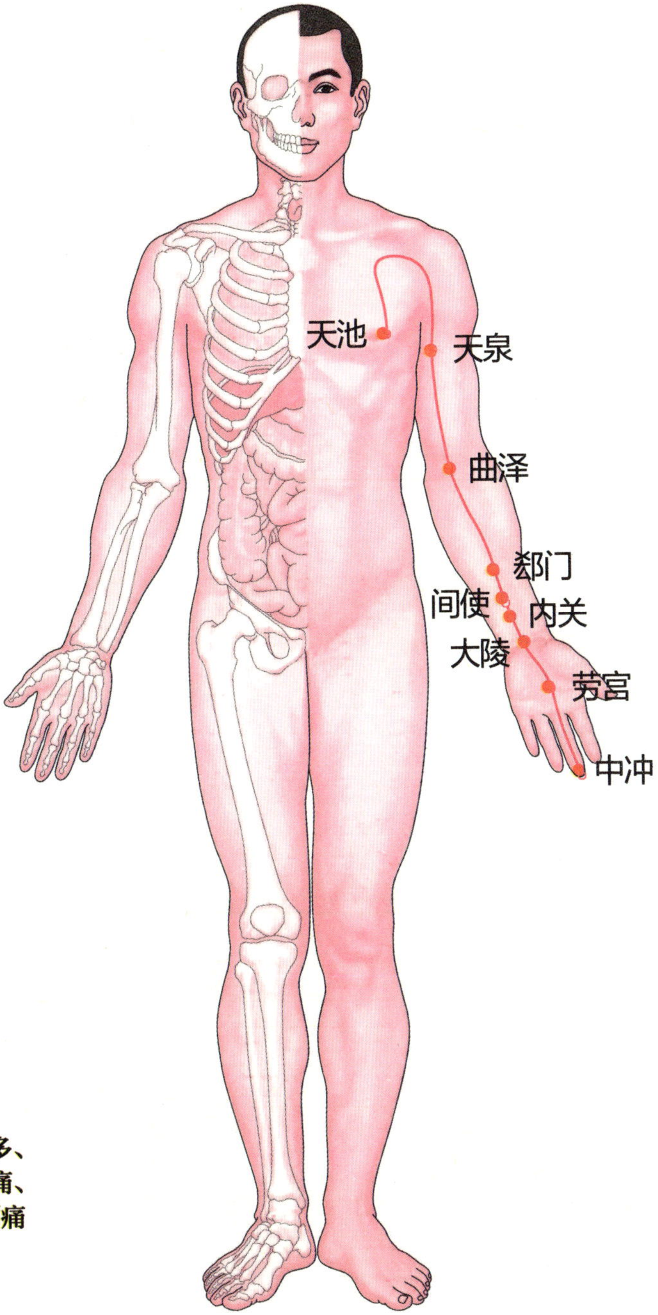

· 经络循行

手厥阴心包经起于胸中，出属心包络，向下穿过膈肌，依次络于上、中、下三焦。它的支脉从胸中分出，沿胁肋到达腋下3寸处即天池穴向上至腋窝下，沿上肢内侧中线入肘，过腕部，入掌中劳宫穴，沿中指桡侧，出中端桡侧端中冲穴。另一分支从掌中分出，沿无名指出其尺侧端关冲穴，交于手少阳三焦。

· 心包经对应疾病和症状

胸闷、心烦、咳嗽、痰多、气喘、胸痛、腋下肿痛、心痛、胸胁胀满、胸背及上臂内侧痛及经脉循行所过处不适。

曲泽穴——心中疼痛靠它解

曲泽穴为手厥阴心包经的合穴，可以清心泻火、理气调中，起到疏通经气、强化心脑血管的作用，能够治疗心血管方面的疾病，帮助我们打造一个健康强壮的心脏。

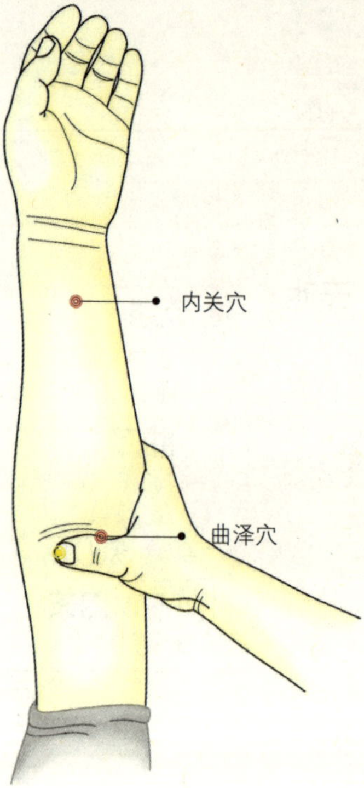

精确定位

位于肘横纹中，肱二头肌腱的尺侧缘。

主治疾病

心悸、心痛、烦躁、善惊等心系疾病，胃痛、呕血、呕吐等热性疾病，暑热病。

按摩方法

用拇指弹拨曲泽穴 100 ~ 200 次，每天坚持，能改善心悸、心痛、咯血等。

内关穴——安神止痛晕车灵

内关穴是手厥阴心包经上的络穴，属八脉交会穴之一。内关穴对胸部、心脏部位以及胃部的止痛效果比较明显，紧急情况下，同时按压人中、内关两穴，效果更好，可缓解心脏病、胃病发作时带来的不适。

精确定位

位于曲泽与大陵的连线上，腕横纹上 2 寸，掌长肌腱与桡侧腕屈肌腱之间。

主治疾病

呕吐、晕车、心痛、心悸、痛经。

按摩方法

两指揉按内关穴 100 ~ 200 次，每天坚持，缓解呕吐、晕车、心痛等。

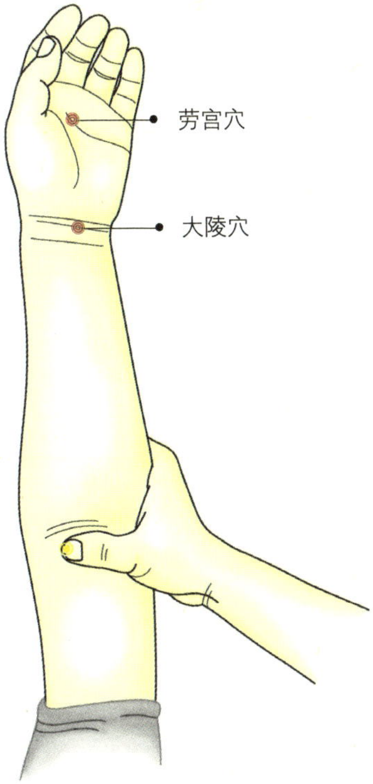

大陵穴——清心宁神通经络

大陵穴为手厥阴心包经俞穴，此类穴位多位于掌指或跖趾关节之后，对神经衰弱、腕关节及周围软组织疾患有较好的疗效。

精确定位

位于腕掌横纹的中点处，掌长肌腱与桡侧腕屈肌腱之间。

主治疾病

心绞痛、癫狂、呕吐。

按摩方法

用拇指指尖掐按大陵穴 100 ~ 200 次，每天坚持，能够缓解心绞痛。

劳宫穴——开窍醒神解疲劳

劳宫穴是手厥阴心包经荥穴，此类穴位多位于掌指或跖趾关节之前，对热病具有较好的预防和治疗效果。精神状况低下、身体疲劳时，刺激劳宫穴能够振奋精神情绪，缓解身体疲劳。

精确定位

位于手掌心，第二、第三掌骨之间偏于第三掌骨，握拳屈指时中指尖处。

主治疾病

心绞痛、癫狂、吐血、便血、掌心热。

按摩方法

用拇指揉按劳宫穴 100 ~ 200 次，每天坚持，能够缓解心绞痛。

手·少阴心·经

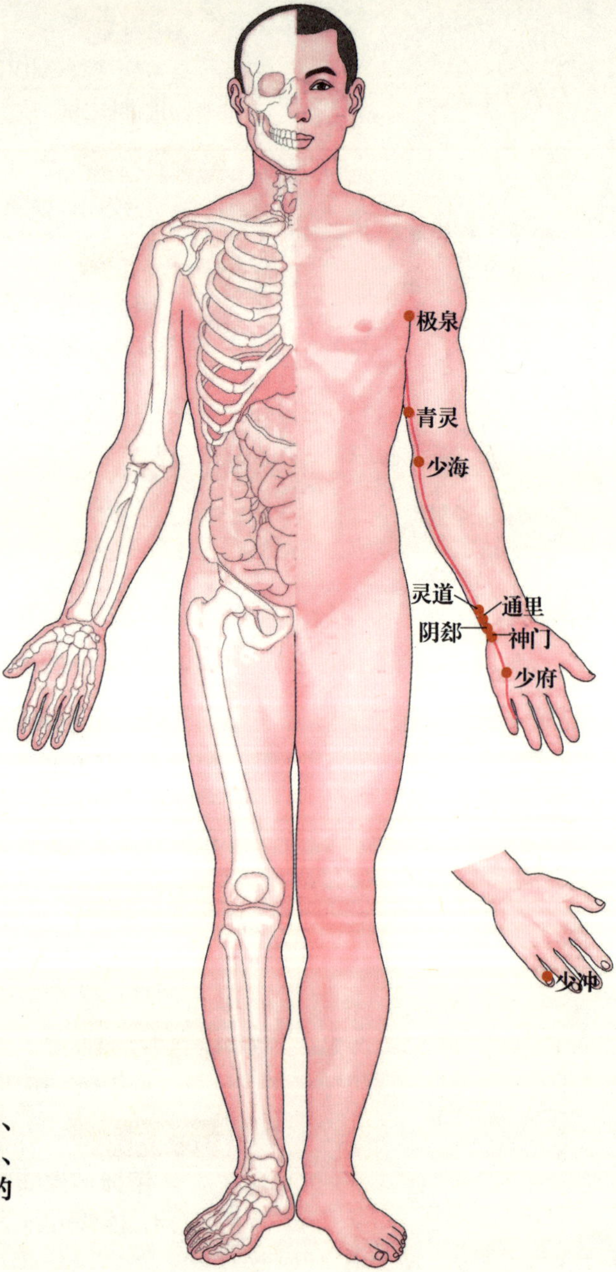

·经络循行

手少阴心经起于心中，出属心系，内行主干向下穿过膈肌，联络小肠；外行主干，从心系上肺，斜出腋下，沿上臂内侧后缘，过肘中，经掌后锐骨端，进入掌中，沿小指桡侧至末端，于少冲穴处与手太阳小肠经相接。

·心经对应疾病和症状

心痛、心悸、口渴、咽干、胸胁痛、盗汗、失眠、目黄、手心热以及心经循行部位的其他病症。

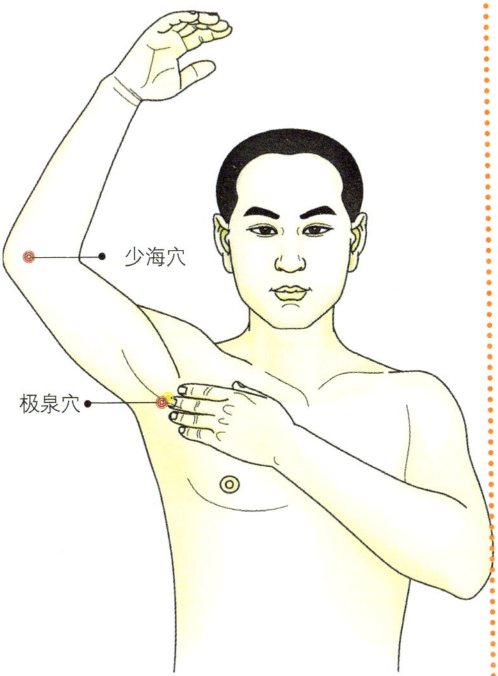

极泉穴——宽胸宁神治胸痛

穴在腋下，手少阴心经经穴中，本穴最高，又为首穴。心主血似水流，故名。人在遇突发事件或劳累时会出现心跳加速、胸闷等不适，弹拨腋下极泉穴能宽胸理气、畅通气血，使不适很快缓解并消失。

精确定位

位于上臂外展，腋窝正中，腋动脉搏动处。

主治疾病

心烦、心悸、气短、上肢冷痛、目黄。

按摩方法

按压极泉穴片刻，然后松开，反复10 ~ 15次，改善上肢冷痛麻木。

少海穴——胳膊疼痛揉少海

少，指少阴经；海，大海。心主血脉，似水之流，该穴为心经合穴，是脉气汇聚之处，故名。刺激少海穴能祛除心火，可以有效缓解失眠、健忘、焦虑、自汗等病症。平复了心火，睡眠恢复正常，人的精神才会健康。

精确定位

屈肘，当肘横纹内侧端与肱骨内上髁连线的中点处。

主治疾病

前臂麻木、高尔夫球肘、心痛、胸闷。

按摩方法

用拇指弹拨少海穴片刻，然后松开，10 ~ 15次，能防治前臂麻木。

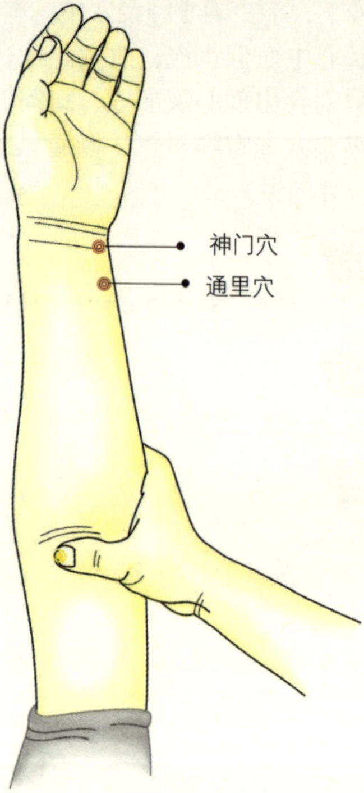

通里穴——通经活络调心神

通里穴为手少阴之络穴，与小肠相络。心主神，通里穴能宁心醒神，通经化瘀，平时受到惊吓或情绪不宁突然生气，掐按该穴就能安心舒缓。通里穴还有开心窍的功效，可以治疗暂时性失语，让失语患者恢复正常的语言功能。

精确定位

位于前臂掌侧，尺侧腕屈肌腱的桡侧缘，腕横纹上 1 寸。

主治疾病

心悸、失眠、心痛、前臂麻木、崩漏。

按摩方法

拇指弹拨通里穴片刻，然后松开，10 ~ 15 次，治前臂麻木、心悸。

神门穴——治疗失眠除心悸

此处穴位属于心经，心藏神，因此能够治疗神志方面的疾病。治疗此处穴位，能够打开心气的郁结，使抑郁的神志得以舒畅，使心神能有所依附，所以名“神门”。

精确定位

位于腕侧部，腕掌侧横纹尺侧端，尺侧腕屈肌腱的桡侧凹陷处。

主治疾病

心痛、心烦、失眠、健忘、惊悸、怔忡、痴呆、癫狂、前臂麻木、手腕痛。

按摩方法

用拇指弹拨神门穴片刻，然后松开，反复 10 ~ 15 次，1 天 1 次，能防治前臂麻木、失眠、健忘。

手阳明大肠经

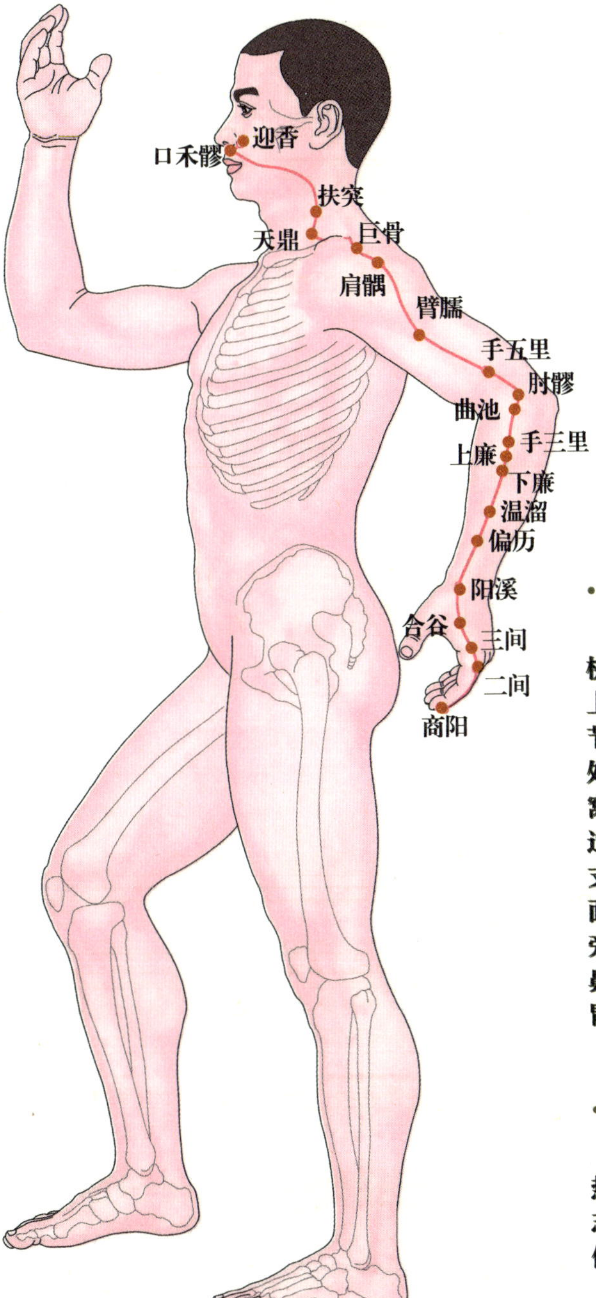

· 经络循行

手阳明大肠经起于食指桡侧端商阳穴，经过手背行于上肢伸侧前缘，上肩，至肩关节前缘，向后与督脉在大椎穴处相会，再向前下行入锁骨上窝即缺盆，进入胸腔络肺，通过膈肌下行，入属大肠。其分支从锁骨上窝上行，经颈部至面颊，入下齿中，回出挟口两旁，左右交叉于人中，至对侧鼻翼旁，于迎香穴处与足阳明胃经相接。

· 大肠经对应疾病和症状

头面五官疾患、咽喉病、热病、皮肤病、胃肠病、神志病等及经脉循行部位的其他病症。

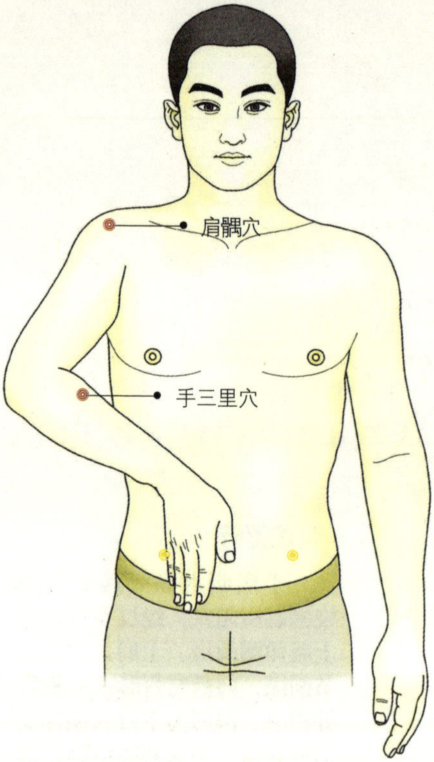

肩髃穴——缓解疼痛防中风

肩臂挛痛不遂、肩痛、肩周炎等症可以通过按揉肩髃穴得以缓解。此外，肩髃穴还可以改善头部的供血，是预防脑中风的一个要穴。

精确定位

位于肩部三角肌上，臂外展或向前平伸时，当肩峰前下方凹陷处。

主治疾病

肩臂痹痛、上肢不遂等。

按摩方法

用拇指按揉肩髃穴 100 ~ 200 次，每天坚持，可防治肩臂疼痛。

手三里穴——消除疼痛首选穴

因穴距肘髎 3 寸，正居大脉之处，故名手三里。手三里是个养生强健穴，可以增强机体免疫力。经常揉按手三里穴可润化脾燥、清热明目，治疗运动系统、消化系统、五官科等疾病，对改善腹痛、腹泻的效果尤为明显。

精确定位

位于前臂背面桡侧，阳溪与曲池的连线上，肘横纹下 2 寸。

主治疾病

目痛、上肢痹痛、腹痛、泄泻等。

按摩方法

用手指指腹揉按手三里穴 100 ~ 200 次，每天坚持，治疗目痛、上肢痹痛、腹痛等。

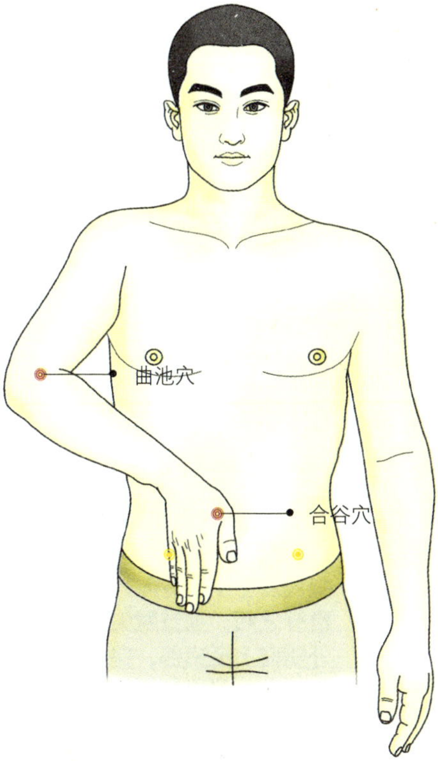

曲池穴——调节血压的奇穴

该穴屈肘取穴，穴处有凹，形似浅池，故此得名。按揉刺激曲池穴可起到降温、退热、提神的作用。曲池穴是手阳明大肠经上的穴位，用来扑灭火气，是平缓降压的好穴位。

精确定位

位于肘横纹外侧端，屈肘，当尺泽与肱骨外上髁连线中点。

主治疾病

肩臂肘疼痛、上肢不遂、咽喉肿痛、便秘、头痛、发热、高血压、癫狂、腹痛、吐泻、湿疹等。

按摩方法

用拇指弹拨曲池穴 3 ~ 5 分钟，每天 1 次，可防治肩、臂、肘疼痛。

合谷穴——面口疾病第一穴

该穴在拇指、食指歧骨间，穴处形似深谷，故名合谷穴。合谷穴可调节内分泌，平衡免疫系统，还能改善脾胃功能。刺激合谷穴，通过经络调节作用还能改善脑部血液循环，延缓大脑衰老。

精确定位

位于手背第一、二掌骨间，第二掌骨桡侧的中点处。

主治疾病

头痛、头晕、目赤肿痛等口面部疾病。

按摩方法

用指尖按揉合谷穴 100 ~ 200 次，每天坚持，能防治咽喉及眼部疾病。

手少阳三焦经

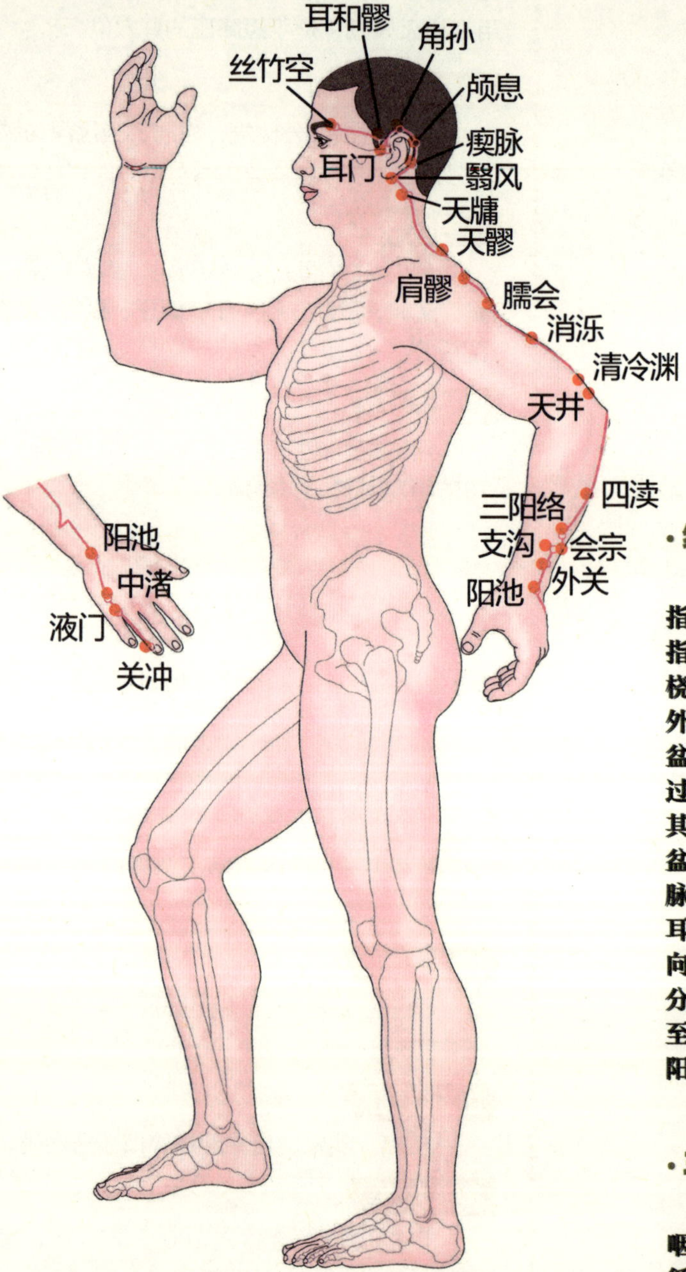

·经络循行

手少阳三焦经起于无名指尺侧端关冲穴，向上沿无名指尺侧至手腕背面，上行尺骨、桡骨之间，通过肘尖，沿上臂外侧向上至肩部，向前行入缺盆，布于膻中，散络心包，穿过膈肌，属上、中、下三焦。其分支从膻中分出，上行出缺盆，至肩部，左右交会并与督脉相会于大椎，上行到项，沿耳后直上出耳上角，然后屈曲向下经面颊部至目眶下其另一分支从耳后分出，出走耳前，至目内眦，于瞳子髎穴与足少阳胆经相接。

·三焦经对应疾病和症状

头痛、偏头痛、耳鸣、咽喉痛、昏厥、失眠以及经脉循行经过部位的其他病症。

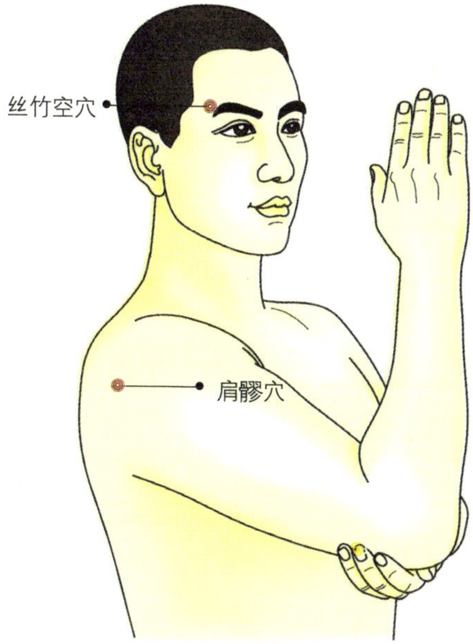

丝竹空穴——明目镇惊除眼疾

丝竹空穴是专门祛斑的大穴，专管太阳穴附近出现的暗斑、黄褐斑。此外，它还可以用来治疗头痛、目眩、目赤痛、眼睑跳动、牙痛。

精确定位

位于面部，当眉梢凹陷处。

主治疾病

目眩、目赤肿痛、癫痫、面神经麻痹、目上视、头晕等。

按摩方法

用拇指按揉丝竹空穴 100 ~ 200 次，每天坚持，可改善牙痛、目疾、头晕。

肩髎穴——祛湿通络治肩痛

此穴的意思是指三焦经经气在此化雨冷降归于地部。本穴物质为臑会穴传来的天部阳气。

精确定位

位于肩部，肩髃后方，当臂外展时，于肩峰后下方呈现凹陷处。

主治疾病

肩臂痛、肋间神经痛。

按摩方法

用拇指揉按肩髎穴 100 ~ 200 次，每天坚持，可缓解肩臂痛。

支沟穴——通便利腑清三焦

此穴正当上肢两筋两骨狭窄之处，故名“支沟”。便秘多因大肠的传导功能失常所致，并与脾胃及肾脏有关。刺激该穴能宣通三焦气机，通调水道，使三焦腑气得通。当肠腑自调，便秘得愈，一身轻松如燕。

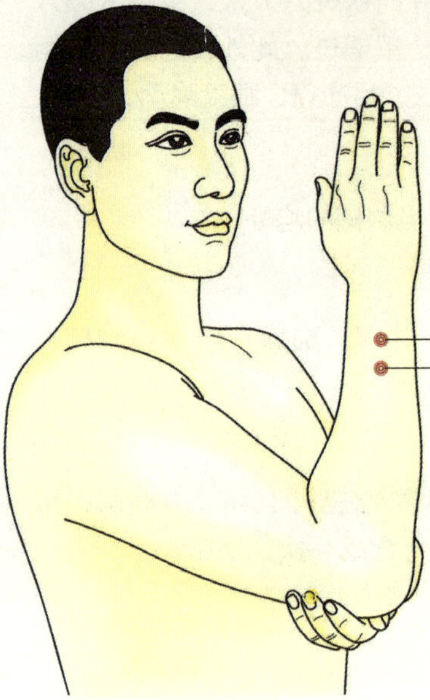

精确定位

位于前臂背侧，阳池与肘尖的连线上，腕背横纹上 3 寸，尺骨与桡骨之间。

主治疾病

便秘、偏头痛、耳鸣、耳聋、热病、胁肋疼痛。

按摩方法

用拇指按揉支沟穴 100 ~ 200 次，每天坚持，可防治偏头痛。

外关穴——清热解表首选穴

穴与内关相对，在前臂外侧，故名外关穴。外关穴为手少阳之络穴，又为八脉交会穴之一，通阳维。外关穴具有清热解表、通经活络的作用，对各种热病有良好的治疗效果。

精确定位

位于前臂背侧，阳池与肘尖的连线上，腕背横纹上 2 寸，尺骨与桡骨之间。

主治疾病

热病，头痛、目赤肿痛、耳鸣耳聋等头面五官病症，胁肋痛、上肢痿痹不遂、肩背痛、便秘。

按摩方法

用拇指指尖掐按外关穴 100 ~ 200 次，每天坚持，可治疗便秘、头痛、耳鸣。

手太阳小肠经

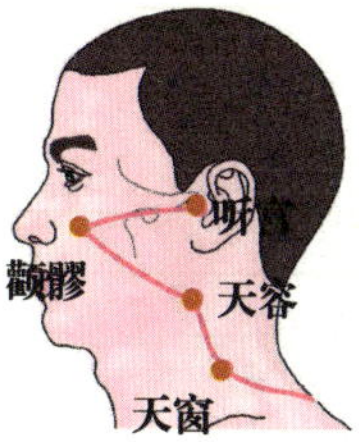

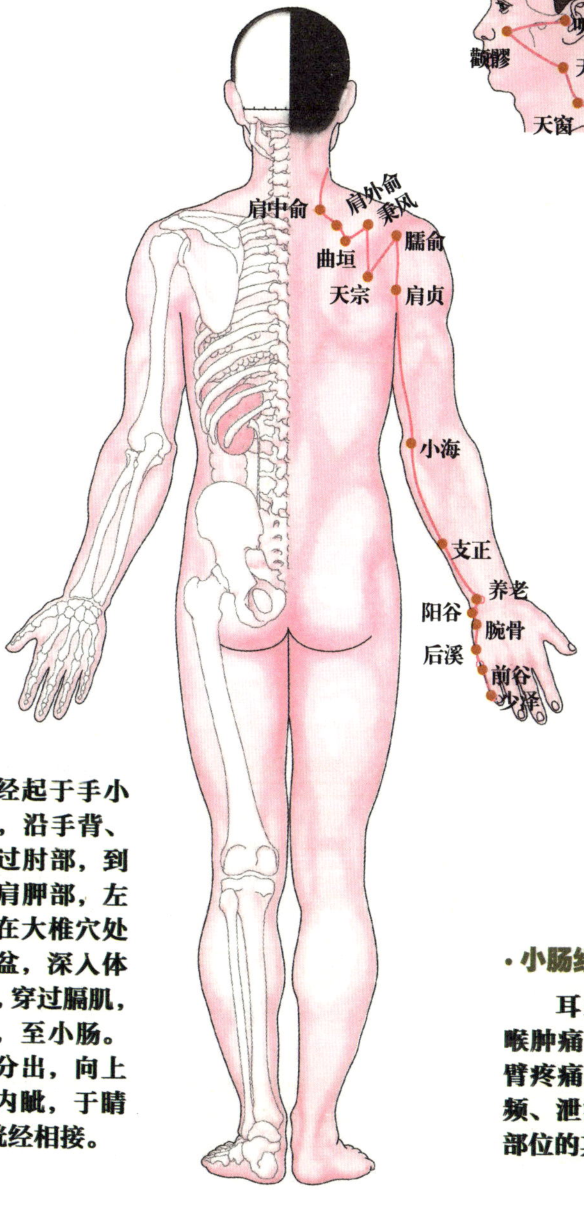

·经络循行

手太阳小肠经起于手小指尺侧端少泽穴，沿手背、上肢外侧后缘，过肘部，到肩关节后面，绕肩胛部，左右交会并与督脉在大椎穴处相会，前行入缺盆，深入体腔，络心，沿食道，穿过膈肌，到达胃部，下行，至小肠。其分支从面颊部分出，向上行于眼下，至目内眦，于睛明穴与足太阳膀胱经相接。

·小肠经对应疾病和症状

耳聋、目黄、颊肿、咽喉肿痛、颈项转侧不利、肩臂疼痛无力、少腹胀痛、尿频、泄泻或便秘及经脉循行部位的其他病症。

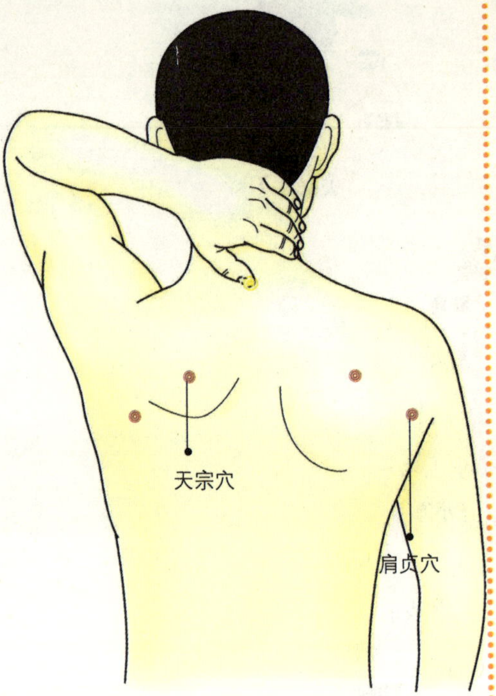

天宗穴——活血通络止疼痛

肩胛骨又称天宗骨，穴在天宗骨上，故名。颈肩综合征这一职业病主要表现为颈肩部僵硬、发紧，甚至出现五十肩、颈椎病等。刺激此穴会产生强烈的酸胀感，可以放松整个颈项、肩部的肌肉，使疼痛感明显减轻，或使肩颈部活动自如。

精确定位

位于肩胛部，在冈下窝中央凹陷处，与第四胸椎相平。

主治疾病

肩背疼痛、肩胛痛、肘臂外后侧痛、咳喘、颊肿、乳痈。

按摩方法

用拇指指腹按揉天宗穴 100 ~ 200 次，每天坚持，能够治疗肩背疼痛。

肩贞穴——治肩周炎特效穴

本穴物质为小海穴蒸散上行的天部之气，上行到本穴后此气冷缩而量少势弱，气血物质的火热之性对天部层次气血的影响作用不确定，如需问卜一般。肩贞穴是治疗肩周炎的特效穴。

精确定位

位于肩关节后下方，臂内收时，腋后纹头上 1 寸（指寸）。

主治疾病

耳鸣、耳聋、肩周炎、手臂痛不能举、半身不遂、颈项疼痛、热病。

按摩方法

用拇指指尖掐按肩贞穴 100 ~ 200 次，每天坚持，能够治疗肩周炎。

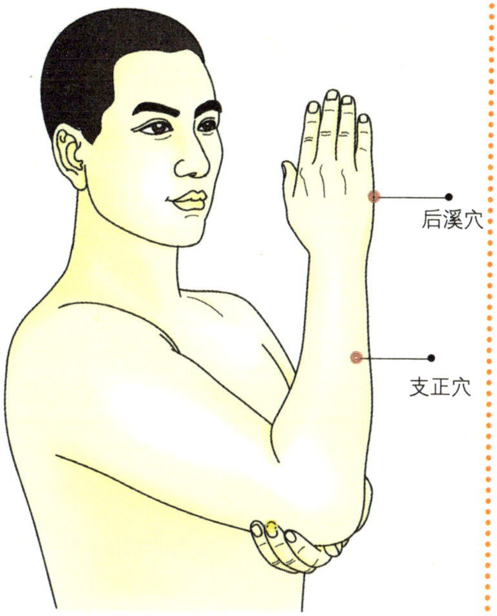

支正穴——活血止痛调头颈

此穴的意思是指小肠经气血大部分循小肠经本经流行。常刺激本穴可以治疗调节头颈部。

精确定位

位于前臂背面尺侧，在阳谷与小海的连线上，腕背横纹上5寸。

主治疾病

前臂疼痛、头痛、颈项痛。

按摩方法

用拇指指尖掐按支正穴2～3分钟，每天坚持，能够治疗前臂疼痛。

后溪穴——项强腰痛一按灵

后溪穴是奇经八脉的交会穴，通督脉，能通经络、正脊柱，经常刺激后溪穴，能有效地防治颈腰椎病。

精确定位

微握拳，位于小指本节（第五掌骨关节）后的远侧掌横纹头赤白肉际处。

主治疾病

落枕、颈项强痛、鼻塞。

按摩方法

用拇指指尖掐按后溪穴2～3分钟，每天坚持，能够治疗落枕。

足厥阴肝经

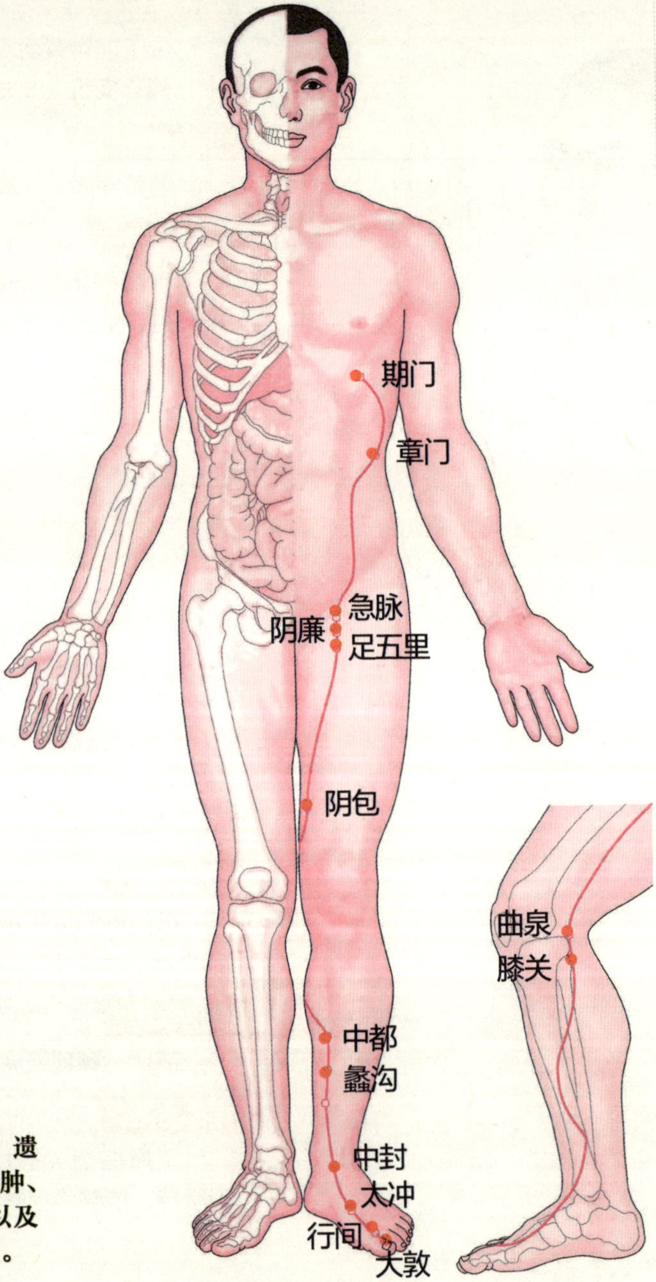

· 经络循行

足厥阴肝经起于足大趾爪甲后丛毛处，向上沿足背至内踝前1寸处，向上沿胫骨内缘，在内踝上8寸处交足太阴脾经之后，上行过膝内侧，沿大腿内侧中线进入阴毛中，绕阴器，至小腹，夹胃两旁，穿过膈肌，分布于胁肋部。沿喉咙的后边，进入鼻咽部，上行连接目系，出于额，与督脉会于头顶部。其分支从肝分出，穿过膈肌注入肺，由此处与手太阴肺经相接。

· 肝经对应疾病和症状

腰痛、胸满、呃逆、遗尿、小便不利、疝气、少腹肿、肝病、妇科病、前阴病以及经脉循行部位的其他病症。

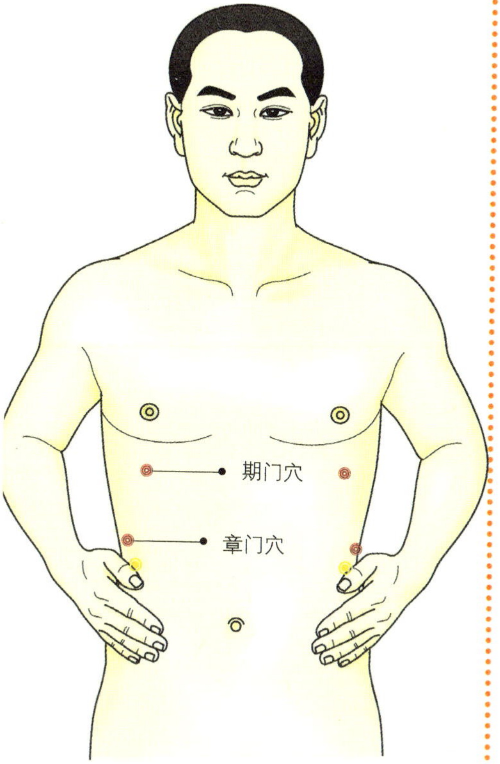

期门穴——养肝排毒好帮手

十二经气血始于肺经的中府穴，终于期门穴，周而复始，故名。期门穴为肝之募穴。足太阴、厥阴、阴维之会，刺激该穴可增强肝脏的排毒功能，防治因肝脏气血不足引起的毒素堆积。

精确定位

位于胸部，当乳头直下，第六肋间隙，前正中线旁开 4 寸。

主治疾病

胸胁痛、吞酸、呕吐。

按摩方法

用拇指按揉期门穴 100 ~ 200 次，每天坚持，治疗胸胁痛、吞酸。

章门穴——疏肝健脾助消胀

章门穴是脾的募穴，为足厥阴、少阳之会，属于脏会穴。脾脏素有“人体血库”之称。五脏之气禀于脾，脾气在章门穴聚集、汇合，凡和五脏相关的疾病都可以通过刺激章门穴得到治疗或者缓解。

精确定位

位于侧腹部，第十一肋游离端的下方。

主治疾病

腹痛、腹胀、胸胁痛、吞酸、泄泻。

按摩方法

用拇指按揉章门穴 100 ~ 200 次，每天坚持，治疗腹痛、腹胀、胸胁痛。

曲泉穴——男女生殖保健穴

肝脏是人体养分之源，只有保证肝的疏泄功能正常和肝血充足，才能得到源源不断的养分供应。刺激曲泉穴可使气血充足，起到通经、止带、止痒的作用。

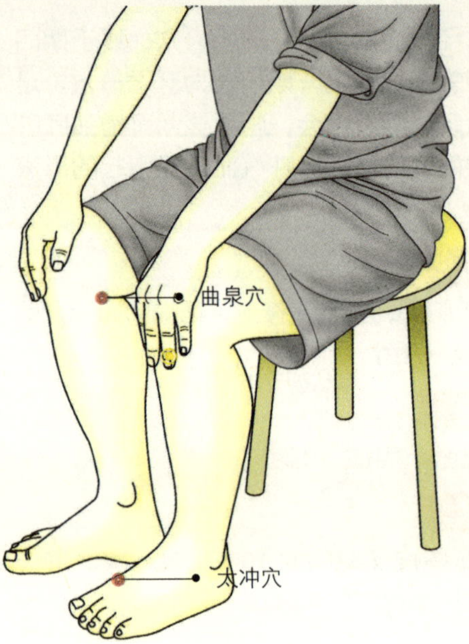

精确定位

位于股骨内侧髁后缘，半腱肌、半膜肌止端前缘凹陷处。

主治疾病

月经不调、痛经、遗精、阳痿、膝痛、下肢痹痛。

按摩方法

用拇指按揉曲泉穴 100 ~ 200 次，每天坚持，治疗膝痛、月经不调。

太冲穴——舒肝养血消怒气

肝为“将军之官”，主怒，肝火旺盛得不到发泄，人就容易发怒生气。大怒伤肝伤肾，太冲穴为肝经之俞穴、原穴，刺激该穴可疏肝理气、通调三焦，使人心平气和，养护肝脏健康，远离疾病困扰。

精确定位

位于足背侧，第一跖骨间隙的后方凹陷处。

主治疾病

头晕、眩晕、高血压、遗尿、月经不调、癃闭。

按摩方法

用拇指指尖掐按太冲穴 3 ~ 5 次，每天坚持，改善头晕、高血压。

足太阴脾经

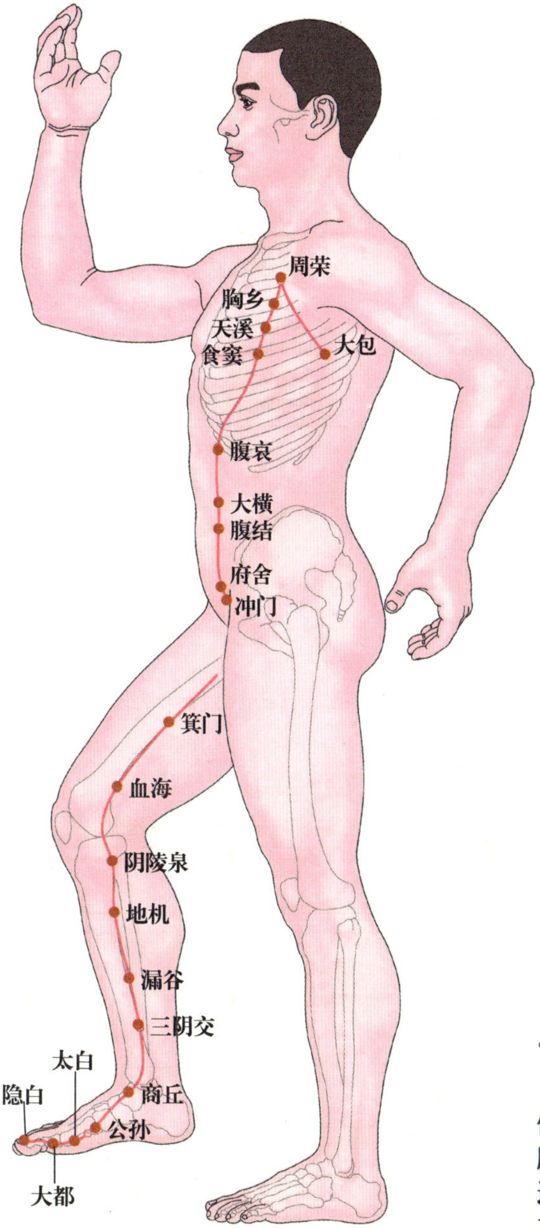

· **经络循行**

足太阴脾经起于足大趾内侧端隐白穴，沿内侧赤白肉际上行，过内踝的前缘，沿小腿内侧正中线上行，在内踝上 8 寸处，交于足厥阴肝经之前，上行沿大腿内侧前缘，进入腹部，属脾，络胃。向上穿过膈肌，沿食道两旁，连舌本，散舌下。其分支从胃别出，上行通过膈肌，注入心中，于此与手少阴心经相接。

· **脾经对应疾病和症状**

胃脘痛、嗳气、腹胀、便溏、黄疸、身重无力、下肢内侧肿胀、厥冷、足大趾运动障碍及经脉循行部位的其他病症。

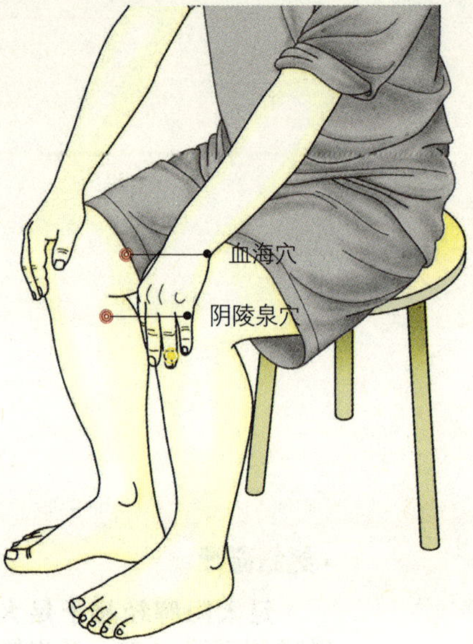

血海穴——调经统血治血证

此穴治疗各种血证，可引血归脾，犹如百川归海，故名。脾经负责身体血液的正常运行，月经过少多因血液生成不足，无血可下所致，也就是脾虚。月经量过少对身体不利，还可能是女性不孕的征兆，所以应及时治疗。

精确定位

屈膝，位于大腿内侧，髌底内侧端上 2 寸，当股四头肌内侧头的隆起处。

主治疾病

月经不调、痛经、经闭等月经病，湿疹、丹毒等血热型皮肤病。

按摩方法

用拇指按揉血海穴 100 ~ 200 次，每天坚持，能够治疗崩漏、痛经。

阴陵泉穴——健脾理气打鼾止

此穴在胫骨内髁下，如山陵下之水泉，故名。阴陵泉穴是足太阴脾经上的合穴，善于调节脾肾的功能，对打鼾的毛病，以及肥胖和尿不尽等疾患均有较好的治疗效果。

精确定位

位于小腿内侧，胫骨内侧髁后下方凹陷处。

主治疾病

各种脾胃病、小便不利、痛经、水肿、膝痛、腹胀、腹泻、黄疸及脾不运化水液等。

按摩方法

用拇指指腹按揉阴陵泉穴 100 ~ 200 次，每天坚持，能够治疗各种脾胃疾患。

三阴交穴——妇科疾病特效穴

该穴在人体下肢部，为足太阴、少阴、厥阴交会穴，因此而得名。平时常按三阴交穴，可以治疗全身多种不适与病症，尤其对妇科病症有良好的治疗效果，是让女性青春永驻的首选穴位。

精确定位

位于小腿内侧，当足内踝尖上 3 寸，胫骨内侧缘后方。

主治疾病

月经不调、带下病、不孕、痛经等妇科疾患，肠鸣、腹泻等消化系统病症，遗精、阳痿等生殖系统病症，心悸、失眠、高血压等。

按摩方法

用拇指按揉三阴交穴 100 ~ 200 次，每天坚持，能够治疗月经不调、腹痛、泄泻。

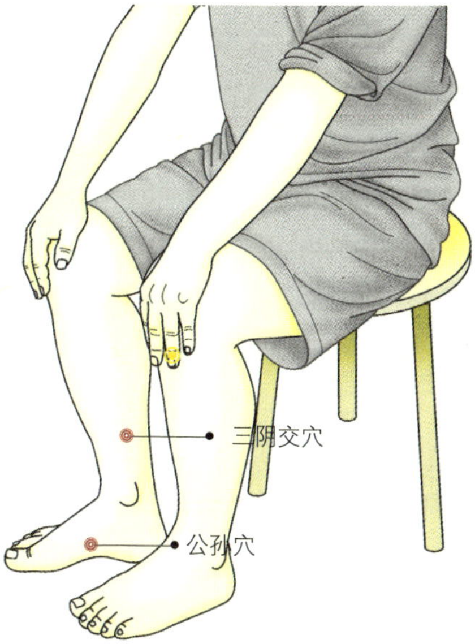

公孙穴——小腹疼痛经验穴

公孙穴是足太阴脾经的络穴，又是八脉交会穴之一，通冲脉。刺激该穴可以兼治脾胃和胸腹部等疾病。公孙穴也是治疗小腹疼痛的经验穴。

精确定位

位于足内侧缘，第一跖骨基底的前下方。

主治疾病

腹痛、呕吐、水肿、胃痛。

按摩方法

用拇指指尖用力掐揉公孙穴 100 ~ 200 次，每天坚持，可改善腹痛。

足少阴肾经

·经络循行

足少阴肾经起于足小趾下，斜行于足心涌泉穴，出行于舟骨粗隆之下，沿内踝后，分出进入足跟，向上沿小腿内侧后缘，至腘内侧，上行后缘入脊内，穿过脊柱，属肾，络膀胱。其直行主干从肾分出，上行，穿过肝和膈肌，进入肺，沿喉咙，到舌根两旁。其分支从肺中分出，络心，注于胸中，于此处与手厥阴心包经相接。

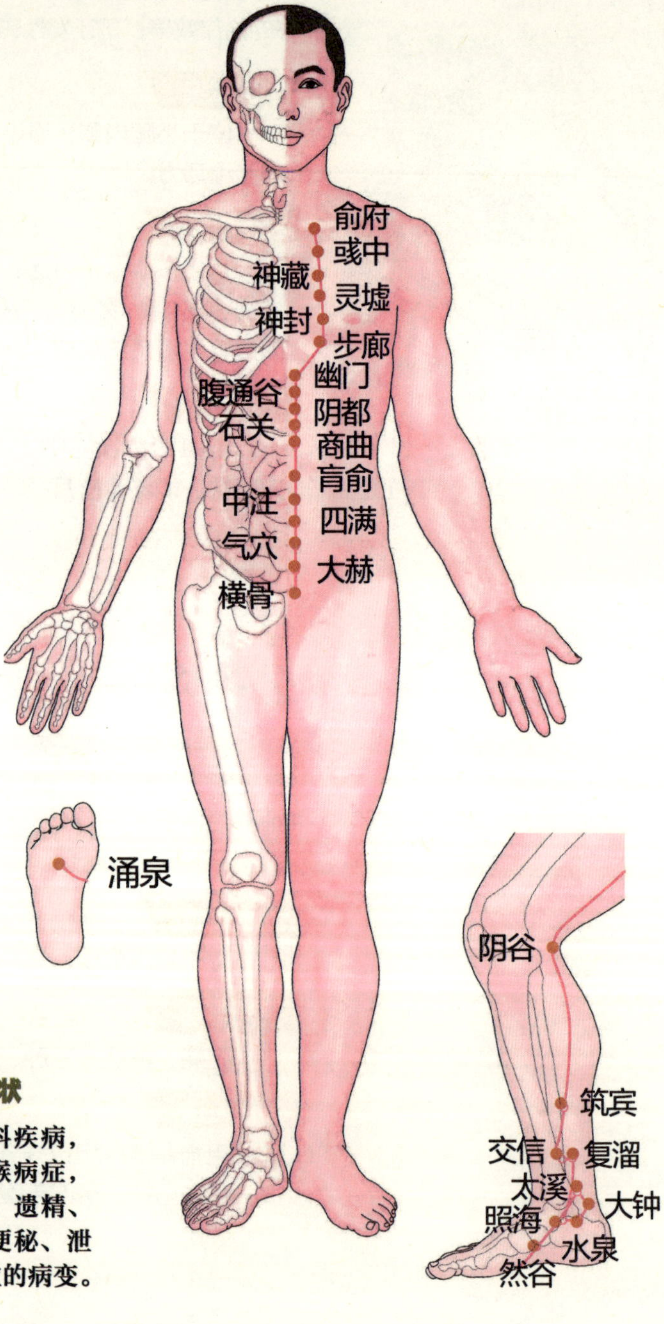

·肾经对应疾病和症状

生殖系统及妇科疾病，前阴、肾、肺、咽喉病症，如月经不调、阴挺、遗精、小便不利、水肿、便秘、泄泻以及经脉循行部位的病变。

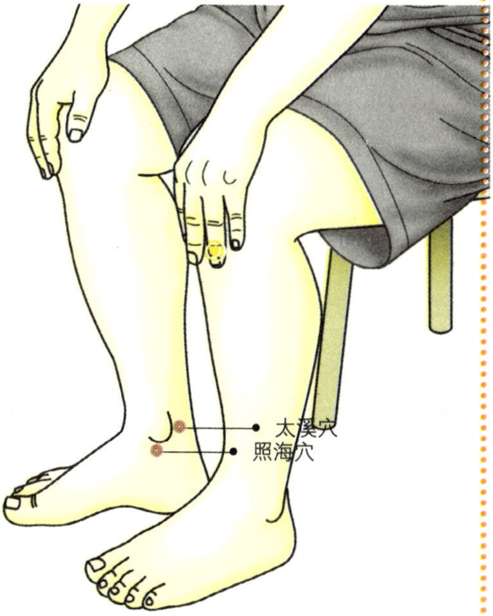

照海穴——滋阴调经止痛佳

此穴主治目疾之广似海，故名。《千金要方》里称此穴为“漏阴”，意指肾经经水在此蒸发、漏失。刺激照海穴能滋肾清热、通调三焦，可促进女性内分泌和生殖系统功能的改善，有益于卵巢的保养。

精确定位

位于足内侧，内踝尖下方凹陷处。

主治疾病

目赤肿痛、赤白带下、痛经、月经不调、烦躁不宁、失眠、癫痫、小便频数、癃闭。

按摩方法

用拇指用力按揉照海穴 100 ~ 200 次，每天坚持，治疗烦躁不宁、失眠。

太溪穴——肾虚耳鸣太溪疗

太溪穴是足少阴肾经原穴，犹如汇聚肾经原气的“长江”，补之则济其亏损，泄之则祛其有余，善于治疗肾脏疾病，以及五官等方面的病症。

精确定位

位于足内侧，内踝后方，内踝尖与跟腱之间凹陷处。

主治疾病

肾虚、头痛、眩晕等肾虚症，咽喉肿痛、牙痛、耳鸣耳聋等五官病症，咳嗽、气喘、胸痛等肺部疾患。

按摩方法

用拇指用力按揉太溪穴 100 ~ 200 次，每天坚持，可治疗耳鸣、头痛、眩晕。

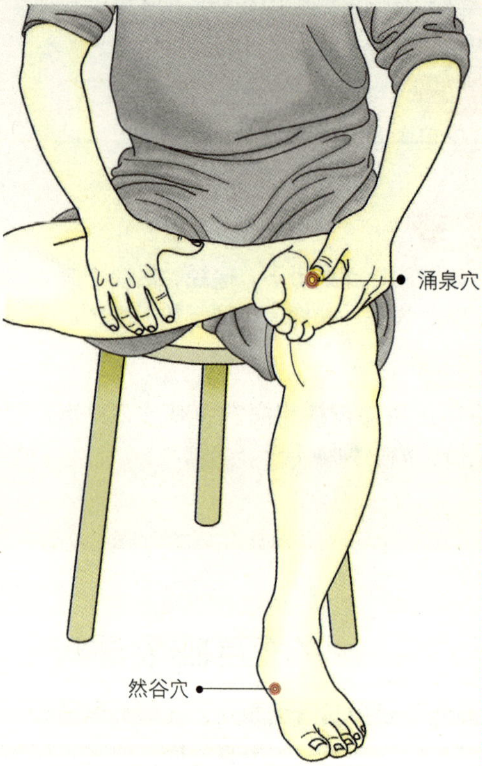

然谷穴——益气固肾治消渴

该穴是足少阴肾经的荥穴，刺激该穴可缓解口干舌燥、内心烦乱等消渴症状。

精确定位

位于足内侧，足舟骨粗隆下方，赤白肉际处。

主治疾病

膀胱炎、阳痿、遗精、早泄、痛经、月经不调、脚痛。

按摩方法

每天按揉然谷穴 100 ~ 200 次，治疗阳痿、遗精、月经不调等。

涌泉穴——把握生命的泉眼

此穴是足少阴肾经经气所出之处，故名。涌泉穴是人体重要穴位，刺激该穴对各类亚健康的缓解有很大帮助。涌泉穴被称为“养生抗病万金油”，也是肾经保健的第一要穴。

精确定位

位于足底部，约当足底二、三趾趾缝纹头与足跟连线的前 1/3 与后 2/3 交点上。

主治疾病

昏迷、中风、头顶痛、失眠、喉痹。

按摩方法

用拇指按揉涌泉穴 100 ~ 200 次，1 天 1 次，治疗头晕、小便不利。

足少阳胆经

1.瞳子髎
2.听会
3.上关
4.颔厌
5.悬颅
6.悬厘
7.曲鬓
8.率谷
9.天冲
10.浮白
11.头窍阴
12.完骨
13.本神
14.阳白
15.头临泣
16.目窗
17.正营
18.承灵
19.脑空
20.风池

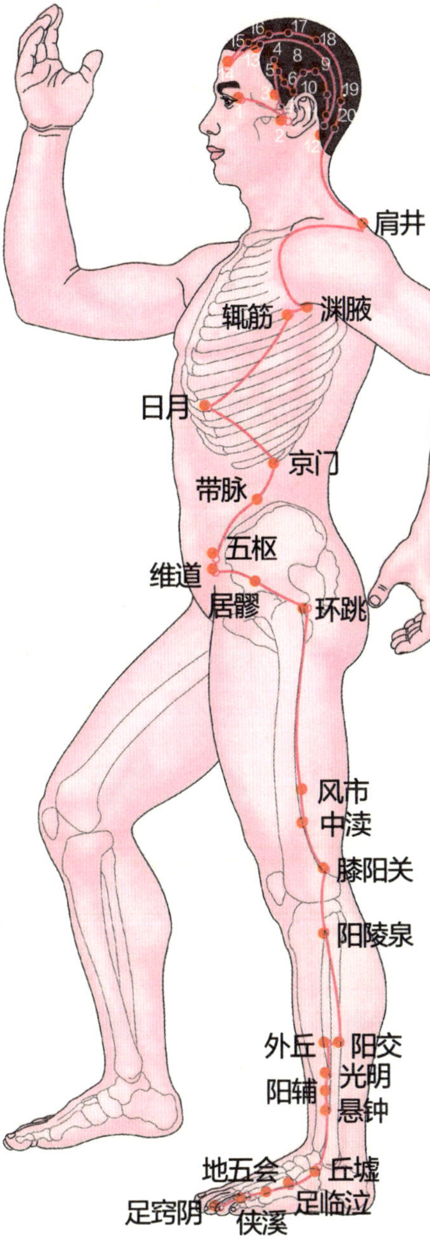

·经络循行

足少阳胆经起于目外眦瞳子髎穴，上至头角，再向下到耳后，再折向上行，经额部至眉上，又向后折至枕部，沿颈下行至肩上，左右交会并与督脉相会于大椎穴，前行入缺盆。其分支从目外眦分出，下行至大迎穴，分支经过下颌角部下行至颈部，入缺盆后，沿胁里浅出气街，绕毛际，横向至环跳穴处。直行主干从缺盆下行腋部，沿胸侧，过季肋，下行至环跳穴处与前脉会合，再向下沿大腿外侧、膝关节外缘，行于腓骨前面，浅出外踝之前，沿足背行出于第四趾外侧端足窍阴穴。

·胆经对应疾病和症状

口干口苦、脱发、胸胁苦满、胆怯易惊、食欲不振、失眠、皮肤萎黄、肝胆疾病、神经系统疾病以及本经所过部位的病症。

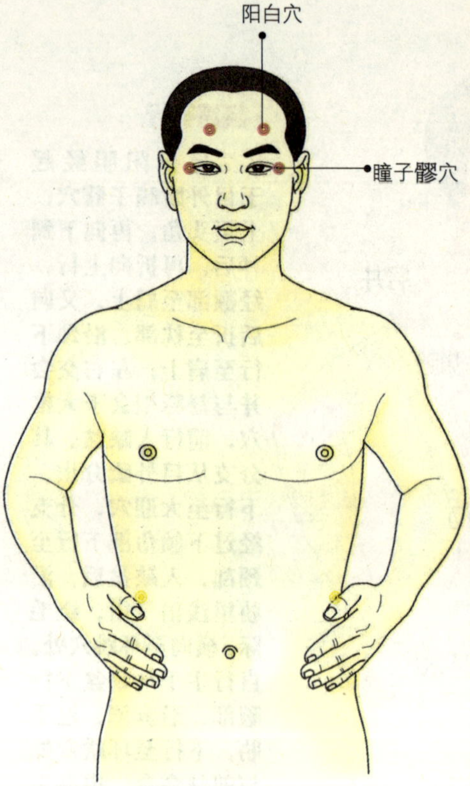

瞳子髎穴——头目疾病均能疗

穴当瞳子外方，瞳子属肾，肾主骨，故名。刺激该穴位可以促进眼部血液循环，治疗常见的眼部疾病，并可以祛除眼角皱纹。

精确定位

位于面部，目外眦旁，当眶外侧缘处。

主治疾病

头痛、目赤肿痛、白内障、迎风流泪、睑腺炎、目痒。

按摩方法

揉按瞳子髎穴 3 ~ 5 分钟，每天坚持，治目痛、头痛、目赤。

阳白穴——清头明目祛风热

阳白穴为足少阳阳维之会，《针灸甲乙经》曰：“头目瞳子痛，不可以视，挟项强急不可以顾，阳白主之。”阳白穴对于治疗头面眼部疾病均有很好的疗效。

精确定位

位于前额部，当瞳孔直上，眉上 1 寸。

主治疾病

头痛、眩晕、面瘫、近视、沙眼、视物模糊、夜盲症。

按摩方法

用指腹按揉阳白穴 2 ~ 3 分钟，每天坚持，防治头痛、眩晕、面瘫等。

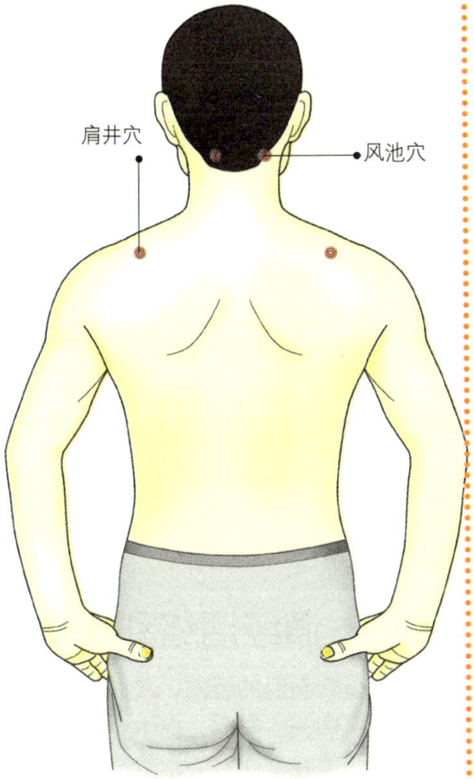

风池穴——提神醒脑护颈椎

风池穴位于后颈部，中医讲“头目风池主”，它能够提神醒脑，治疗大部分风病，对眼部疾病、颈椎病和外感风寒、内外风邪引发的头痛均有治疗效果。

精确定位

位于项部，枕骨之下，与风府相平，在胸锁乳突肌与斜方肌上端间凹陷处。

主治疾病

头痛、眩晕、耳聋、中风、颈痛。

按摩方法

用拇指指腹揉按风池穴3～5分钟，每天坚持，治头痛、眩晕等。

肩井穴——消炎止痛肩病除

本穴位于肩部凹陷处，凹陷较深如深井一般，故名肩井。本穴功在止痛消炎解毒，主肩部及神志疾病。

精确定位

位于肩上，大椎穴与肩峰端连线的中点上。

主治疾病

颈项强痛、肩背疼痛、上肢不遂、落枕，难产、乳痈、乳汁不下、乳癖等妇科及乳房疾患，瘰疬、高血压、中风、眼疾。

按摩方法

用拇指指腹按揉肩井穴3～5分钟，长期按摩，治疗肩部酸痛、肩周炎等。

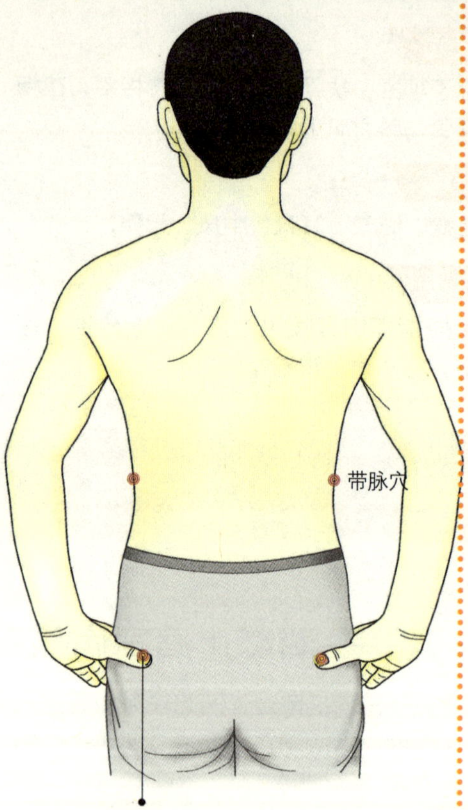

带脉穴——行气活血治带下

本穴与肚脐齐平，经气须从带脉通过，又主治带脉及妇女经带疾患，故称带脉。本穴行气活血，补肝肾，主治妇科经带病症。

精确定位

位于侧腹部，章门下 1.8 寸，第十一肋骨游离端下方垂线与脐水平线交点上。

主治疾病

月经不调、经闭、带下、小腹疼痛等妇科经带病症，疝气、腰痛、胁痛。

按摩方法

用食指、中指点按带脉穴 3 ~ 5 分钟，长期按摩，可改善月经不调、经闭等。

环跳穴——通经活络利腰腿

环跳穴是足少阳胆经的经穴，穴近髋关节。又称髋骨、环谷、髀厌、髀枢、枢中、枢合中。本穴位于臀部，对下肢疾病有一定的治疗效果。下肢屈膝屈髋环曲跳跃时，足跟可触及此穴，故名环跳。

精确定位

侧卧屈股，位于股骨大转子最高点与骶管裂孔连线的外 1/3 与中 1/3 交点处。

主治疾病

下肢麻痹、坐骨神经痛、感冒、风疹。

按摩方法

用大鱼际擦按环跳穴 10 分钟，每天按摩，改善下肢麻痹、坐骨神经痛等。

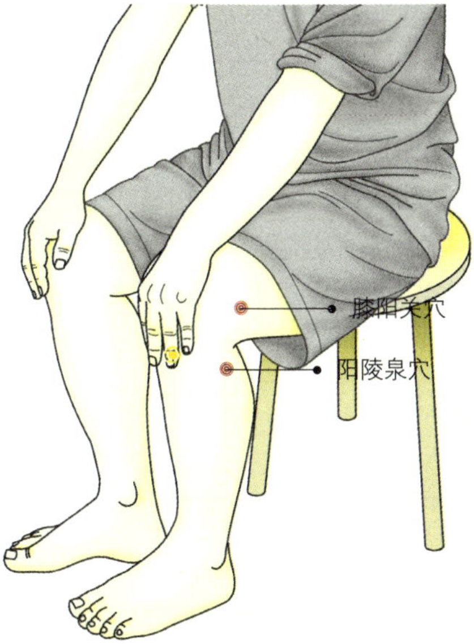

阳陵泉穴——疏肝解郁强腰膝

阳陵泉穴是筋之会穴，为筋气聚会之处。刺激该穴可疏肝利胆、解痉止痛，能够治疗腰腿痛、胆囊炎、膝关节炎、坐骨神经等病症，帮助患者从病痛中解脱出来，恢复腰膝强健的状态。

精确定位

位于小腿外侧,腓骨小头前下方的凹陷中。

主治疾病

下肢痿痹、膝关节炎、踝扭伤、高血压。

按摩方法

用拇指按揉阳陵泉穴3～5分钟，每天坚持，防治下肢痿痹、膝关节炎。

膝阳关穴——祛风化湿治膝痛

膝阳关出自《针灸甲乙经》，原名阳关。布有股外侧皮神经末支和膝上外侧动、静脉。

精确定位

位于膝外侧，阳陵泉上3寸，股骨外上髁上方凹陷处。

主治疾病

膝关节炎、下肢瘫痪、小腿麻木、坐骨神经痛。

按摩方法

揉按膝阳关穴3～5分钟，1天1次，可改善膝关节炎、下肢瘫痪。

足阳明胃经

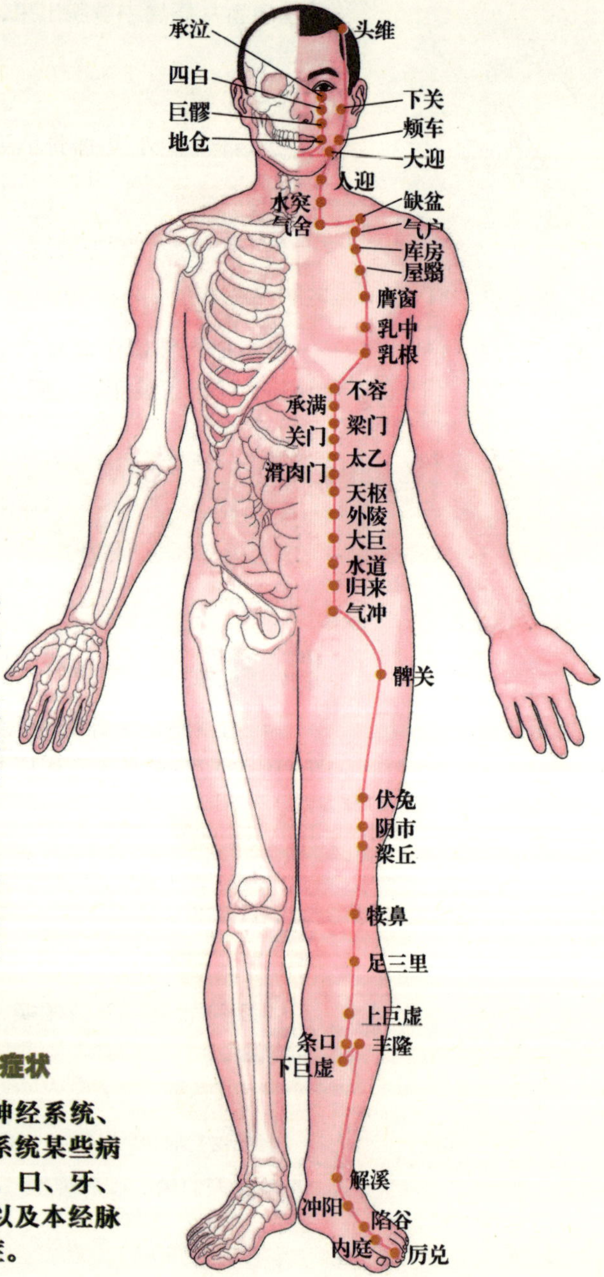

· 经络循行

足阳明胃经起于眼眶下的承泣穴，从头走足，行于面前部，至胸部，行于任脉旁4寸，走腹部行于脐旁2寸，经下肢外侧前沿，止于足次趾的外侧甲角旁的厉兑穴，在此与足太阴脾经交会。

· 胃经对应疾病和症状

消化系统、神经系统、呼吸系统、循环系统某些病症和咽喉、头面、口、牙、鼻等器官病症，以及本经脉所经过部位之病症。

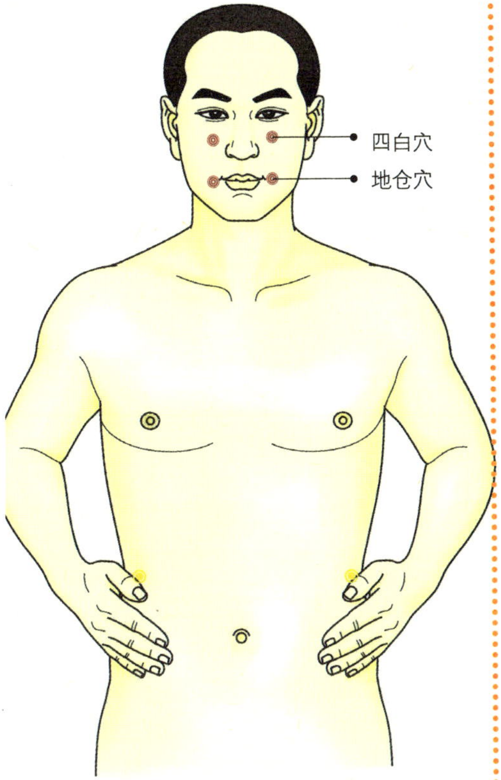

四白穴——明目护眼又养颜

刺激四白穴能对眼部起到很好的保健作用，还能促进脸部血液循环，使皮肤自然，变得红润光泽。

精确定位

位于面部，瞳孔直下，眶下孔凹陷处。

主治疾病

面肌痉挛、面神经麻痹、角膜炎、近视、迎风流泪。

按摩方法

用食指指腹揉按四白穴100次，每天坚持，能改善视力，防治眼疾。

地仓穴——治疗面瘫常用穴

穴在口吻之旁，食用口，储入胃中，犹如仓库，故名。常按该穴能够刺激唇周松弛肌肤，使肌肤恢复弹性，恢复迷人笑容。

精确定位

位于面部，口角外侧，上直对瞳孔。

主治疾病

口眼㖞斜、流涎、面神经麻痹等。

按摩方法

按地仓穴100 ~ 200次，每天坚持，治疗口眼㖞斜、流涎。

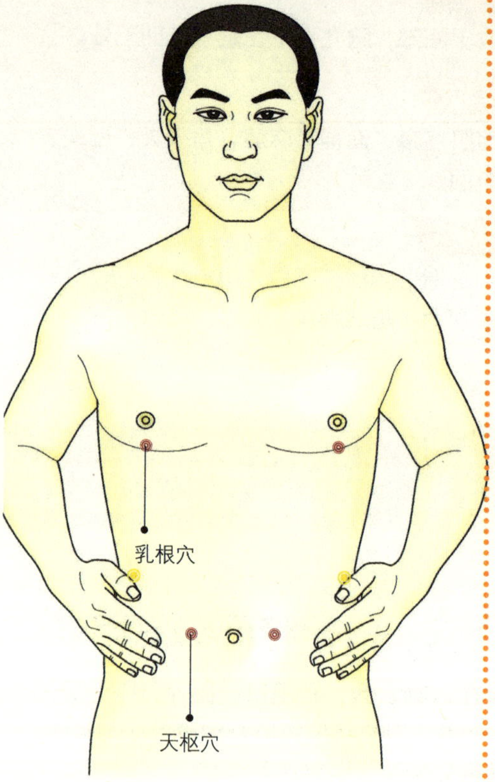

乳根穴——通乳化瘀疗乳疾

乳根穴是治疗产后缺乳的要穴，针刺该穴可以通经活络、行气解郁，疏通局部气血，促进乳汁分泌。库房与乳根为调节乳肌的两个重要穴道，若单纯为胃气不足所致的乳房扁平细小或乳房下坠，取此二穴作隆胸治疗有奇效。

精确定位

位于胸部，乳头直下，乳房根部，第五肋间隙，距前正中线 4 寸。

主治疾病

肋间神经痛、乳腺炎、乳腺增生。

按摩方法

食指、中指二指按揉乳根穴 30 次，长期按摩，可改善胸痛、肋间神经痛等。

天枢穴——健脾止泻治便秘

天枢穴是大肠的募穴。大肠功能出现问题，天枢穴处有痛感。刺激天枢穴可改善肠腑功能，消除或缓解肠道功能失常而导致的各种症状，还能辅助治疗便秘。

精确定位

位于腹中部，脐中旁开 2 寸。

主治疾病

便秘、消化不良、腹泻、痢疾。

按摩方法

每天用拇指指腹按揉天枢穴 3 分钟，可改善便秘、消化不良等。

足三里穴——扶正培元长寿穴

足三里穴为足阳明胃经之合穴，“合治内腑”，凡六腑之病皆可用之。足三里穴是所有穴位中最具养生保健价值的穴位之一，经常按摩该穴，对于抗衰老、延年益寿大有裨益。

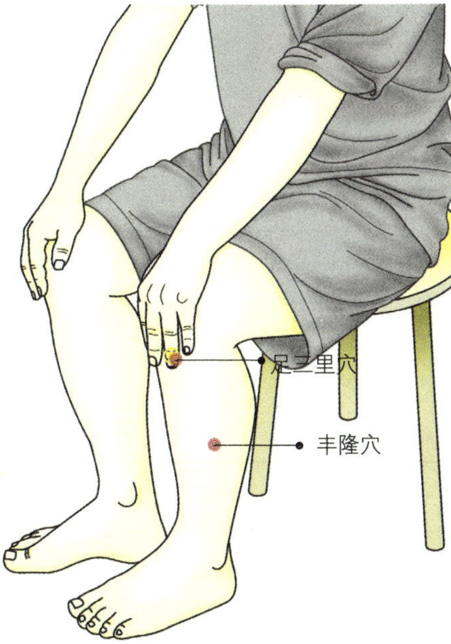

精确定位

位于小腿前外侧，犊鼻穴下 3 寸，距胫骨前缘一横指（中指）。

主治疾病

胃痛、消化不良、呕吐、腹胀、肠炎、肠鸣、便秘等胃肠疾病，乳腺炎等外科疾病，癫狂等神志病，虚劳病。

按摩方法

用拇指指腹推按足三里穴 1 ~ 3 分钟，长期按摩，可改善消化不良、下肢痿痹、下肢不遂等。

丰隆穴——祛湿化痰降血脂

高脂血症是由脂肪代谢或运转失常所致，如高胆固醇血症、高甘油三酯血症等。丰隆穴络于脾脏。刺激该穴能改善脾脏功能，调理人体的津液输布，使水有所化，痰无所聚，达到降脂的作用。

精确定位

位于小腿前外侧，外踝尖上 8 寸，条口穴外，距胫骨前缘二横指（中指）。

主治疾病

咳嗽、痰多、胸闷、高脂血症、腿痛。

按摩方法

用拇指指腹点按丰隆穴3分钟，长期按摩，可改善胸闷、眩晕等。

足太阳膀胱经

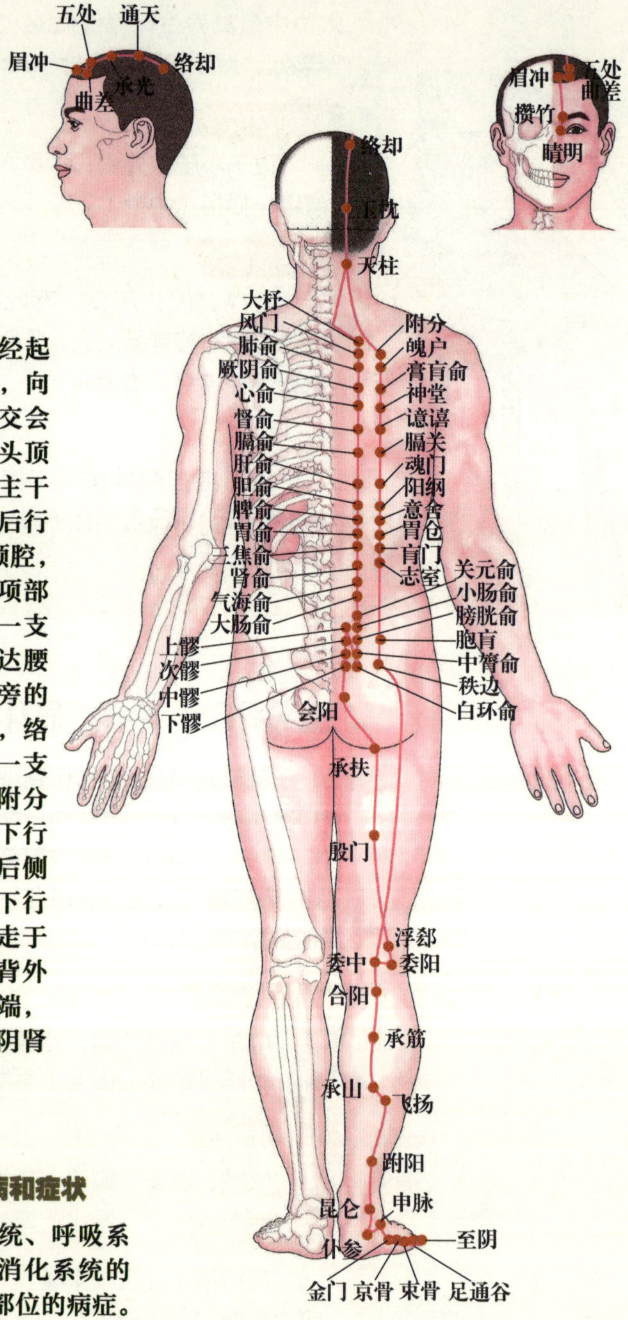

· 经络循行

足太阳膀胱经起于目内眦睛明穴，向上至额部，左右交会并与督脉相会于头顶部百会穴。直行主干从头顶部分别向后行至枕骨处，进入颅腔，络脑，回出至后项部左右分开向下。一支沿肩胛内侧，到达腰部，进入脊柱两旁的肌肉，深入体腔，络肾，属膀胱。另一支经肩胛内侧，从附分穴挟脊旁开3寸下行至髀枢，经大腿后侧至腘窝中，然后下行穿过腓肠肌，出走于足外踝后，沿足背外侧缘至小趾外侧端，于至阴穴与足少阴肾经相接。

· 膀胱经对应疾病和症状

泌尿生殖系统、呼吸系统、循环系统、消化系统的病症及经脉循行部位的病症。

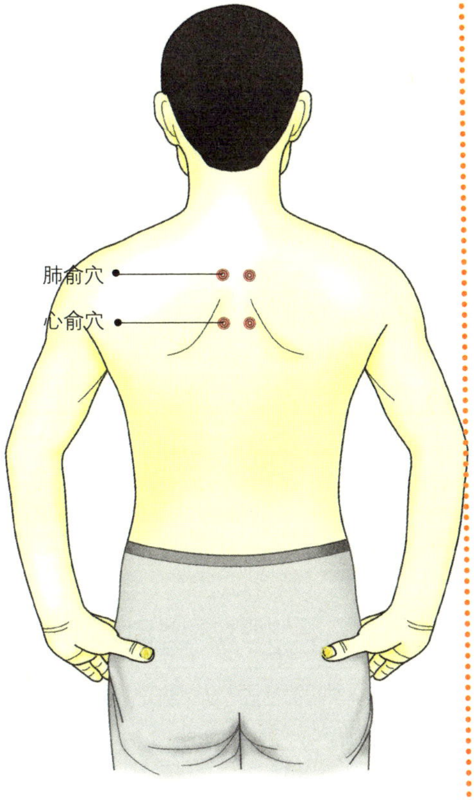

肺俞穴——调补肺气祛肺病

肺俞是足太阳膀胱经的俞穴，因其内应肺脏，是肺气转输、输注之处，为治疗肺脏疾病的重要俞穴。

精确定位

位于背部，第三胸椎棘突下，旁开 1.5 寸处。

主治疾病

肩背疼痛、胸闷、咳嗽、气喘、感冒。

按摩方法

用拇指按揉肺俞穴 100 ~ 200 次，每天坚持，能够治疗肺部疾患。

心俞穴——养心安神睡眠佳

心俞穴是人体十二背俞穴之一，与心脏联系密切。心脏功能的强弱和血液循环的盛衰，直接影响全身的营养状况。而保养心脏则以养心安神、养血益气为主。适当刺激心俞穴能有效调节心脏功能，补充心神气血，达到养护心脏的目的。

精确定位

位于背部，第五胸椎棘突下，旁开 1.5 寸处。

主治疾病

心痛、心悸、健忘、咳嗽、咯血。

按摩方法

用拇指按揉心俞穴 100 ~ 200 次，每天坚持，能够治疗心痛、心悸。

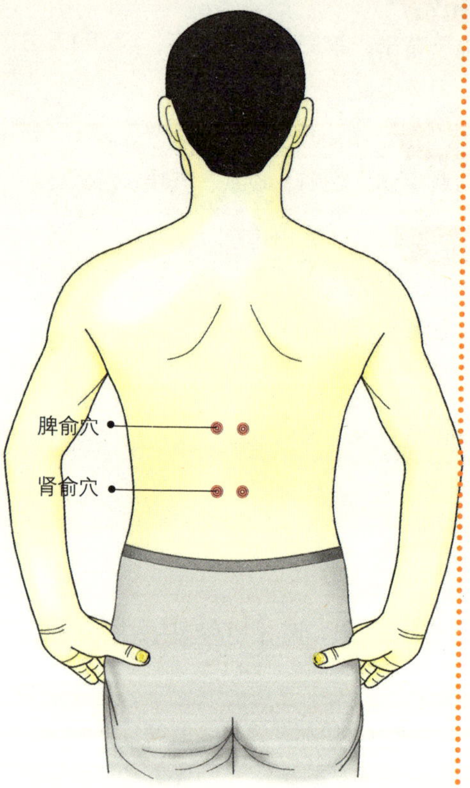

脾俞穴——健脾和胃消化好

穴内应脾脏，为脾经经气转输之处，故名。脾俞穴是脾脏的背俞穴，刺激该穴可增强脾脏的运化功能，促进消化吸收，减少血液中的血糖，主治脾的病症，尤其是因消化功能减弱而致的身体衰弱。

精确定位

位于背部，第十一胸椎棘突下，旁开 1.5 寸处。

主治疾病

腹胀、腹痛、呕吐、泄泻、胃寒证。

按摩方法

用拇指按揉脾俞穴 100 ～ 200 次，能够治疗腹胀、呕吐、泄泻。

肾俞穴——强腰护肾助阳气

穴内应肾脏，为肾经经气转输之处，故名。肾俞穴是肾的背俞穴，具有培补肾元的作用。肾藏精，精血是生命的根本，刺激肾俞穴，能促进肾脏的血流量，改善肾脏的血液循环，达到强肾护肾的目的。

精确定位

位于腰部，第二腰椎棘突下，旁开 1.5 寸处。

主治疾病

小便不利、水肿、月经不调、阳痿、遗精、头晕、耳鸣、耳聋、腰膝酸软、腰背强痛。

按摩方法

用拇指按揉肾俞穴 100 ～ 200 次，每天坚持，能够治疗月经不调、阳痿、遗精等。

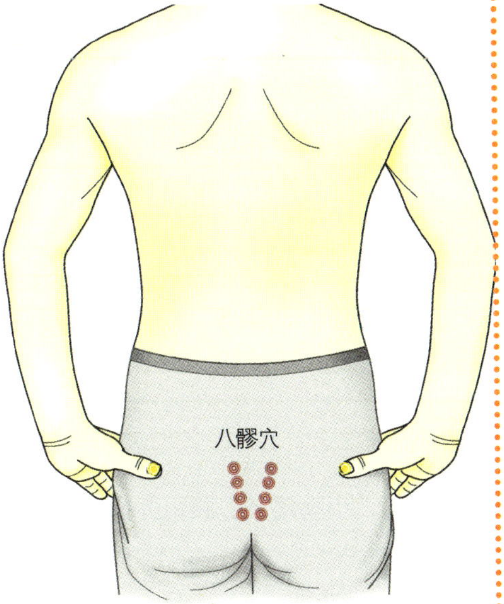

八髎穴——男科妇科八髎治

八髎乃支配盆腔内脏器官的神经血管会聚之处，是调节人一身的气血的总开关，务必畅达无阻。八髎穴专门治疗生殖系统方面疾病，各种男科、妇科疾病都可以通过它进行调理。

精确定位

位于腰骶孔处，实为上髎、次髎、中髎、下髎，左右共八个，分别在第一、二、三、四骶后孔中。

主治疾病

月经不调、痛经、带下、阳痿、早泄。

按摩方法

每天按揉八髎穴 100 ~ 200 次，能够治疗月经不调、痛经、带下等。

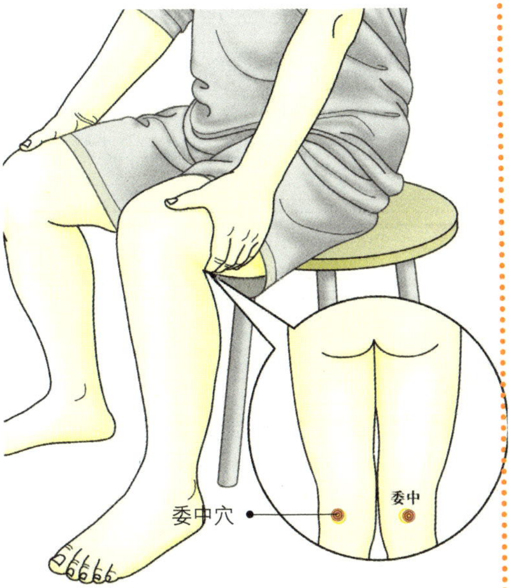

委中穴——腰背疼痛委中求

体力劳动和久坐之人，腰背部常出现酸痛的情况。“腰背委中求”，委中穴有舒筋通络、散瘀活血、清热解毒的作用。刺激该穴可以治腰背疼痛，对一些下肢疾病也有缓解、治疗的作用。

精确定位

位于腘横纹中点，股二头肌腱与半腱肌肌腱的中间。

主治疾病

恶风寒、小便不利、腰背痛、遗尿。

按摩方法

用拇指按揉委中穴 100 ~ 200 次，防治腰腹痛、头痛、恶风寒等。

承山穴——小腿抽筋常用穴

承山穴所在的位置相当于“筋、骨、肉”的一个交点，是最直接的受力点。经常穿高跟鞋或者久站的女性，容易出现腰背疼痛、小腿痉挛等状况。按压承山穴能缓解上述症状，对痔疮、便秘等肛门部疾患也有治疗功效。

精确定位

位于小腿后面正中，委中穴与昆仑穴之间，伸直小腿或足跟上提时腓肠肌肌腹下出现的尖角凹陷处。

主治疾病

腹痛、便秘、小腿疼痛、腰肌劳损。

按摩方法

用拇指按揉承山穴 100 ~ 200 次，每天坚持，治疗腹痛、小腿疼痛。

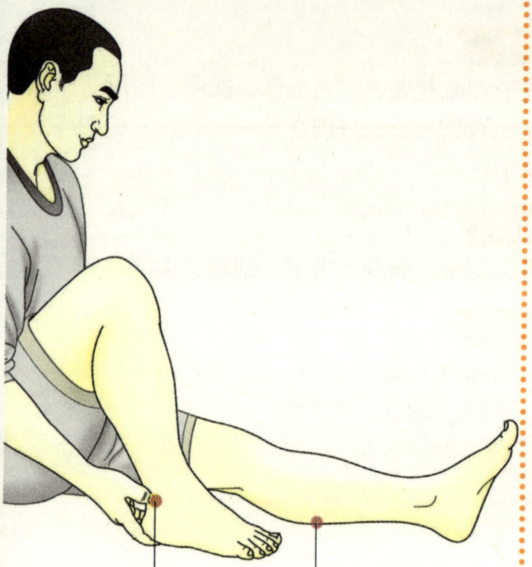

昆仑穴——足跟疼痛按昆仑

足跟是人体负重的主要部分，足跟痛最常见于久站。女性经常穿高跟鞋，应注意锻炼膝小腿的屈伸动作，增强下肢肌肉力量，以缓解足跟痛的症状。

精确定位

位于足部外踝后方，外踝尖与跟腱之间的凹陷处。

主治疾病

目眩、头痛、颈项强痛、腰痛、足跟痛。

按摩方法

每天指揉昆仑穴 100 ~ 200 次，防治目眩、头痛、颈项强痛、腰痛。

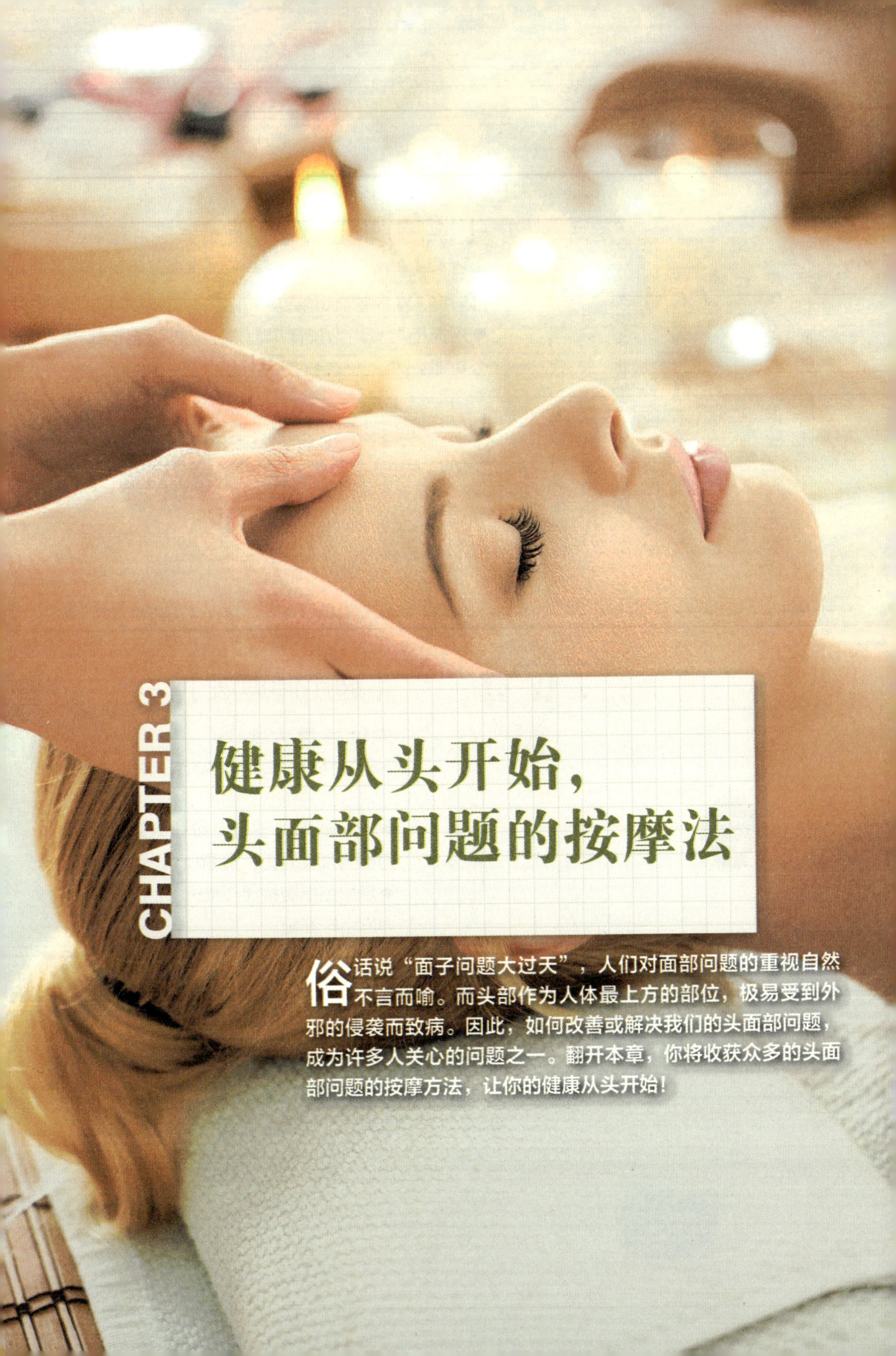

CHAPTER 3

健康从头开始，头面部问题的按摩法

俗话说“面子问题大过天”，人们对面部问题的重视自然不言而喻。而头部作为人体最上方的部位，极易受到外邪的侵袭而致病。因此，如何改善或解决我们的头面部问题，成为许多人关心的问题之一。翻开本章，你将收获众多的头面部问题的按摩方法，让你的健康从头开始！

头痛

生活中，很多人都有这样的经历：突然莫名其妙地出现头痛，发作起来很痛苦，可以局限在某个点，也可以是整个头部，还会伴有精神萎靡、不思饮食、失眠、焦虑等，吃药也不怎么起效。自己痛苦，周围的亲朋好友也跟着着急。再遇到这种情况时，不妨试试下面的按摩方法。

【紧急调理法】

◆合谷是一个万能的止痛穴，只要把这个穴位揉得很疼，头痛就会缓解。

◆用拇指指腹用力按揉风池穴 1 分钟，再按压整个头部 2 次，头痛会有所缓解。

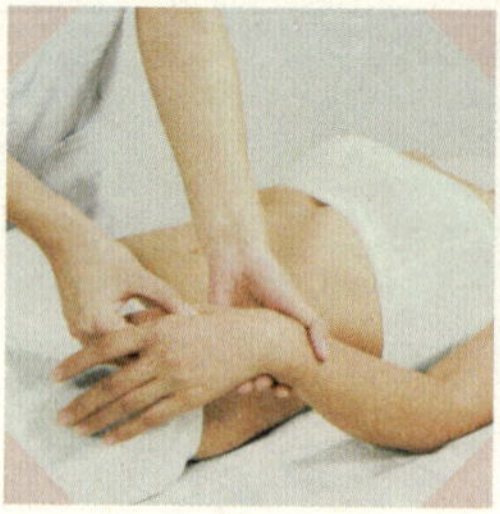

【简易操作】

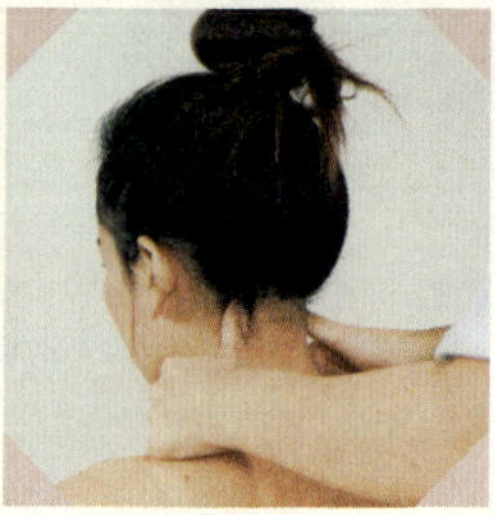

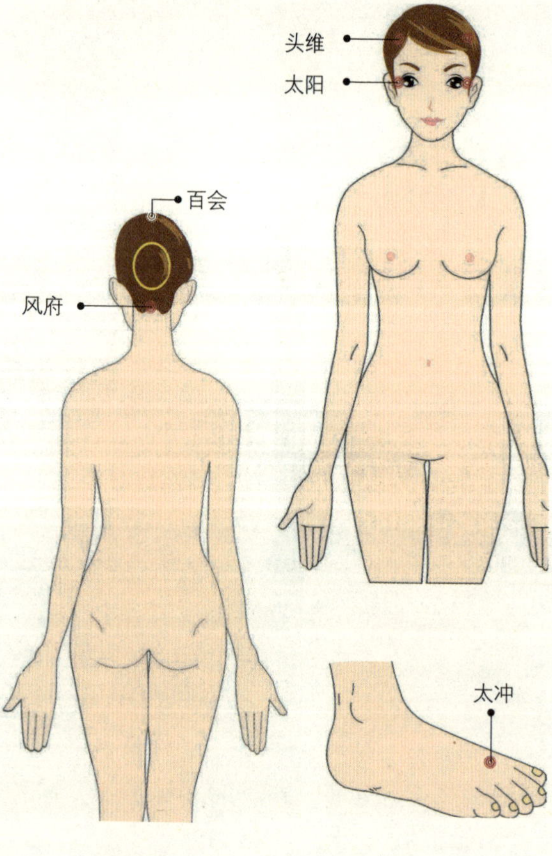

【通用调理法】

穴位按摩方法：
太阳、头维、百会、风府、太冲

◆双手拇指分别用力按住太阳穴，用力推到耳尖为止，推 50 次。

◆用拇指指腹按揉头维穴 2 ~ 3 分钟，力度由轻渐重。

◆拇指与食指相对成钳形，拿捏风府穴 100 次。

◆用拇指指腹按压百会穴 20 ~ 30 次，以局部有酸胀感为宜。

◆用拇指指尖掐按太冲穴 20 次，有刺痛感即可。

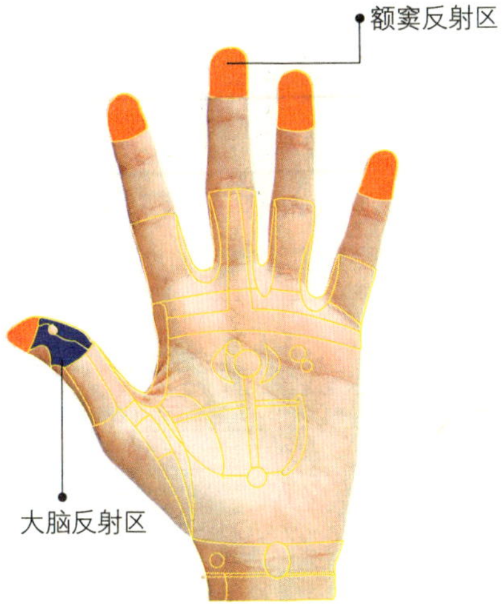

手部 · 大脑反射区、额窦反射区

◆用指揉法按揉手部大脑反射区 1 ~ 2 分钟，以局部酸痛为宜。

◆用掐法掐按手部额窦反射区 1 ~ 2 分钟，以局部酸痛为宜。

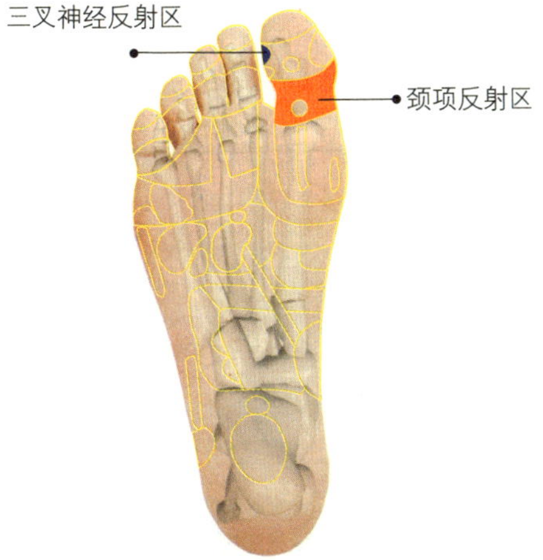

足部 · 三叉神经反射区、颈项反射区

◆用掐法掐按足部三叉神经反射区 2 ~ 5 分钟，以局部酸痛为宜。

◆用拇指指腹按压法按压足部颈项反射区 2 ~ 5 分钟，以局部酸痛为宜。

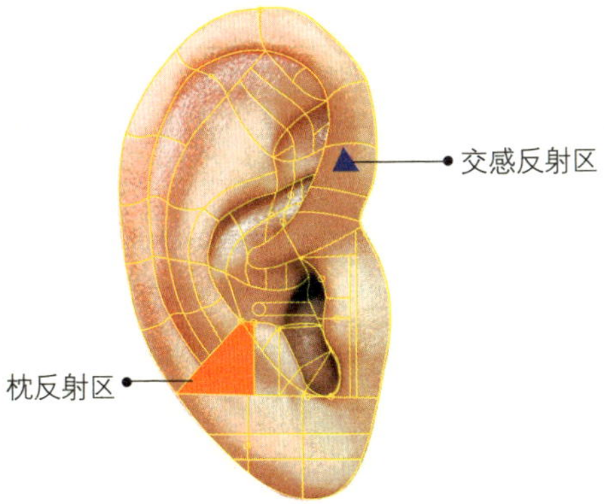

耳部 · 枕反射区、交感反射区

◆用搓摩法搓摩耳部枕反射区 1 ~ 2 分钟，以按摩部位发红或有酸胀感为宜。

◆用切按法切压耳部交感反射区 1 ~ 2 分钟，以按摩部位发红为宜。

【对号调理法】

风寒型头痛

【症状】头痛比较剧烈，疼痛时连项背，得温后可缓解，怕冷，遇风疼痛加剧。

【方法】拿捏肩井穴到神道穴 5 分钟，再推按心俞穴到大肠俞穴 3 分钟，以有酸胀感为宜。

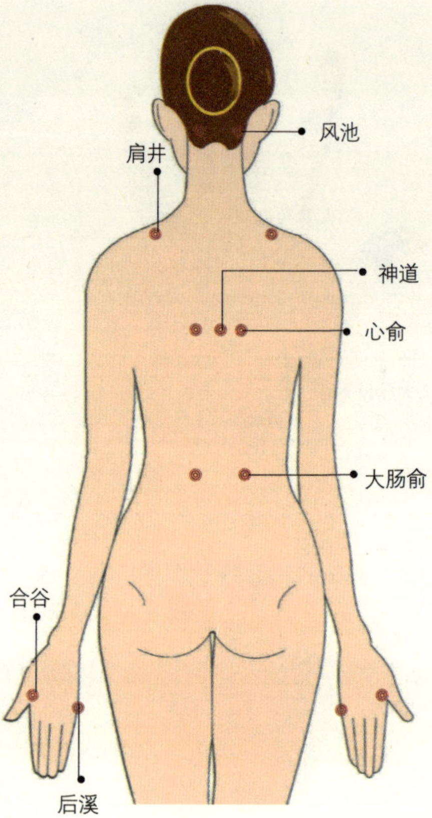

风热型头痛

【症状】头涨痛，严重时感觉头欲裂，发热，怕风，脸红，口渴喜饮，大便不畅，小便黄。

【方法】按摩风池穴，同时配合后溪穴、合谷穴、昆仑穴，每穴每次点按不少于 50 下。

肝火型头痛

【症状】头痛剧烈，跳痛或烧灼样痛，一般发生在头部两侧，同时伴有心情烦躁、口苦、面赤、大便秘结等症状。

【方法】每天早晚各按揉太冲穴、行间穴、合谷穴，每穴各 200 次。

瘀血型头痛

【症状】头痛固定，痛如针刺，常见于头部外伤者。

【方法】拇指适当用力压揉百会穴 2 ~ 3 分钟，以局部酸胀为度。

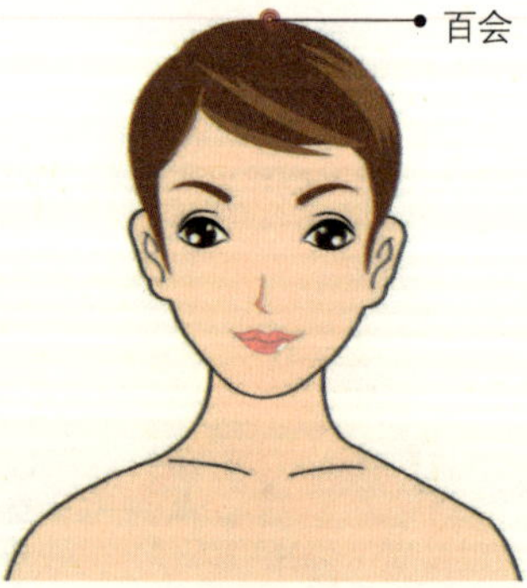

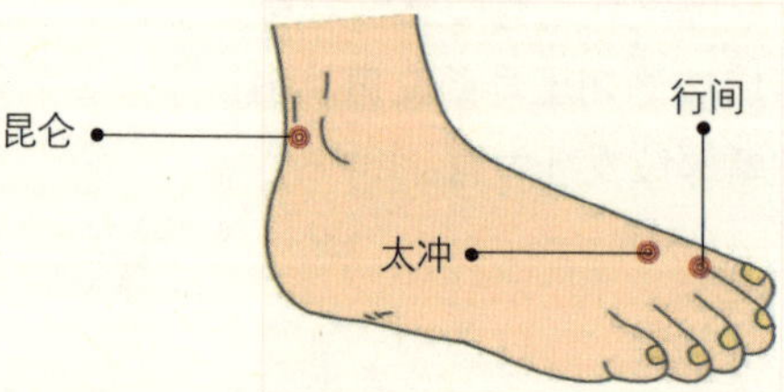

眩晕

眩晕不是一种疾病，而是某些疾病的综合症状。眩晕时，患者会感到剧烈旋转性，持续时间较短。同时，还会出现站立不稳，自发倾倒，恶心、呕吐、出汗及面色苍白等症状。常常伴有耳鸣、听觉障碍，而无脑功能损害。

【紧急调理法】

◆伸出大拇指，其余四指附于脑后，将大拇指放于百会穴上，适当用力压揉 1 分钟。

◆用食指和中指揉按天柱穴 50 次，力度由轻渐重，以皮肤潮红发热为度。

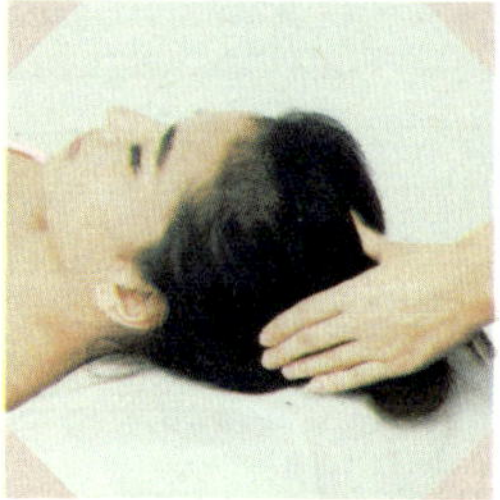

【简易操作】

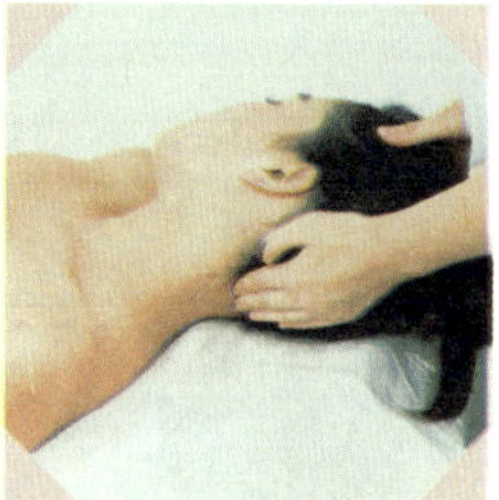

【通用调理法】

穴位按摩方法：

太阳、大椎

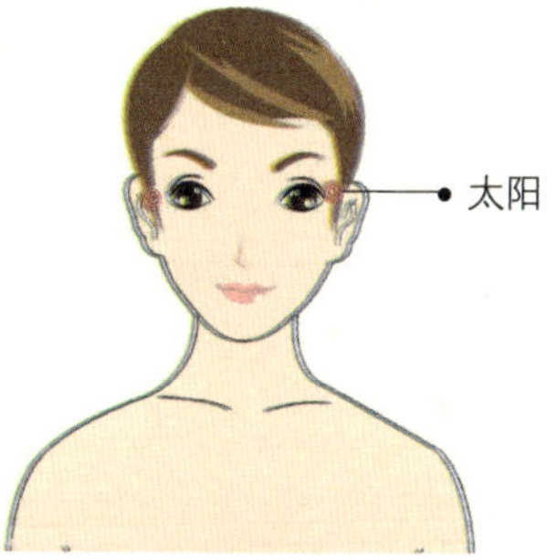

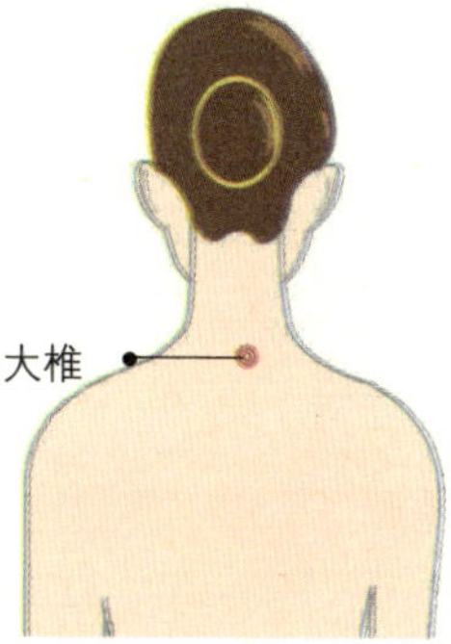

◆用抹法抹前额到太阳穴 3 ~ 5 遍。

◆用五指在头部的督脉、膀胱经、胆经的循行部位，从前头顶拿到枕部，连续操作 5 遍。

◆用双手十指轻叩击头部 3 遍。

◆用双手手掌交叉拍打肩和大椎穴，左、右各拍 30 次。

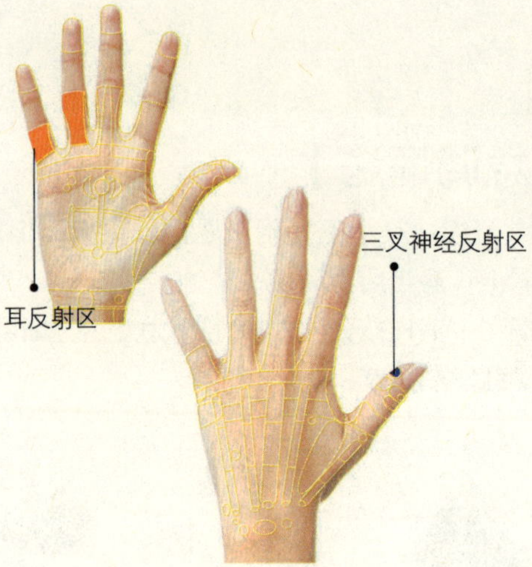

手部 · 三叉神经反射区、耳反射区

◆用指揉法按揉手部三叉神经反射区 1 ~ 2 分钟，以局部酸痛为宜。

◆用指按法按压手部耳反射区 1 ~ 2 分钟，以局部酸痛为宜。

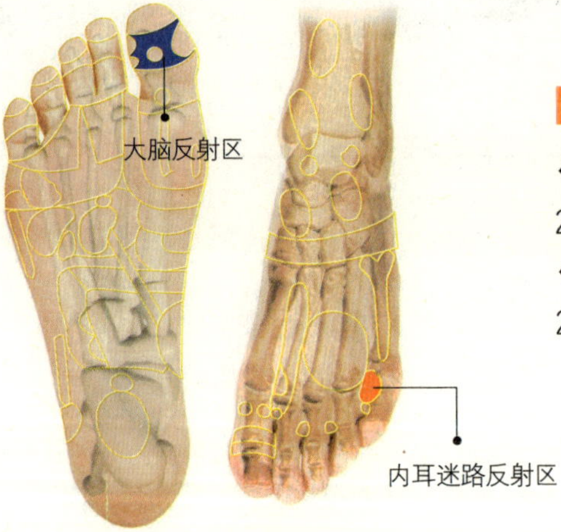

足部 · 内耳迷路反射区、大脑反射区

◆用单食指叩拳法顶压足部内耳迷路反射区 2 ~ 5 分钟。

◆用拇指指腹推压法推压足部大脑反射区 2 ~ 5 分钟，以局部酸痛为宜。

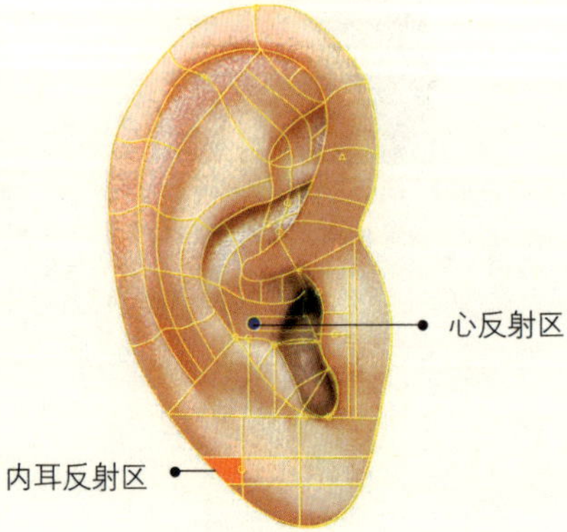

耳部 · 内耳反射区、心反射区

◆用切按法切压耳部内耳反射区 1 ~ 2 分钟，以按摩部位发红或有酸胀感为宜。

◆用切按法切压耳部心反射区 1 ~ 2 分钟，以按摩部位有酸胀感为宜。

【对号调理法】

肝阳上亢型眩晕

【症状】头晕目眩，发怒后加重，面红目赤，耳鸣，头痛头涨，急躁易怒，四肢麻木震颤，腰膝酸软，心悸，失眠，多梦，健忘。

【方法】每天早晚按揉风池穴、太冲穴、行间穴、足临泣穴，每穴各 200 次。

血瘀内阻型眩晕

【症状】头晕目眩，头痛，痛处固定，心悸，烦闷，疲倦乏力，嘴唇发紫，或舌上有瘀斑。

【方法】每天早晚按揉关冲穴、液门穴、中渚穴，每穴各 200 次。

气血亏虚型眩晕

【症状】头晕目眩，活动后加重，劳累后复发，精神疲倦，自汗，面苍白，心悸，睡眠质量差。

【方法】每天早晚按揉气海穴、关元穴、血海穴，每穴 200 次。

肝肾阴虚型眩晕

【症状】头晕目眩，耳鸣，健忘，两眼干涩，视力减退，胸部两侧隐痛，腰酸腿软，咽干口燥，睡眠质量差，多梦，舌质红，苔少。

【方法】每天早晚按揉三阴交穴、肝俞穴、肾俞穴，每穴 200 次。

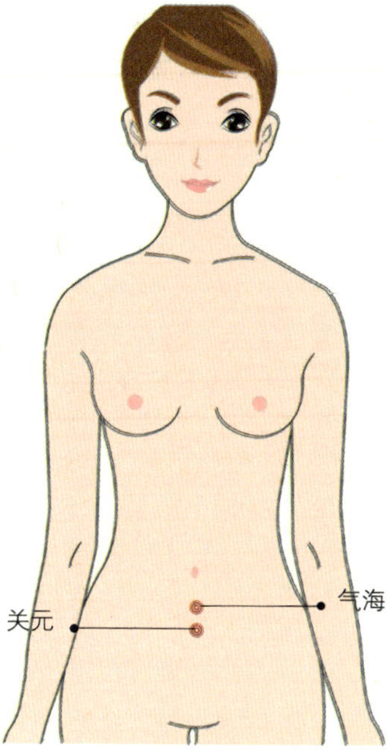

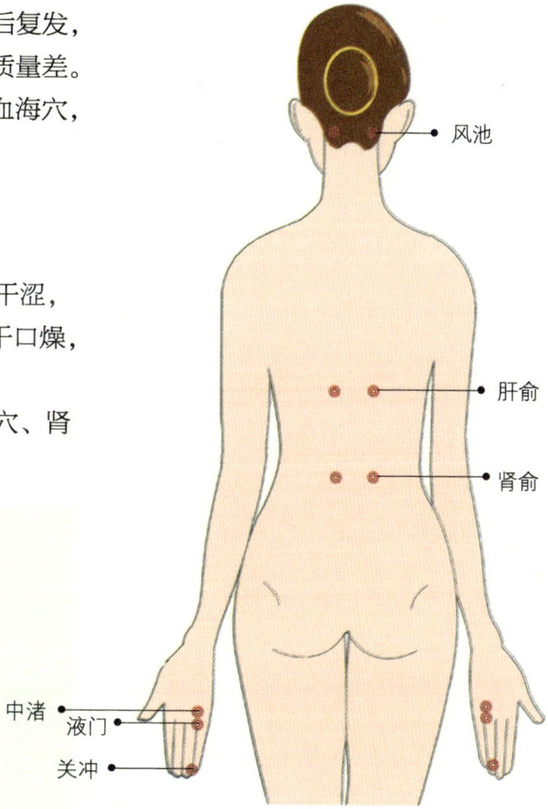

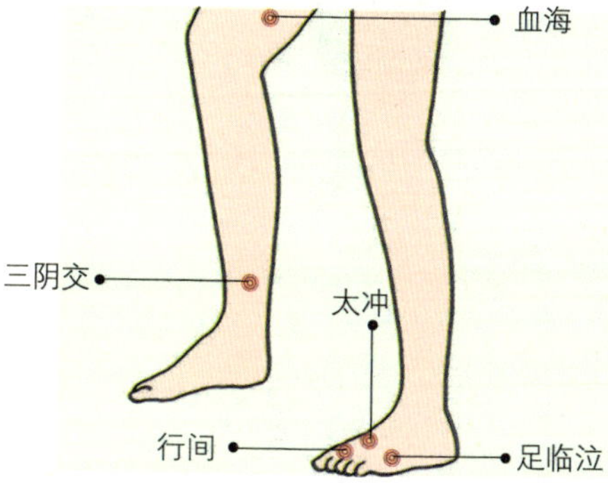

偏头痛

偏头痛是临床最常见的原发性头痛类型，是一种常见的慢性神经血管性疾患，临床以发作性中重度搏动样头痛为主要表现。头痛多为偏侧，可伴有恶心、呕吐等症状，常有遗传背景。另外一些环境和精神因素如紧张、过劳、情绪激动、睡眠过度均可导致偏头痛。

【紧急调理法】

◆双手食指、中指指腹分别揉按两侧丝竹穴 2 ~ 3 分钟，以局部有酸胀感为度。

◆伸出大拇指放于列缺穴上，双手其余四指附于患者的手臂上，力度适中，揉按 3 分钟。

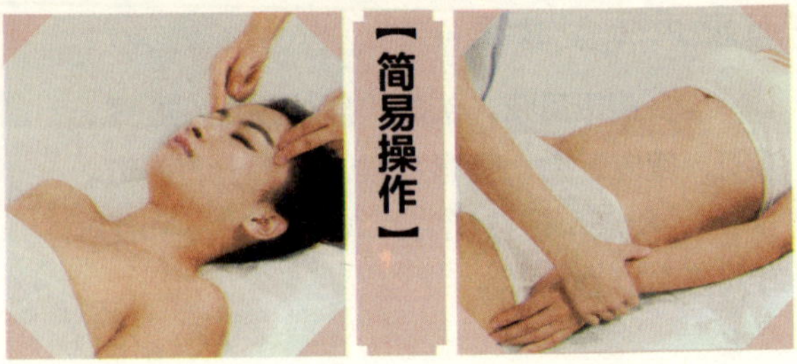

【通用调理法】

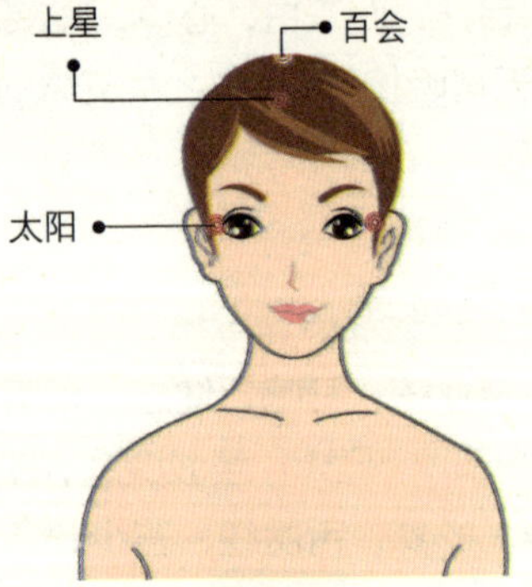

穴位按摩方法：

太阳、百会、上星、风池

◆双目自然闭合，将手掌根贴于太阳穴上，轻缓平和地揉 2 分钟。

◆用拇指指腹由轻渐重按揉百会穴 3 分钟，以有酸胀感为宜。

◆用手指指腹按揉上星穴 2 ~ 3 分钟，以穴位有酸胀感为宜。

◆用拇指与食指、中指相对捏住风池穴，拿捏 3 分钟，以颈部有酸胀感为宜。

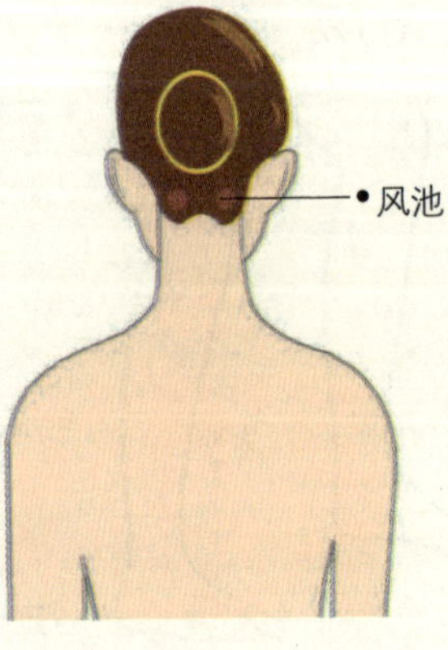

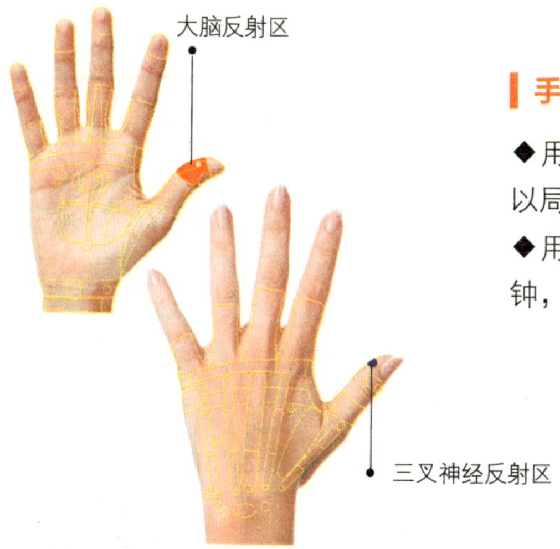

手部 · 大脑反射区、三叉神经反射区

◆用指揉法按揉手部大脑反射区 1 ~ 2 分钟，以局部酸痛为宜。

◆用指揉法按揉手部三叉神经反射区 1 ~ 2 分钟，以局部酸痛为宜。

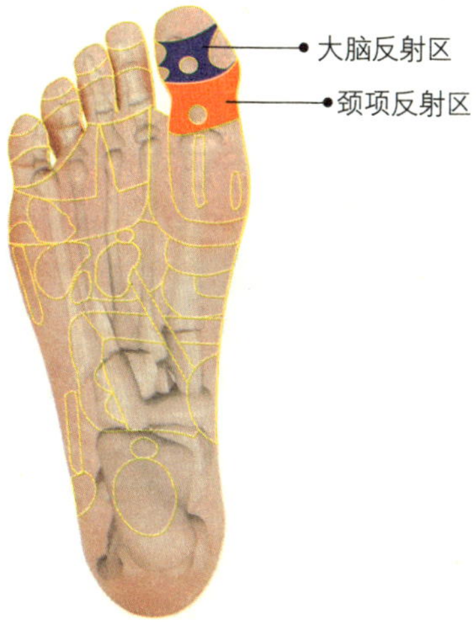

足部 · 颈项反射区、大脑反射区

◆用单食指叩拳法顶压足部颈项反射区 2 ~ 5 分钟，以局部酸痛为宜。

◆用掐法掐按足部大脑反射区 2 ~ 5 分钟，以局部酸痛为宜。

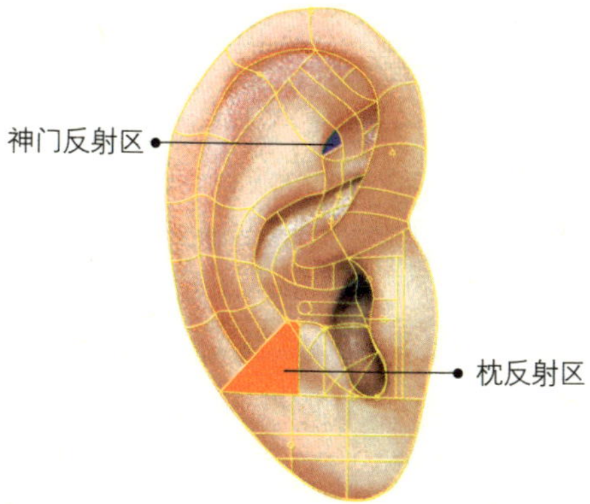

耳部 · 枕反射区、神门反射区

◆用切按法切压耳部枕反射区 1 ~ 2 分钟，以按摩部位有酸胀感为宜。

◆用切按法切压耳部神门反射区 1 ~ 2 分钟，以按摩部位有酸胀感为宜。

晕车

现代生活中的各种交通工具给人带来了方便，然而对于有晕车症的人来说，出门乘车却成了一种苦恼。晕车的主要症状有头晕，浑身无力，出冷汗，恶心甚至呕吐，在汽车急刹车、急转弯或者突然启动时加剧，一般下车休息后可减轻，乃至自动恢复。

【紧急调理法】

◆用拇指指腹按揉太阳穴 2 ~ 3 分钟，力度由轻渐重。

◆晕车出现眩晕症状时，还可用指腹按揉头部四神聪穴，每穴各 1 分钟，力度适中。

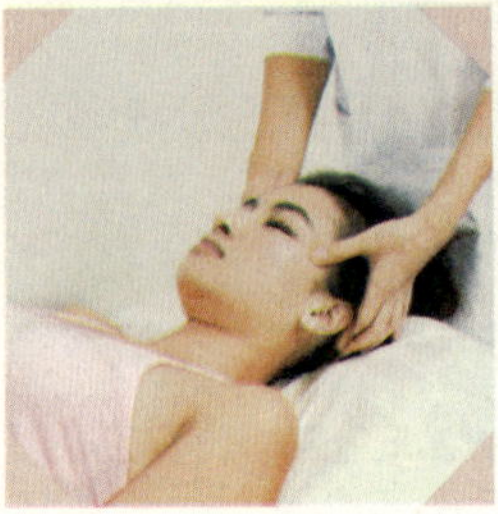

【简易操作】

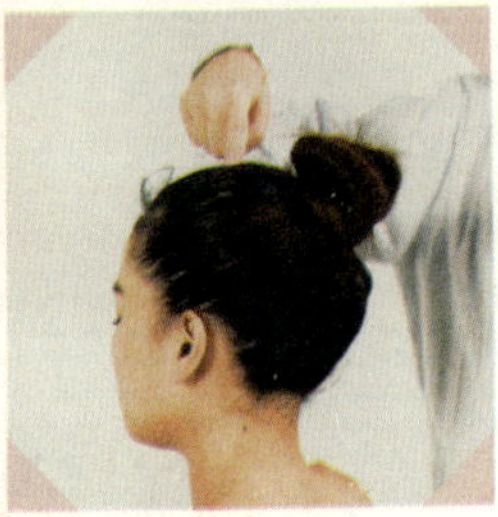

【通用调理法】

穴位按摩方法：
合谷、内关、中脘、膻中

◆以拇指和食指两指相对置于合谷穴处，用掐法分别掐左、右合谷穴5 ~ 7次。

◆用拇指指腹按揉内关穴1 ~ 2分钟，力度适中。

◆右手食指、中指、无名指并拢，手指指尖放于中脘穴上，环形按揉2分钟，力度适中。

◆将食指、中指与无名指并拢，以指腹按揉膻中穴 3 ~ 5分钟，力度适中。

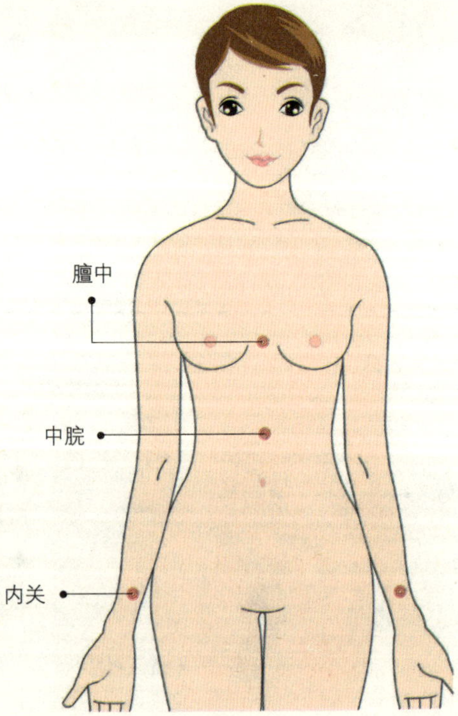

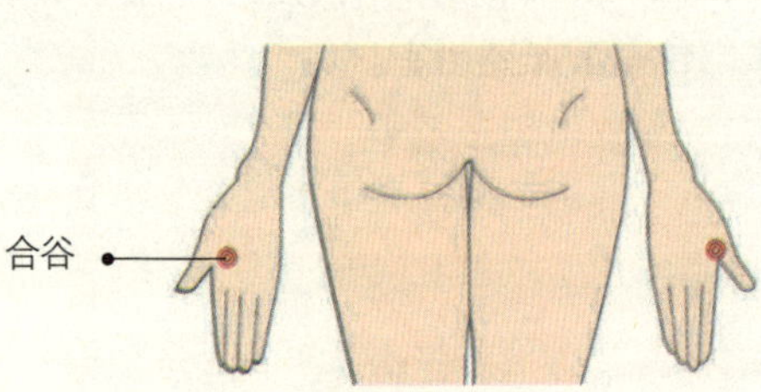

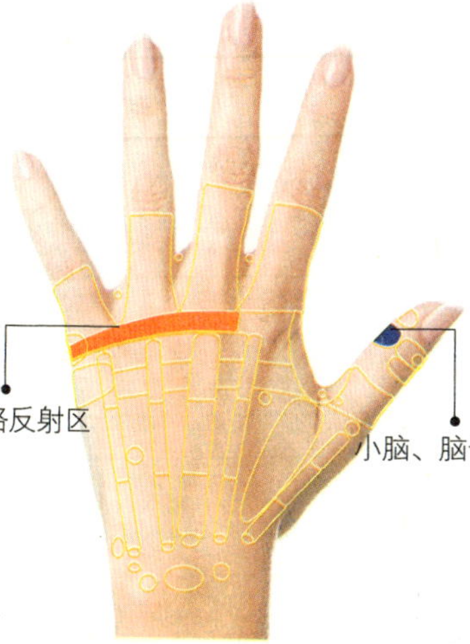

手部·内耳迷路反射区，小脑、脑干反射区

◆用指按法按压手部内耳迷路反射区 1 ~ 2 分钟，有酸胀感为宜。

◆用指揉法揉按手部小脑、脑干反射区 1 ~ 2 分钟。

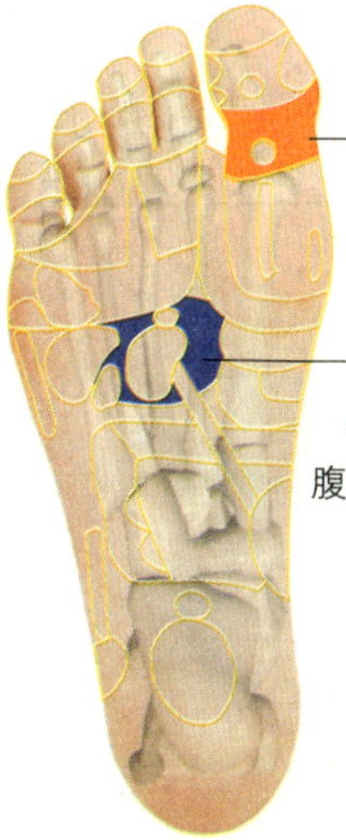

足部·颈项反射区、腹腔神经丛反射区

◆用掐法掐按足部颈项反射区 2 ~ 5 分钟，以局部酸痛为宜。

◆用拇指指腹按压法按压足部腹腔神经丛反射区 2 ~ 5 分钟。

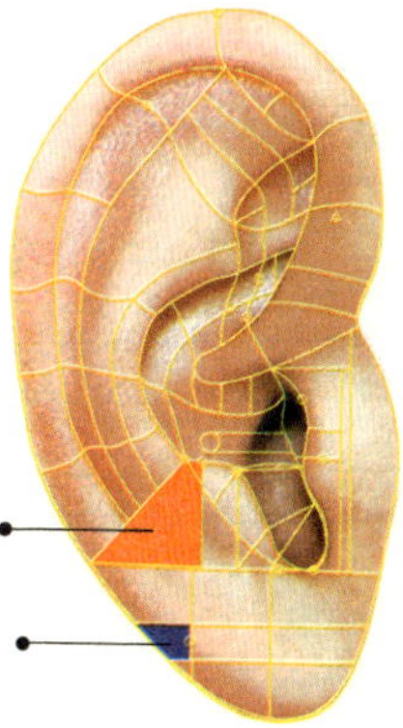

耳部·内耳反射区、枕反射区

◆用切按法切压耳部内耳反射区 1 ~ 2 分钟，以按摩部位发红或有酸胀感为宜。

◆搓摩耳部枕反射区 1 ~ 2 分钟，以按摩部位发红或有酸胀感为宜。

失眠

如今高节奏高压力的生活工作及环境的变化，使越来越多的人出现了失眠症状。失眠主要表现为入睡困难，无法熟睡，早醒、醒后无法再入睡，频繁从噩梦中惊醒，感觉整夜都在做噩梦，睡过之后精力无法恢复，容易被惊醒，对声音、灯光等比较敏感。

【紧急调理法】

◆伸出拇指，其余四指半握拳，将大拇指放于百会穴上，适当用力压揉 1 分钟。

◆大拇指指腹放于神门穴上，其余四指附于腕关节处，按揉 3 分钟。

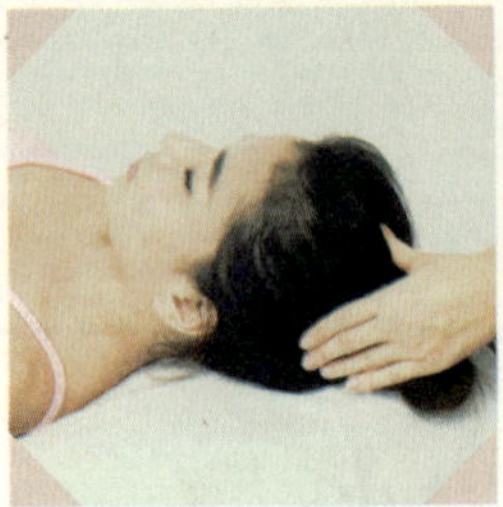

【简易操作】

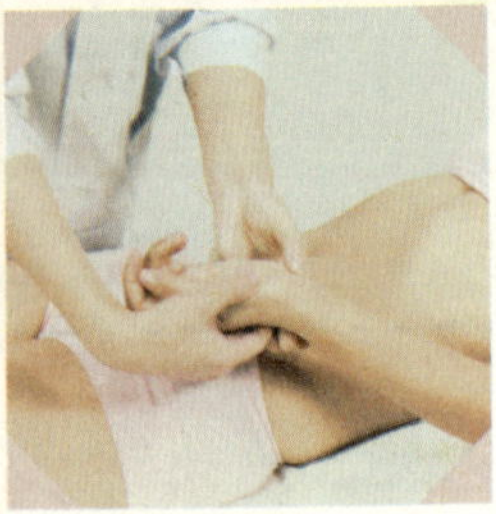

【通用调理法】

穴位按摩方法：
百会、风池、太阳

◆低头，将一手放在头侧部，中指端置于百会穴上，以指腹用力按揉穴位，该手疲劳后可换另一手继续按摩。

◆双手置于脑后，四指屈曲，大拇指置于风池穴上，用指腹从下往上按揉穴位。

◆两手大拇指指尖放于两侧太阳穴上，其余四指附于同侧脑部，力度由轻渐重揉按 1 ~ 2 分钟。

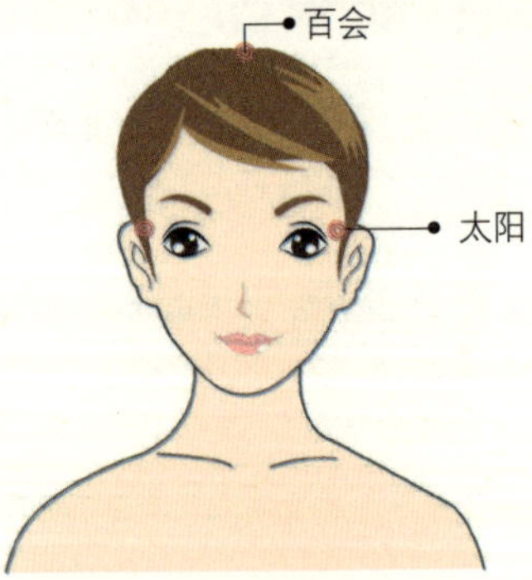

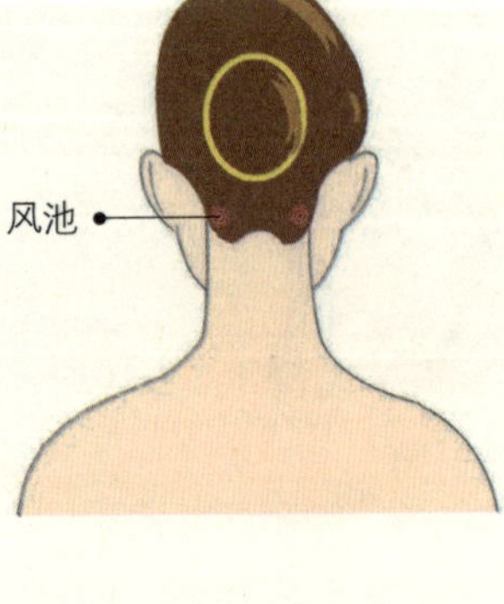

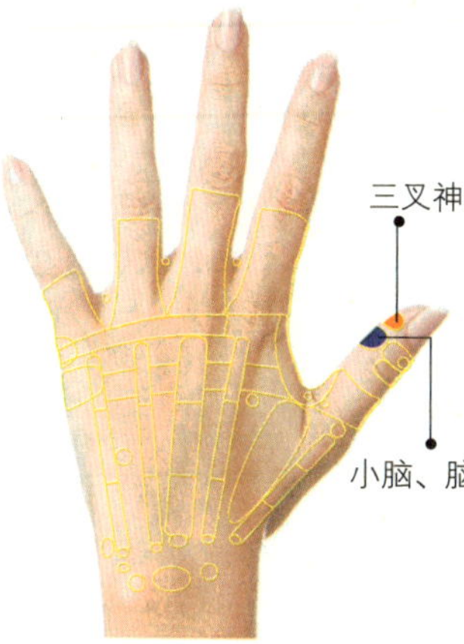

手部 · 三叉神经反射区，小脑、脑干反射区

◆用指揉法按揉手部三叉神经反射区 1 ~ 2 分钟，有刺痛感为宜。

◆用指揉法揉按手部小脑、脑干反射区 1 ~ 2 分钟。

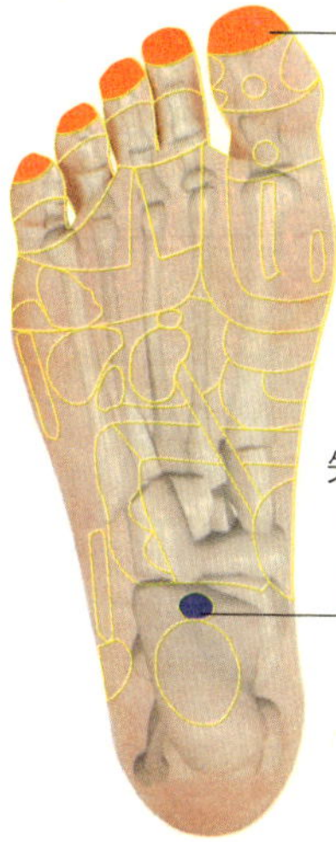

足部 · 额窦反射区、失眠点反射区

◆用掐法掐按足部额窦反射区 2 ~ 5 分钟，以局部酸痛为宜。

◆用单食指叩拳法顶压足部失眠点反射区 2 ~ 5 分钟，以局部酸痛为宜。

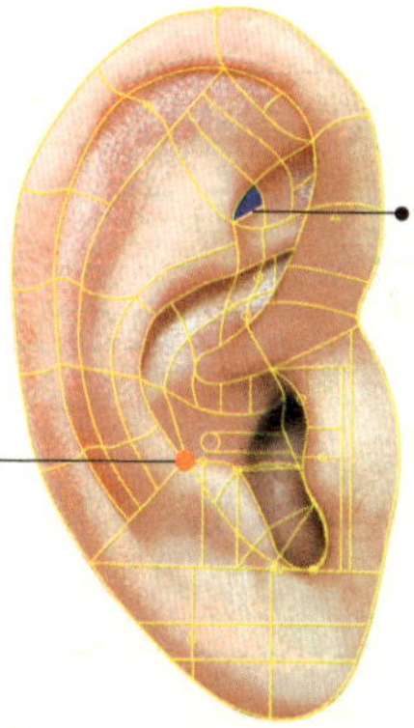

耳部 · 神门反射区、脑干反射区

◆用切按法切压耳部神门反射区 1 ~ 2 分钟，以按摩部位发红为宜。

◆用切按法切压耳部脑干反射区 1 ~ 2 分钟，以按摩部位有酸胀感为宜。

【对号调理法】

心脾两虚型失眠

【症状】多梦，易醒，心悸，健忘，纳差，头晕，疲倦乏力，精神萎靡。

【方法】早起时和临睡前分别按揉神门穴、内关穴、太白穴，每穴100次。

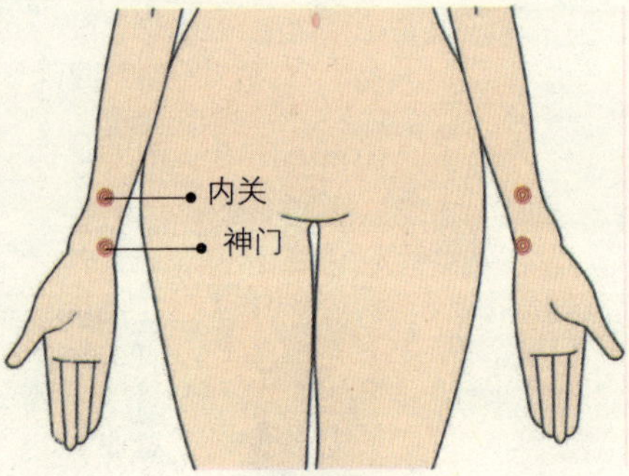

心火偏旺型失眠

【症状】心情烦躁，入睡困难，口干舌燥，小便少色黄，舌尖偏红，口舌生疮。

【方法】每天睡前按揉安眠穴、风池穴，按揉时要用食指指腹向前转揉150次，再向后转揉150次。

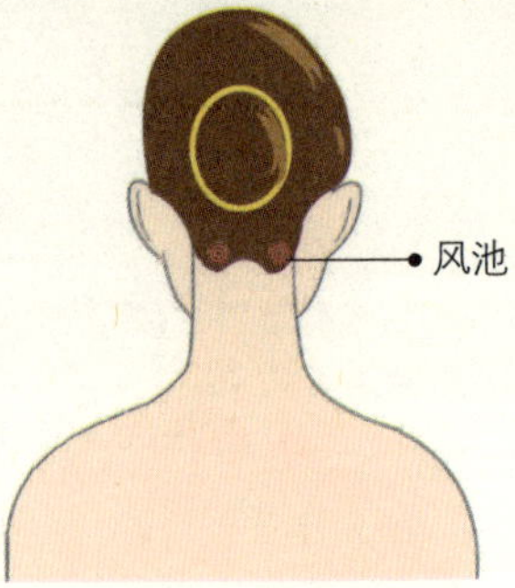

阴虚火旺型失眠

【症状】心烦失眠，心悸，耳鸣，健忘，遗精，月经不调，口干，手足心热，腰酸腿软。

【方法】每晚临睡前按揉安眠穴、太溪穴、神门穴，每穴各200次。

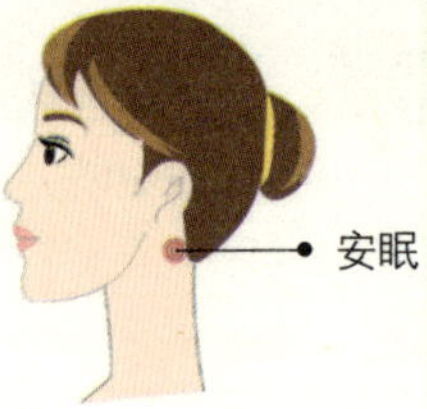

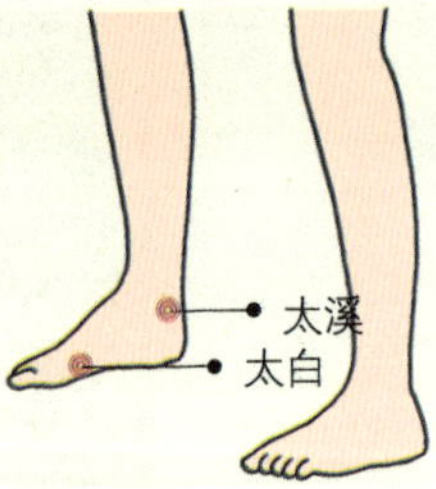

【验方自疗法】

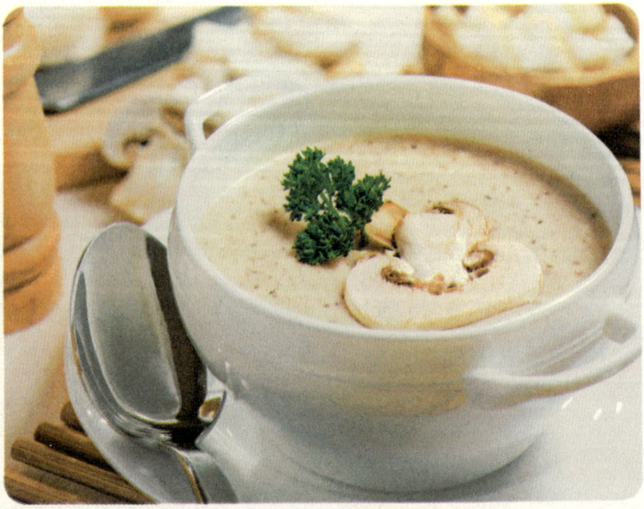

【材料】大米200克，莲子20克，酸枣仁粉6克，口蘑3个

【做法】砂锅注水烧热，倒入洗净的大米，搅匀，烧开后转小火煮20分钟，倒入备好的莲子、口蘑、酸枣仁粉。续煮40分钟至食材熟透，搅拌均匀，关火后将煮好的粥盛出，装入碗中即可。

牙痛

牙痛又称齿痛，是一种常见的口腔科疾病。牙痛主要由是牙齿本身、牙周组织及颌骨的疾病等引起，临床主要表现为牙齿疼痛、龋齿、牙龈肿胀、龈肉萎缩、牙齿松动、牙龈出血等，遇冷、热、酸、甜等刺激，则疼痛加重。中医认为牙痛是由于外感风邪、胃火炽盛、肾虚火旺、虫蚀牙齿等原因所致。

【紧急调理法】

◆先用拇指指尖用力掐合谷穴 200 次，右边牙痛掐左手合谷穴，左边牙痛掐右手合谷穴，然后用拇指重按肩井穴 200 次。

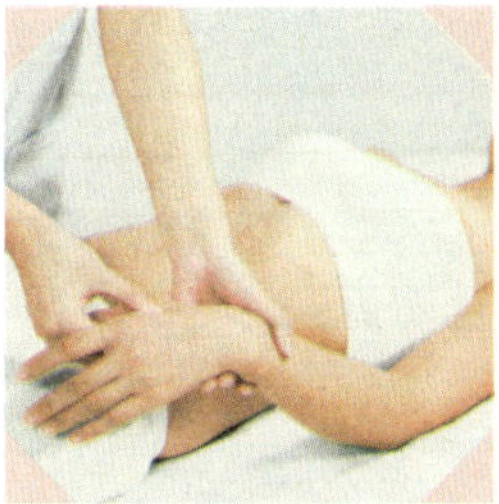

【简易操作】

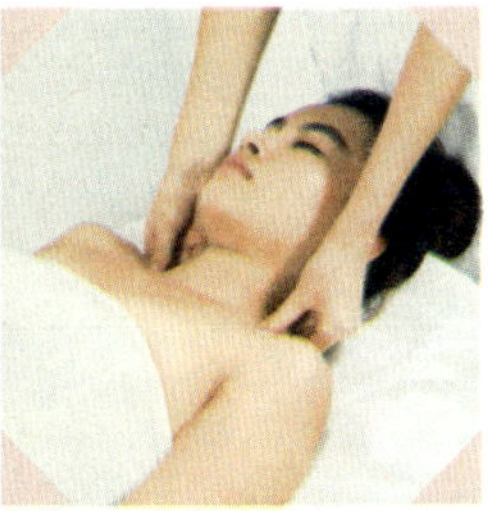

【通用调理法】

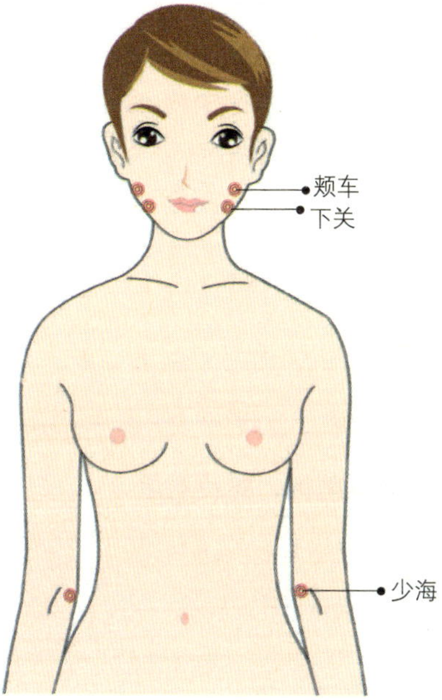

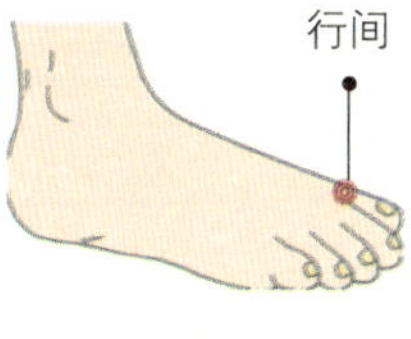

穴位按摩方法：
下关、颊车、行间、少海

◆食指指腹放于同侧面部下关穴，适当用力按揉 1 分钟。

◆将双手拇指指腹放于同侧面部颊车穴，适当用力，由轻渐重按压 1 分钟。

◆拇指指腹放在对侧行间穴，适当用力上下推动 1 分钟。

◆ 用拇指指尖适当用力掐按少海穴 1 分钟。

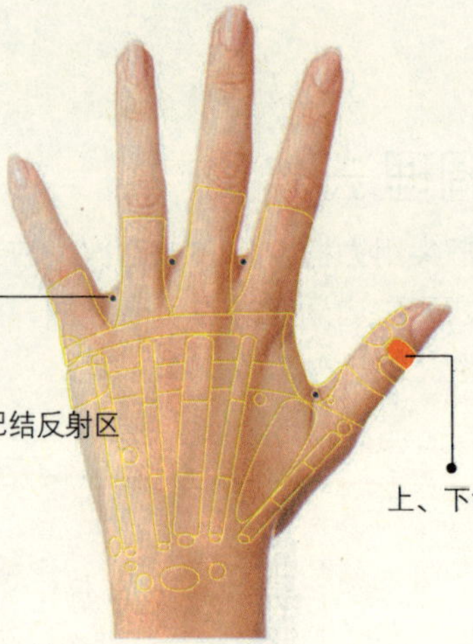

手部·上、下颌反射区，头项淋巴结反射区

◆用指按法按压手部上、下颌反射区 1 ~ 2 分钟，以局部酸痛为宜。

◆用指按法按压手部头项淋巴结反射区 1 ~ 2 分钟，以局部酸痛为宜。

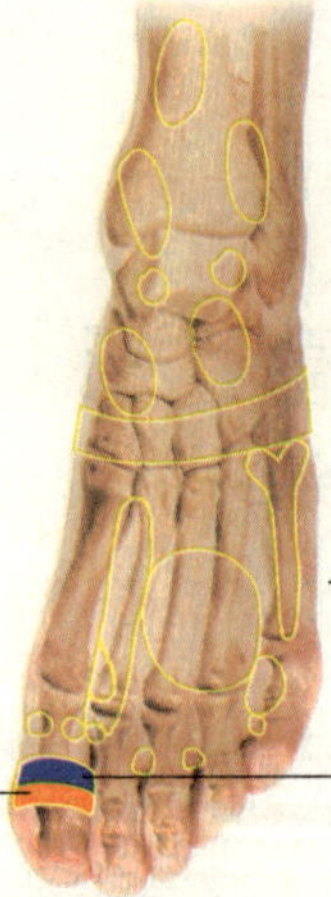

足部·上颌反射区、下颌反射区

◆用掐法掐按足部上颌反射区 2 ~ 5 分钟，以局部酸痛为宜。

◆用掐法掐按足部下颌反射区 2 ~ 5 分钟，以局部酸痛为宜。

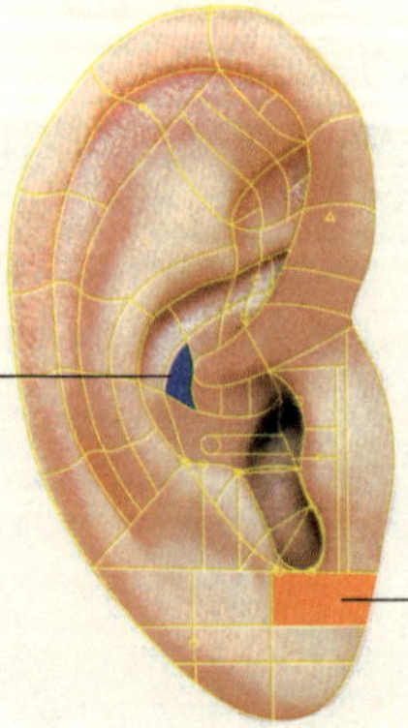

耳部·牙反射区、胃反射区

◆用切按法切压耳部牙反射区 1 ~ 2 分钟，以按摩部位发红或有酸胀感为宜。

◆搓摩耳部胃反射区 1 ~ 2 分钟，以按摩部位发红或有酸胀感为宜。

【对号调理法】

虚火型牙痛

【症状】牙齿隐痛，午后或夜间加重，牙龈不红不肿，牙齿有时松动，咬东西费劲，或牙龈出血，腰酸，口干。

【方法】每天下午 5 点后分别按揉太溪穴、合谷穴、手三里穴和然谷穴，每穴各 200 次。

胃火型牙痛

【症状】牙痛剧烈，同时伴牙龈红肿、出血，张嘴困难，口渴，口臭，尿黄，便秘，舌苔黄腻。

【方法】用指尖掐按内庭穴 30 次。

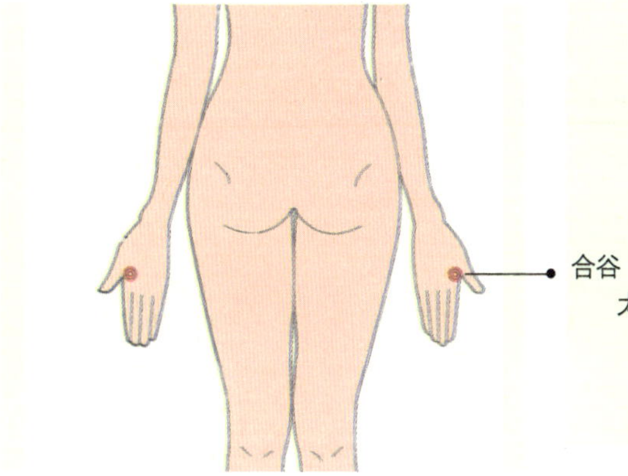

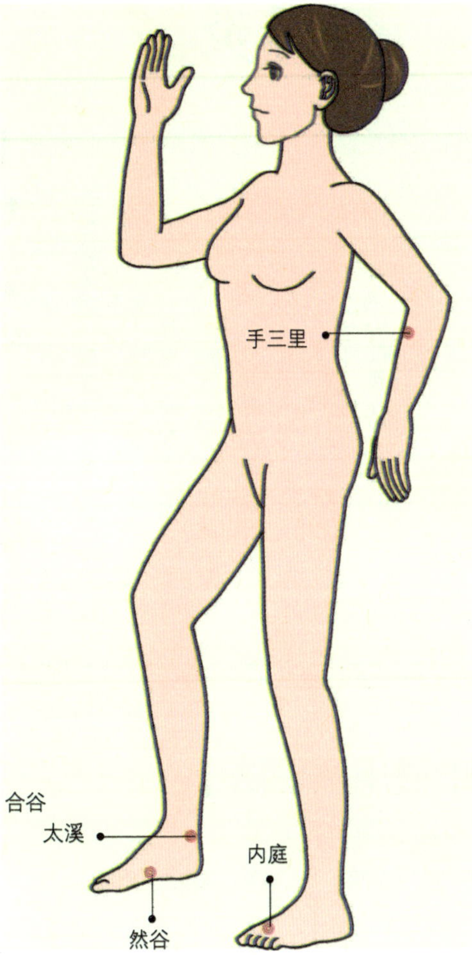

【验方自疗法】

【材料】花椒 10 克，白酒 50 毫升

【做法】将花椒加入适量的水中，煮约 5 分钟，加入白酒，待水温完全凉后，将花椒滤掉，再把白酒、花椒水倒入洁净的玻璃瓶中备用。牙痛时，用洁净的棉签蘸此水后放到牙痛的部位，紧紧咬住，很快就能止疼。

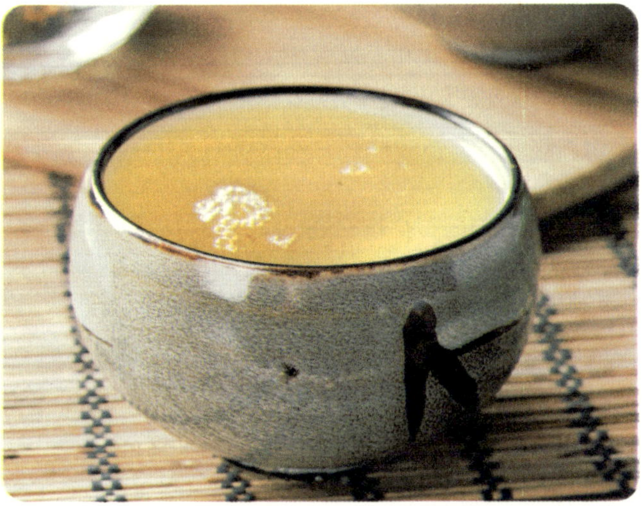

鼻炎

鼻炎患者一般表现为鼻子充血或者水肿，还经常会出现鼻塞、流清水涕、鼻痒、喉部不适、咳嗽等症状。当鼻内出现炎症时，鼻腔内可以分泌大量的鼻涕，并可以因感染而变成黄色，流经咽喉时可以引起咳嗽，鼻涕量十分多时还可以经前鼻孔流出。

【紧急调理法】

◆鼻炎发作出现鼻塞时，可用手指在鼻部两侧自上而下反复揉捏鼻部5分钟。

◆用手掌横向摩擦背部3～5分钟，以局部潮红发热为佳。

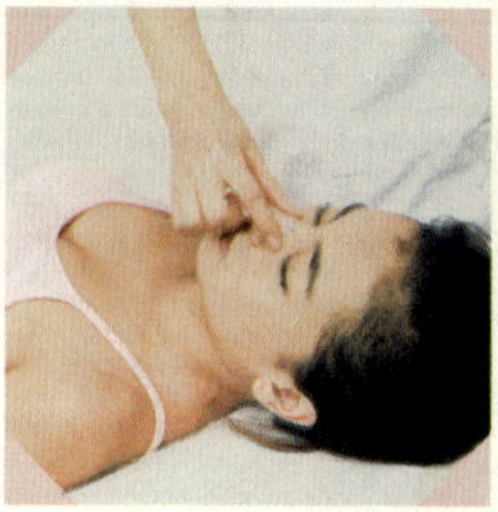

【简易操作】

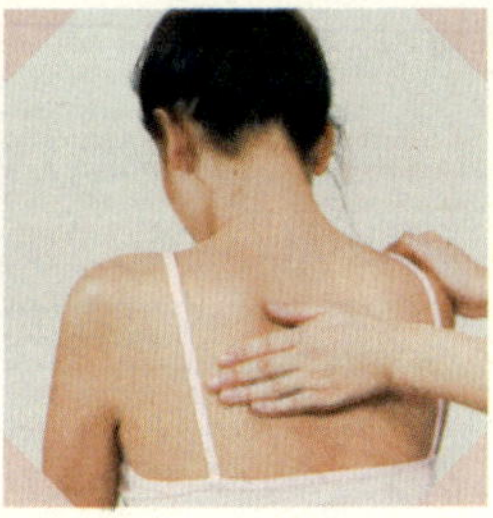

【通用调理法】

穴位按摩方法：

印堂、迎香、上迎香、天府、合谷

◆用拇指和食指、中指相对，夹提印堂穴，双手交替捻动，向前推进50次，以感到酸胀为度。

◆轻轻点按迎香穴和上迎香穴，以顺时针方向做回旋动作各1分钟。

◆每天按揉天府穴200次，以局部有酸胀感为宜。

◆用大拇指的指腹揉按合谷穴1～3分钟，先左后右，以潮红发热为度。

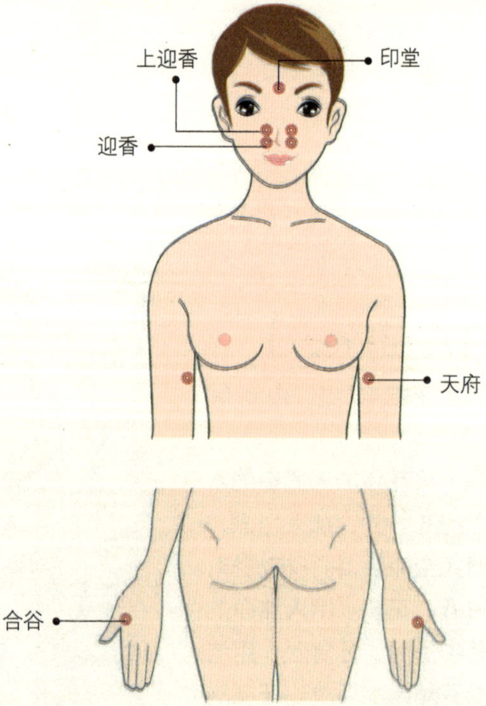

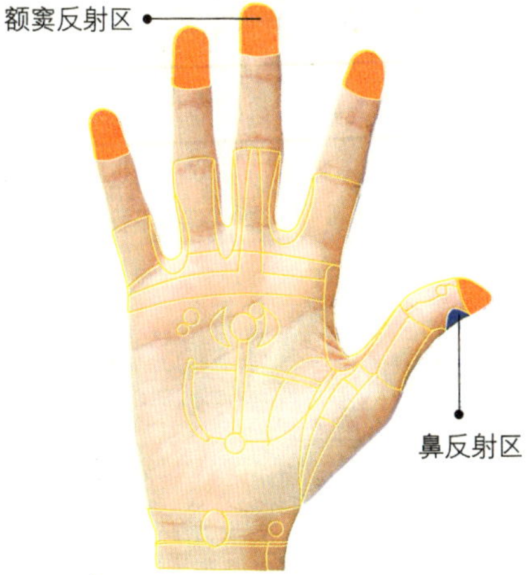

手部 · 额窦反射区、鼻反射区

◆采用指揉法按揉手部额窦反射区 1 ~ 2 分钟，以局部酸痛为宜。

◆采用指按法按压手部鼻反射区 1 ~ 2 分钟，以局部酸痛为宜。

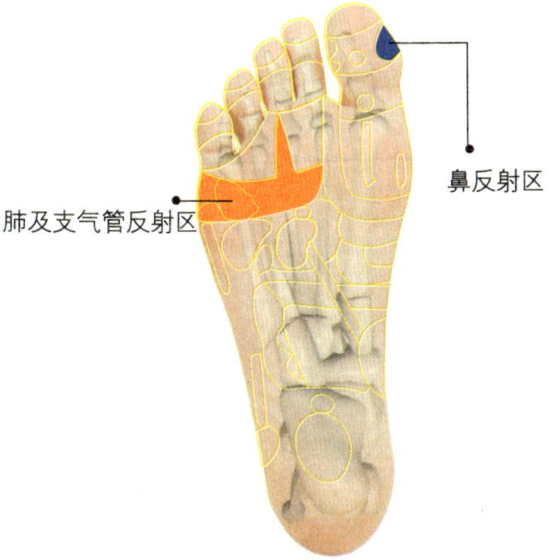

足部 · 鼻反射区、肺及支气管反射区

◆采用刮压法刮压足部鼻反射区 2 ~ 5 分钟，以局部酸痛为宜。

◆采用刮压法刮压足部肺及支气管反射区 2 ~ 5 分钟，以局部酸痛为宜。

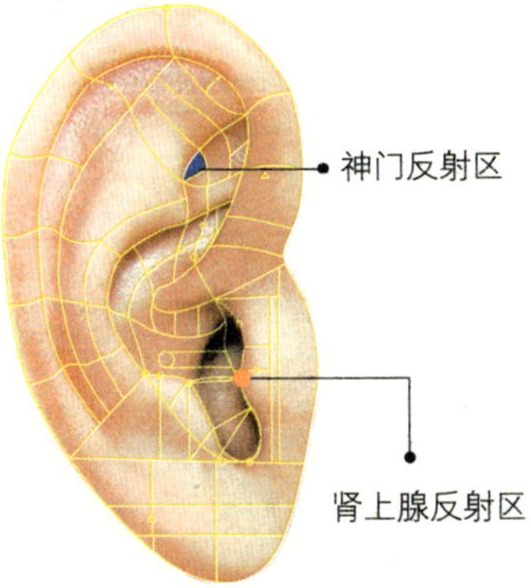

耳部 · 神门反射区、肾上腺反射区

◆用切按法切压耳部神门反射区 1 ~ 2 分钟，以按摩部位发红或有酸胀感为宜。

◆用切按法切压耳部肾上腺反射区 1 ~ 2 分钟，以局部酸胀为宜。

【对号调理法】

肺脾气虚型鼻炎

【症状】鼻塞时轻时重，鼻涕水清稀，或白色黏稠，劳累后加重，同时嗅觉减退，易疲倦劳累，脸色差，大便不成形或有便意却排不出。

【方法】按揉迎香穴、印堂穴，每穴各 200 次。

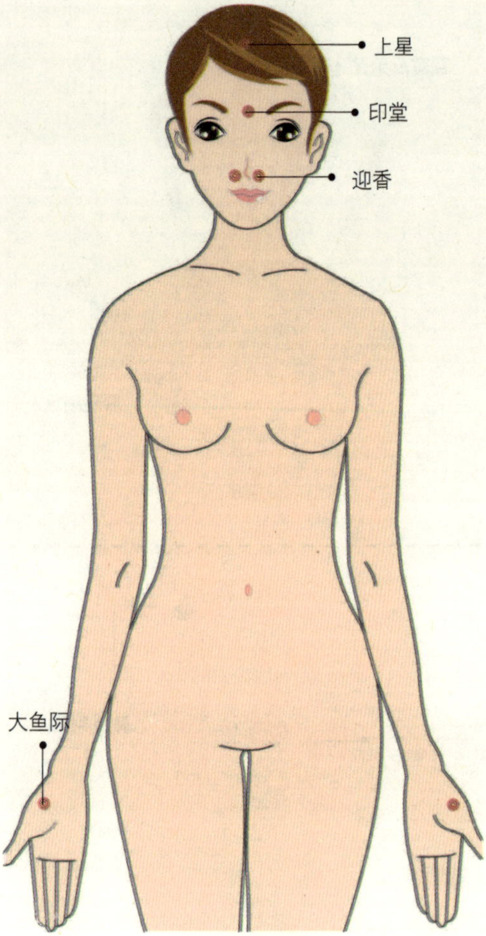

肺经蕴热型鼻炎

【症状】鼻塞时轻时重，或交替堵塞，鼻孔有灼热感，鼻甲肥厚，时鼻痒，流黄浊涕，量少，运动后加重。口干，额头长粉刺，大便秘结，咳嗽，舌苔黄。

【方法】先对搓两手大鱼际穴 200 次，然后按揉上星穴 200 下，每天 3 次。

寒邪留滞型鼻炎

【症状】鼻塞，流清鼻涕，爱打喷嚏，后脑沉闷，受寒后加重。

【方法】分别按揉风池穴、大椎穴 2 ~ 3 分钟，以局部潮红发热为度。

脾胃湿热型鼻炎

【症状】鼻塞，流浊涕，涕多而黏，同时有身体沉重、腹胀、小便黄、大便不成形等症状。

【方法】每天分别按揉印堂穴、迎香穴、隐白穴 3 次，每次 200 下。

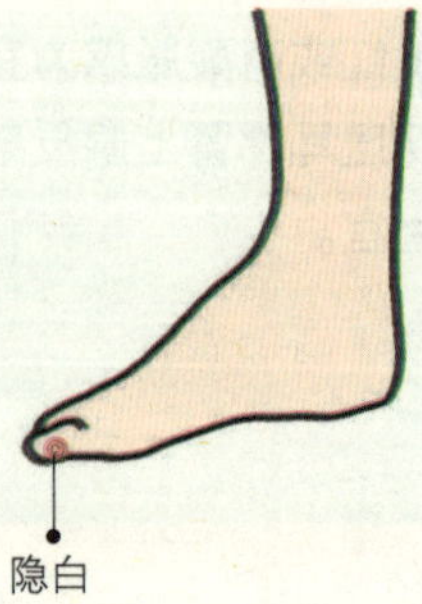

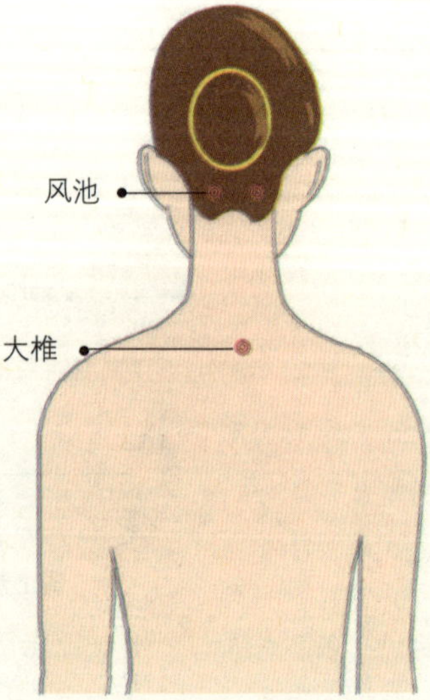

耳鸣 耳聋

耳鸣的出现有时为持续性的，有时为间歇性的，轻时不易引起人们的重视，严重时则扰人不宁。短暂性的耳鸣常表示病变轻微，属于耳间断性或强度不定的波动性耳鸣，并同时伴有眩晕、恶心、呕吐等症状。耳聋主要表现为单侧听力下降，可伴有耳鸣、耳堵塞感、眩晕、恶心、呕吐等。

【紧急调理法】

◆耳鸣伴有腰膝酸软时，可用双手拇指按揉双侧肾俞穴 3 ~ 5 分钟。

◆伴有神疲乏力时，可用手掌顺时针按揉气海穴 3 ~ 5 分钟。

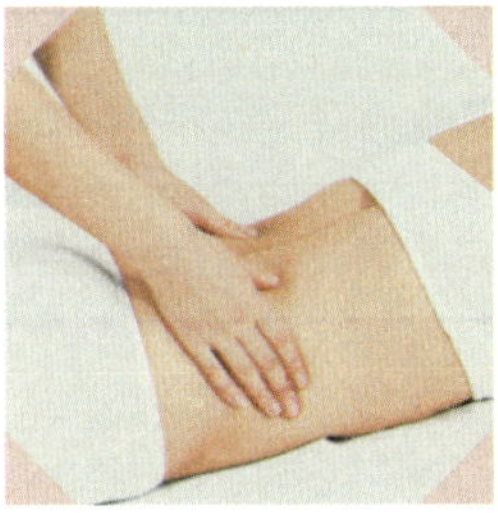

【简易操作】

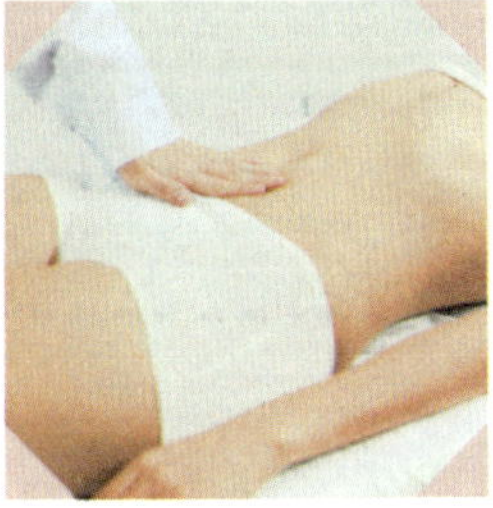

【通用调理法】

穴位按摩方法：

听宫、翳明、百会、印堂

◆双手半握拳，食指伸直，将食指指腹分别放在同侧听宫穴上，适当用力按揉 1 分钟。

◆用拇指指腹揉按翳明穴 1 ~ 3 分钟，力度适中。

◆将手掌心放在头顶百会穴上，从轻到重，先顺时针方向摩揉 1 分钟，后逆时针方向摩揉 1 分钟。

◆食指指腹按在印堂穴上，适当用力，由轻渐重，再由重渐轻，揉按约 1 分钟。

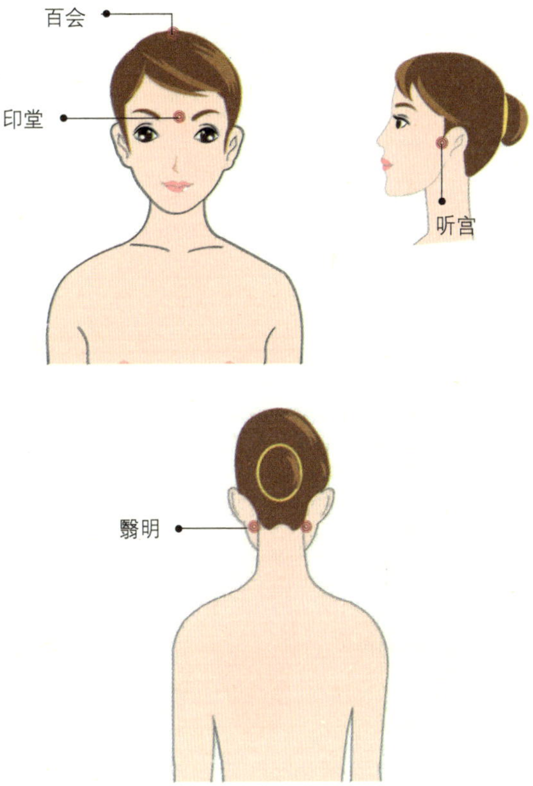

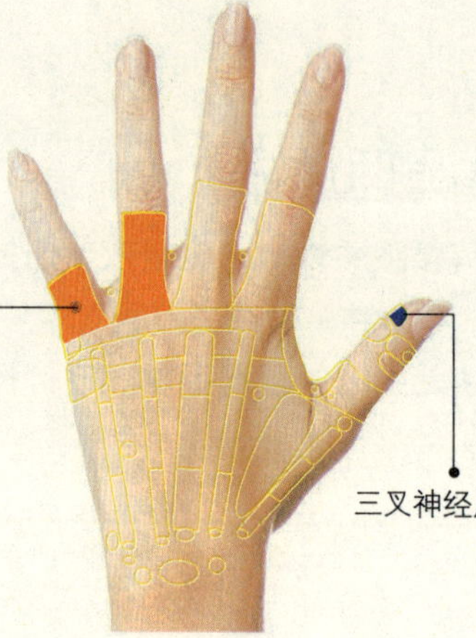

手部·耳反射区、三叉神经反射区

◆用指揉法按揉手部耳反射区 1 ~ 2 分钟，有酸痛感为宜。

◆用指揉法按揉手部三叉神经反射区 1 ~ 2 分钟，有刺痛感为宜。

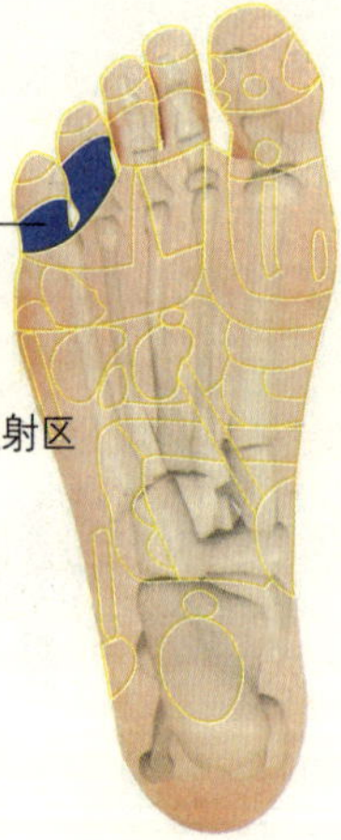

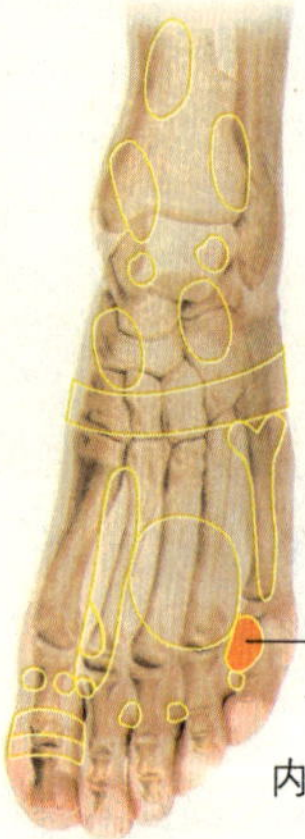

足部·耳反射区、内耳迷路反射区

◆用掐法掐揉足部耳反射区 2 ~ 5 分钟，有酸胀感为宜。

◆用单食指叩拳法顶压足部内耳迷路反射区 2 ~ 5 分钟。

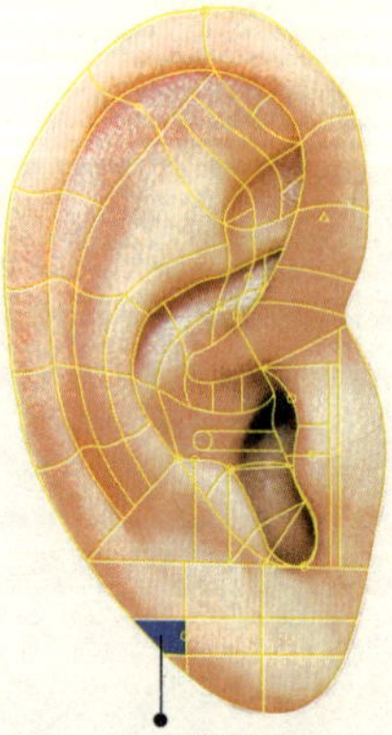

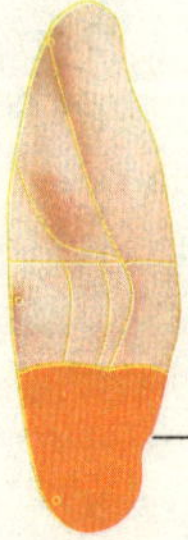

耳部·内耳反射区、耳背肾反射区

◆用切按法切压耳部内耳反射区 1 ~ 2 分钟，以按摩部位发红或有酸胀感为宜。

◆用切按法切压耳部耳背肾反射区 1 ~ 2 分钟，以按摩部位发红或有酸胀感为宜。

【对号调理法】

肾虚型耳鸣

【症状】耳朵里有持久而轻微的嗡嗡声，有时像蚊子叫，有时像蚂蚁打架，午后及夜间加重，同时伴有腰背酸疼，头晕失眠等症状。常见于老年人。

【方法】双手搓热，按摩后背腰部，顺时针旋转6次，再逆时针旋转6次，重点按揉肾俞穴、命门穴，同样的动作反复20遍，每天早、晚各1次。

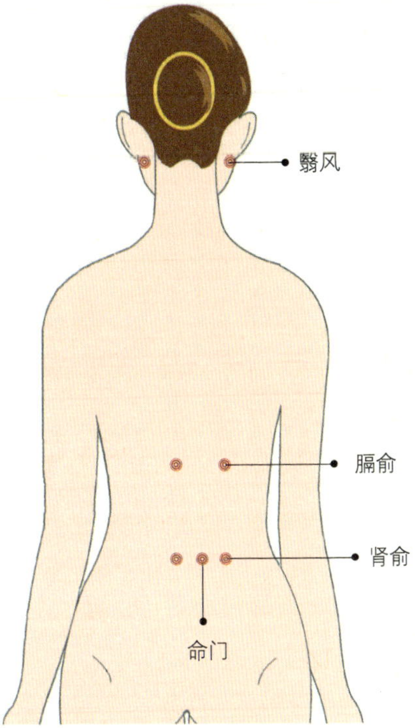

肝火型耳鸣

【症状】耳鸣声音尖厉突然，通常还会有头晕头涨、口苦、小便黄等症状。

【方法】每天按摩听宫穴100次，力度以自己感觉舒服为宜。

痰浊上扰型耳鸣

【症状】耳鸣的声音通常不大，沉闷，体肥胖，感觉沉重，面混浊，胸腹胀闷。

【方法】每天早、晚分别按揉足三里穴、丰隆穴、翳风穴和听宫穴，每穴各200次。

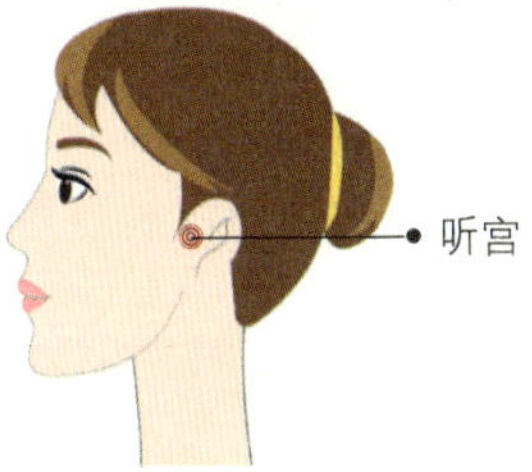

血虚型耳鸣

【症状】耳鸣的声音像蝉叫声，时大时小，另外还有心慌失眠、头晕眼花、面无血色、体形黑瘦等症状。

【方法】每天睡前分别按揉三阴交穴、膈俞穴和听宫穴，每穴各200次。

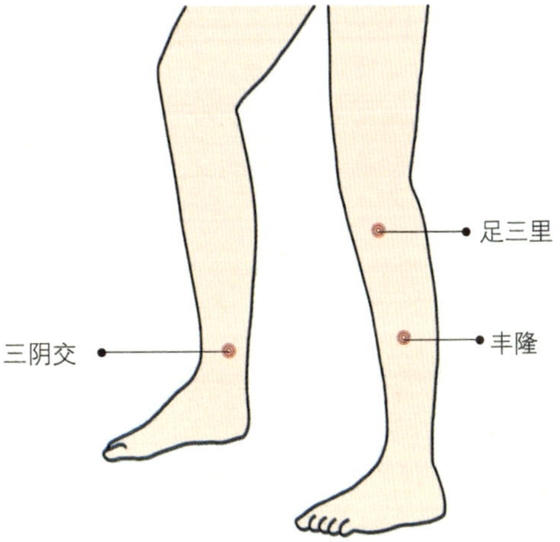

眼疾

长时间的不注意用眼卫生，疏于对眼睛的保护，饮食营养失衡，或者身体某些疾病，都容易引起近视、睑腺炎、青光眼和白内障等眼疾。平时要爱护好眼睛，每天做一做眼保健操，能改善眼部血液循环，缓解眼部不适。对耳部、手部和足部相应反射区进行按摩，能够有效地预防多种眼疾。

【紧急调理法】

◆眼睛出现疲劳时，立即闭目休息片刻，将食指、中指两指并拢，点按印堂穴 30 次。

◆将食指屈曲，用食指关节按揉攒竹穴 3 ~ 5 分钟，以局部有酸胀感为度。

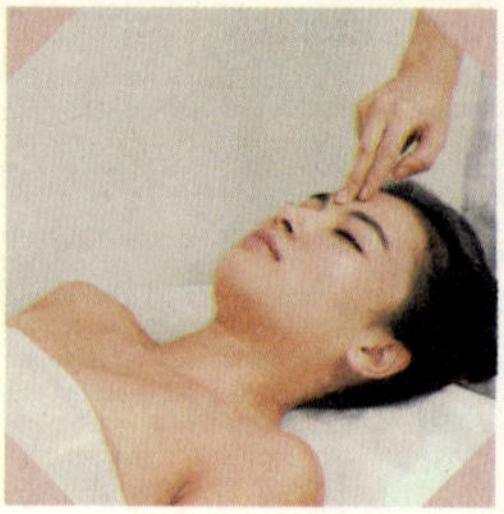

【简易操作】

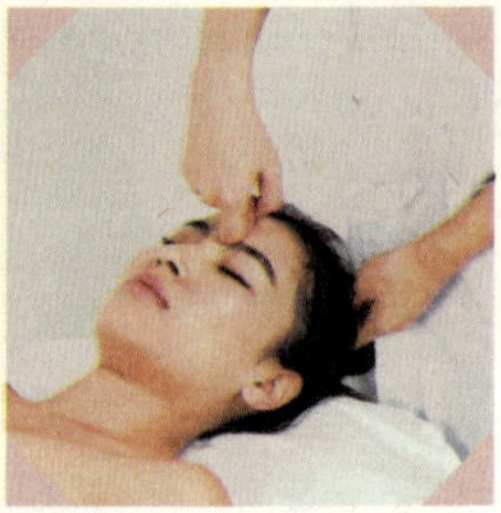

【通用调理法】

穴位按摩方法：

睛明、四白、丝竹空、风池、翳风

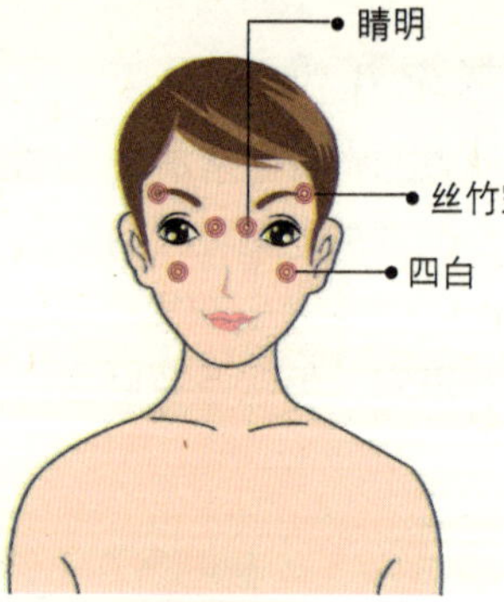

◆每天早、晚分别按摩睛明穴、四白穴、丝竹空穴 1 ~ 2 分钟。

◆用两手中指指端按揉风池穴 100 次。

◆用食指指腹边缘刮眉弓及上眼睑、下眼睑，连续操作 10 遍。

◆用中指指端按揉耳后翳风穴 200 次，并捏揉两侧耳垂各 1 分钟。

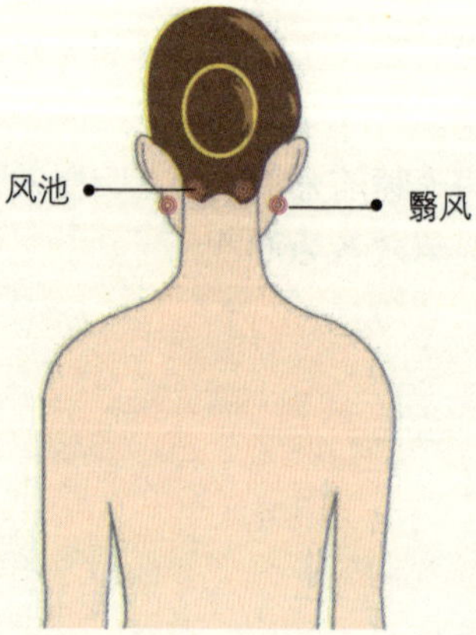

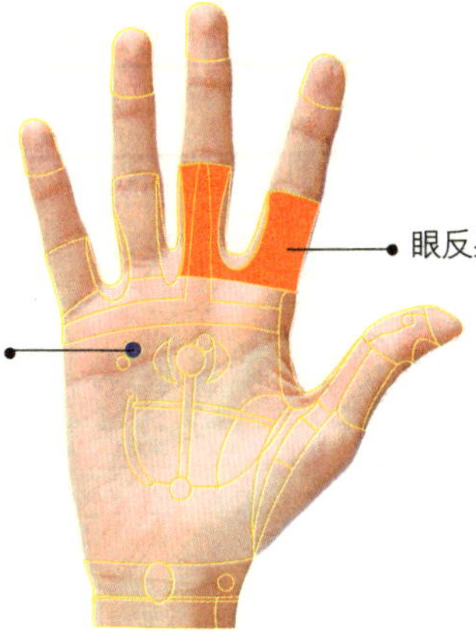

手部 · 眼反射区、肝反射区

◆采用指按法按压手部眼反射区 1 ~ 2 分钟，以局部酸痛为宜。

◆采用指揉法按揉手部肝反射区 1 ~ 2 分钟，以局部酸痛为宜。

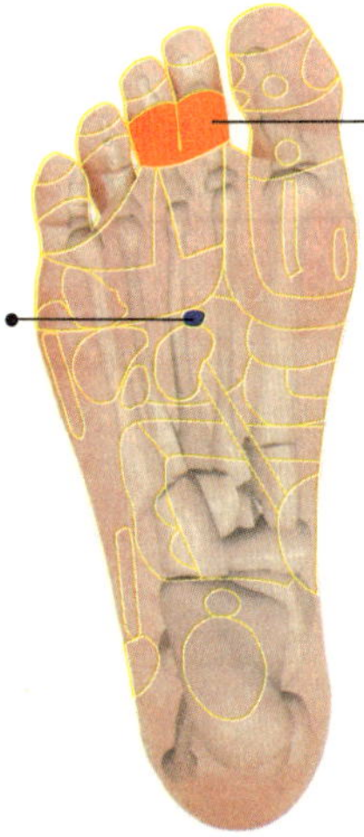

足部 · 眼反射区、肾上腺反射区

◆采用掐法掐按足部眼反射区 2 ~ 5 分钟，以局部酸痛为宜。

◆采用单食指叩拳法顶压足部肾上腺反射区 2 ~ 5 分钟，以局部酸痛为宜。

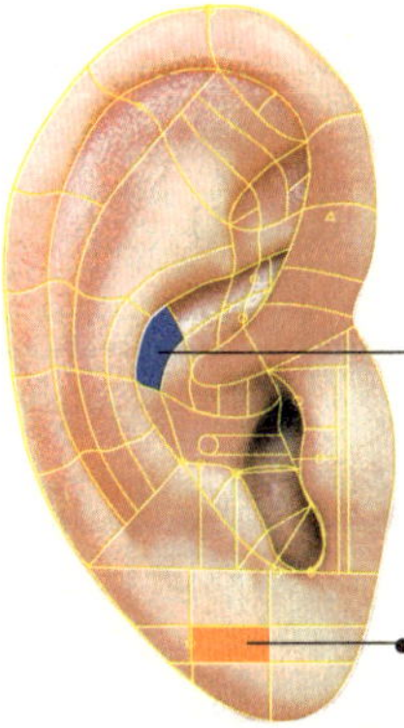

耳部 · 眼反射区、肝反射区

◆采用切按法切压耳部眼反射区 1 ~ 2 分钟，以按摩部位发红或有酸胀感为宜。

◆采用切按法切压耳部肝反射区 1 ~ 2 分钟，以按摩部位发红或有酸胀感为宜。

痤疮

痤疮于青春期开始出现，好发于面部、前胸及后背部皮脂腺发达部位，由于毛囊皮脂腺内有大量的角质物、皮脂、脓细胞存贮，使毛囊皮脂腺结构破坏而形成高出于皮肤表面的红色结节。基底有明显的浸润，潮红，触之有压痛。严重者还会形成疤痕，甚至是脓疱。

【紧急调理法】

◆将双手食指、中指指腹分别放于同侧面部下关穴，适当用力按揉 3 分钟。

◆用双手拇指分别按揉两侧天枢穴 5 分钟，双手指尖缓慢地加力。

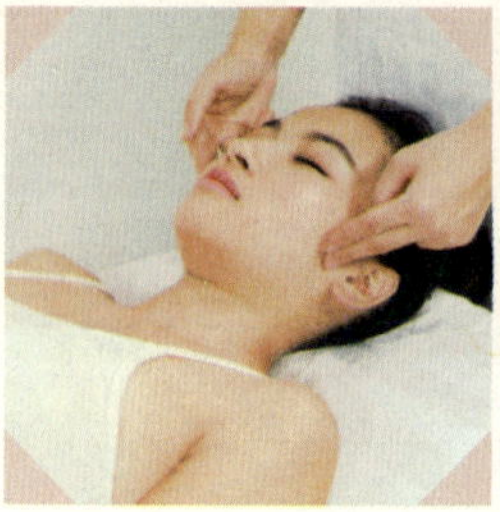

【简易操作】

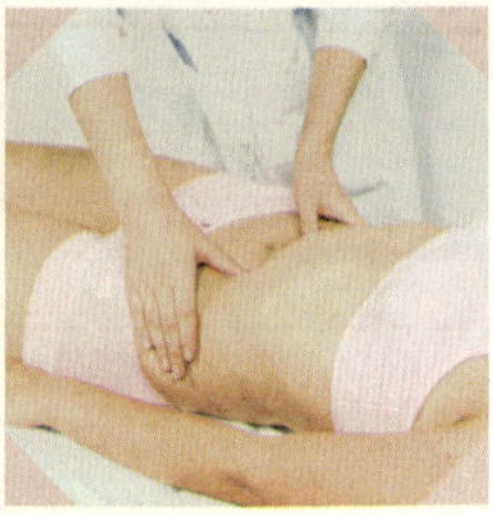

【通用调理法】

穴位按摩方法：

曲池、血海、合谷

◆先顺时针的方向轻摩曲池 30 次，再逆时针的方向轻摩曲池穴 30 次。

◆用食指、中指二指按揉血海穴 30 次，以局部有酸胀感为宜。

◆拇指指腹掐按合谷穴，力度以出现酸胀为宜。

◆用大鱼际轻轻按揉前额部、面颊部。

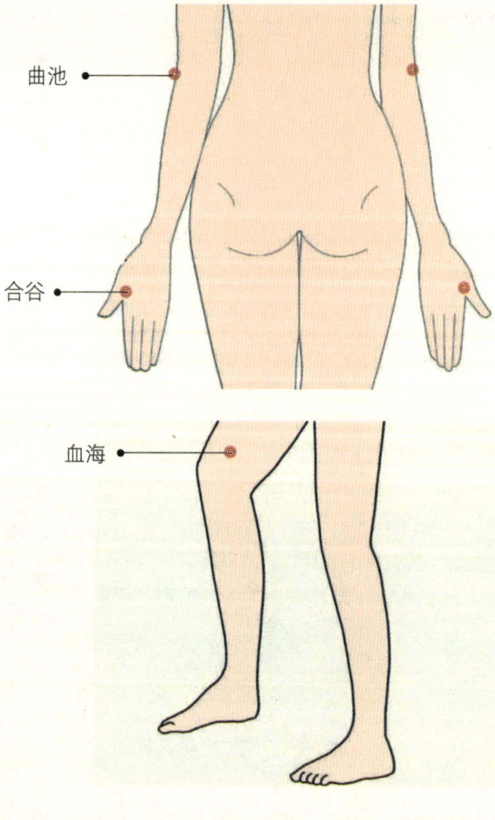

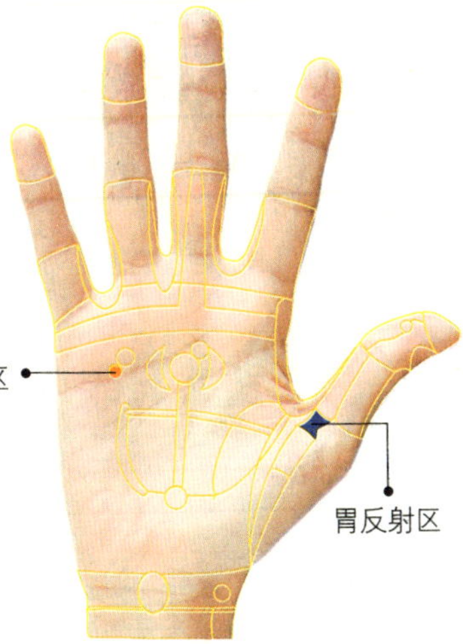

手部 · 胃反射区、胆囊反射区

◆用指按法按压手部胃反射区 1 ~ 2 分钟，以局部酸痛为宜。

◆用揪法揪手部胆囊反射区 1 ~ 2 分钟，以出现酸胀感为宜。

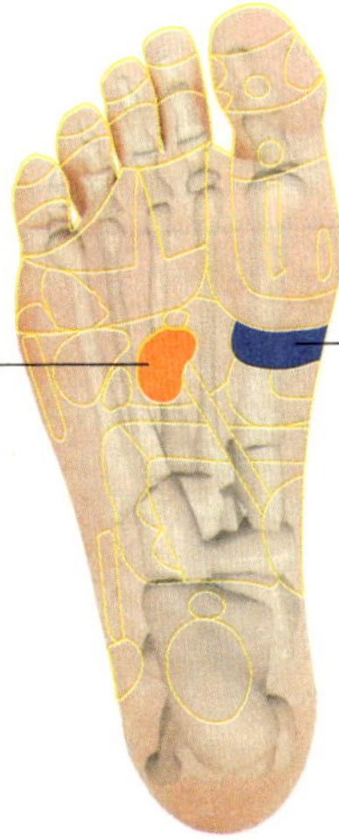

足部 · 胃反射区、肾反射区

◆用拇指指腹按压法按压足部胃反射区 2 ~ 5 分钟，以局部酸痛为宜。

◆用拇指指腹按压法按压足部肾反射区 2 ~ 5 分钟。

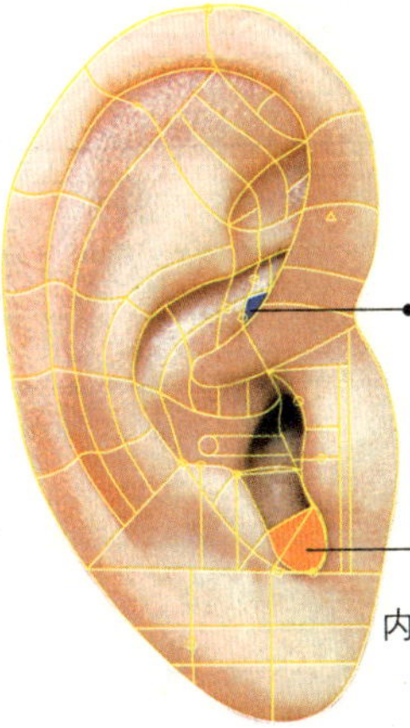

耳部 · 大肠反射区、内分泌反射区

◆用搓摩法搓摩耳部大肠反射区 1 ~ 2 分钟，以发红或有酸胀感为宜。

◆用指摩法摩擦耳部内分泌反射区 1 ~ 2 分钟，以发红或有酸胀感为宜。

【对号调理法】

胃火旺盛型痤疮

【症状】脸颊、前额上长痘痘，色偏红，口气重，腹胀，便秘。

【方法】早起时用拇指点按两侧内庭穴 2 分钟，再按揉两侧天枢穴 2 分钟。

肝气郁结型痤疮

【症状】额头两侧，甚至头发里都长痘痘，常郁闷，胸闷，暴怒，口苦。

【方法】每天睡前点按气海穴 2 分钟，再按揉两侧太冲穴 2 分钟。

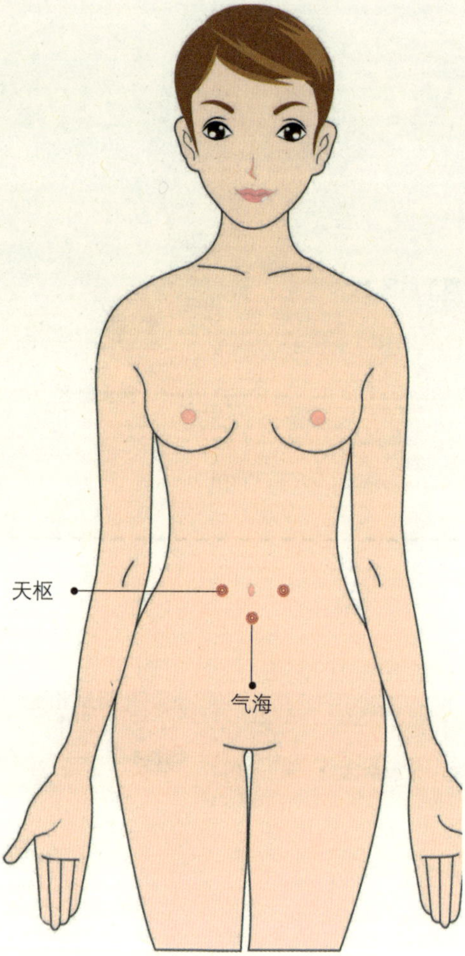

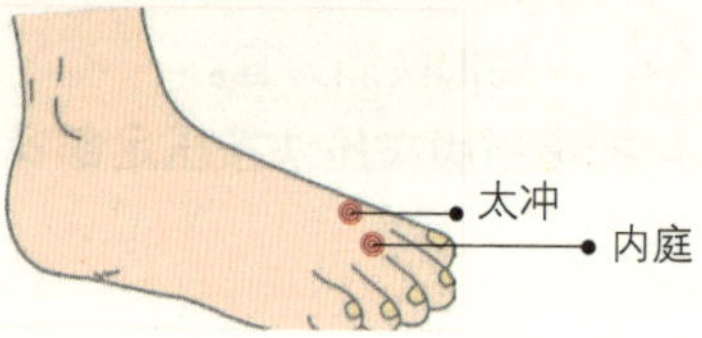

【验方自疗法】

【材料】绿豆、薏米各 25 克，山楂 10 克

【做法】上述材料分别洗净，加清水，泡 30 分钟，用大火煮沸几分钟后熄火，不要揭盖，闷 15 分钟即可，当茶饮。每天 3 ~ 5 次。

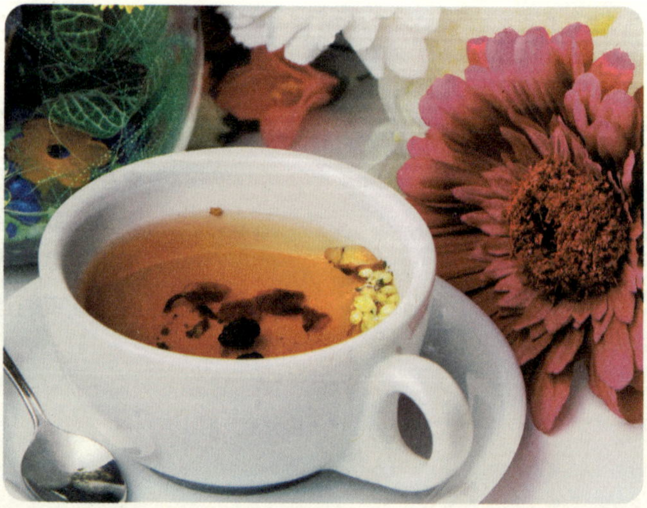

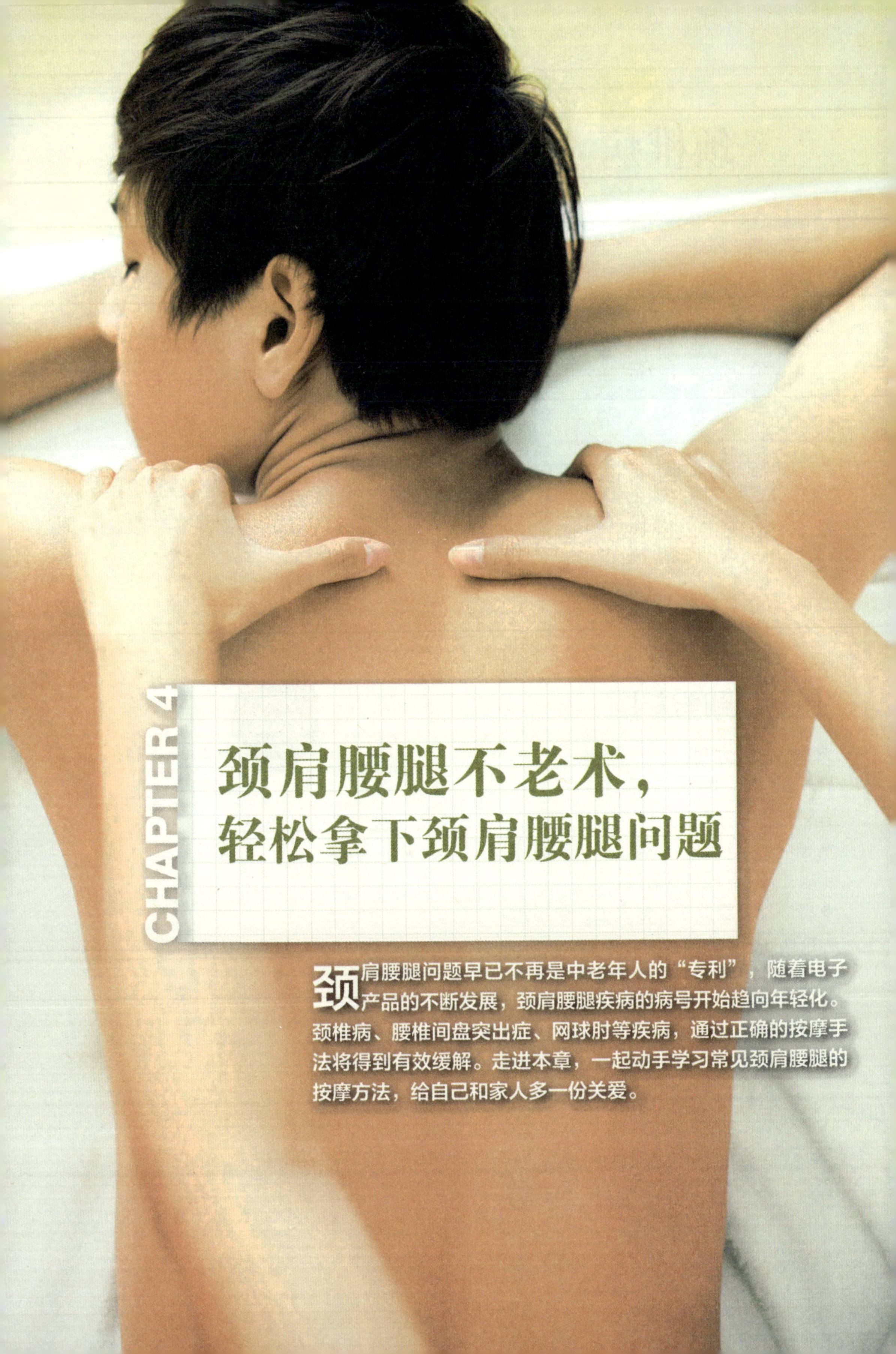

CHAPTER 4

颈肩腰腿不老术，轻松拿下颈肩腰腿问题

颈肩腰腿问题早已不再是中老年人的“专利”，随着电子产品的不断发展，颈肩腰腿疾病的病号开始趋向年轻化。颈椎病、腰椎间盘突出症、网球肘等疾病，通过正确的按摩手法将得到有效缓解。走进本章，一起动手学习常见颈肩腰腿的按摩方法，给自己和家人多一份关爱。

颈椎病

颈椎病所表现的症状比较复杂，主要有头晕、恶心、呕吐、手指发麻、颈背疼痛、上肢无力、下肢乏力、行走困难，甚至视物模糊、心动过速及吞咽困难等。颈椎病主要由于颈椎长期劳损、骨质增生，或椎间盘脱出、韧带增厚，致使颈椎脊髓、神经根受压而引起。

【紧急调理法】

◆出现头晕症状时，可用拇指指腹按揉头顶部的百会穴，适当用力压揉 1 分钟。

◆伴随恶心、呕吐等症状时，可用力掐按内关穴 50 ~ 100 次，以局部有酸痛感为佳。

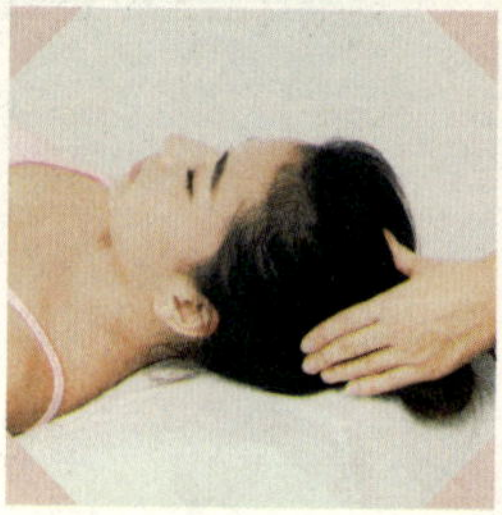

【简易操作】

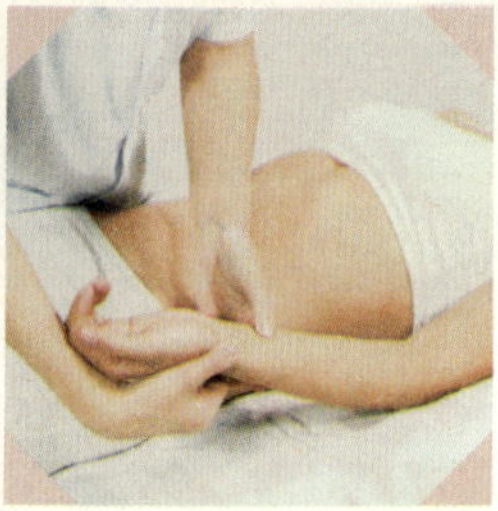

【通用调理法】

穴位按摩方法：

肩井、大椎、风池、后溪

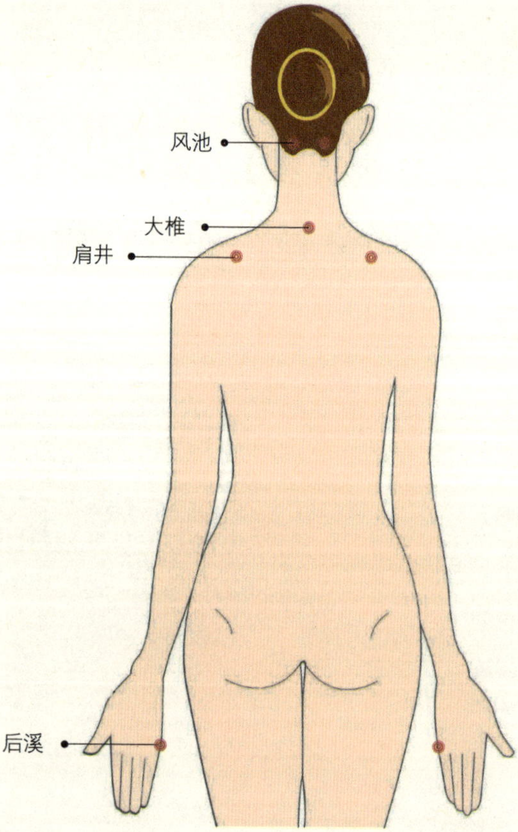

◆将双手大拇指、食指、中指指腹放于肩井穴上，捏揉 3 分钟。

◆将中指指腹放于大椎穴上，中指用力按揉 3 ~ 5 分钟。

◆拇指和食指、中指相对成钳形拿捏风池穴 30 次，再以拇指按揉风池穴 30 次，病情重者力度稍重。

◆用拇指指尖掐按后溪穴，时间为 2 ~ 3 分钟，力度适中。

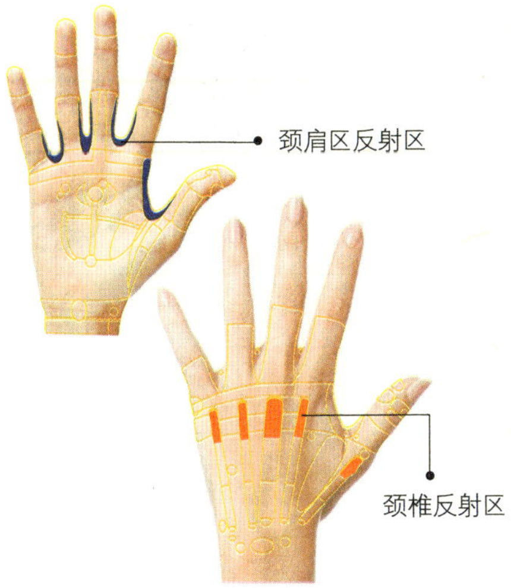

手部 · 颈椎反射区、颈肩区反射区

◆采用指按法按压手部颈椎反射区 1 ~ 2 分钟，以局部酸痛为宜。

◆采用指揉法按揉手部颈肩区反射区 1 ~ 2 分钟，以局部潮红酸胀为宜。

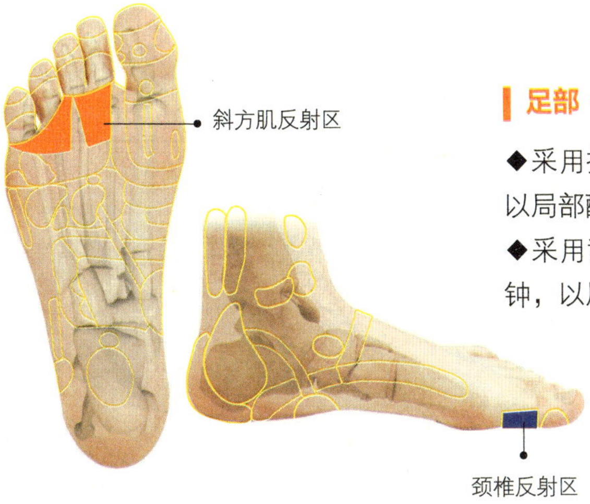

足部 · 颈椎反射区、斜方肌反射区

◆采用掐法掐按足部颈椎反射区 2 ~ 5 分钟，以局部酸痛为宜。

◆采用刮压法刮压足部斜方肌反射区 2 ~ 5 分钟，以局部发红酸痛为宜。

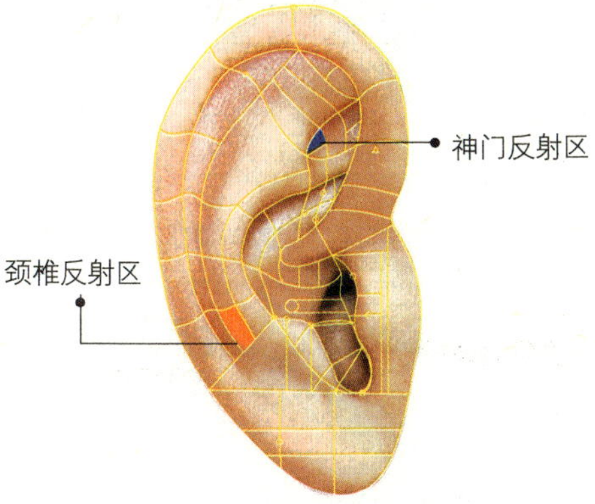

耳部 · 颈椎反射区、神门反射区

◆采用捏揉法揉动耳部颈椎反射区 1 ~ 2 分钟，以按摩部位发红或有酸胀感为宜。

◆采用切按法切压耳部神门反射区 1 ~ 2 分钟，以按摩部位发红为宜。

【对号调理法】

寒湿阻络型颈椎病

【症状】头痛，后枕部疼痛，颈项强硬，转侧不利，一侧或两侧肩背与手指麻木酸痛，或头痛牵涉至上背痛，颈肩部畏风寒喜暖喜热，颈椎旁有时可以触及肿胀结节，伴有乏力、全身困重、胃口差等。舌淡，苔白腻或水滑。

【方法】拇指指腹分别按揉风门穴 2 ~ 3 分钟，以局部潮红发热为度。

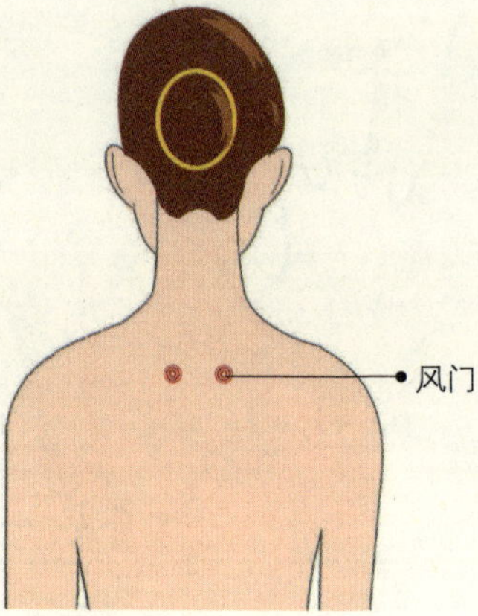

血瘀阻络型颈椎病

【症状】头昏，眩晕，头痛，痛处固定，颈部酸痛或双肩疼痛，疼痛较剧烈，视物模糊，面色无华或暗，或伴有胸闷心悸。舌暗，舌面上可见瘀点，苔白。

【方法】拇指指腹按揉血海穴 2 ~ 3 分钟，以局部酸胀为宜。

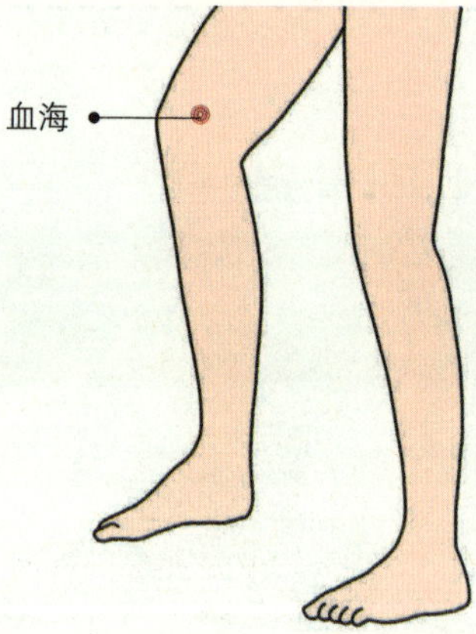

【验方自疗法】

【材料】川芎 10 克，白芷 10 克，鳙鱼头 1 个，姜、葱、盐、料酒各适量

【做法】川芎、白芷分别切片，与洗净的鳙鱼头一起放入砂锅内，加姜、葱、料酒、水适量，先用大火烧沸后，改用小火炖熟，最后放入盐调味即可。每日 1 次。

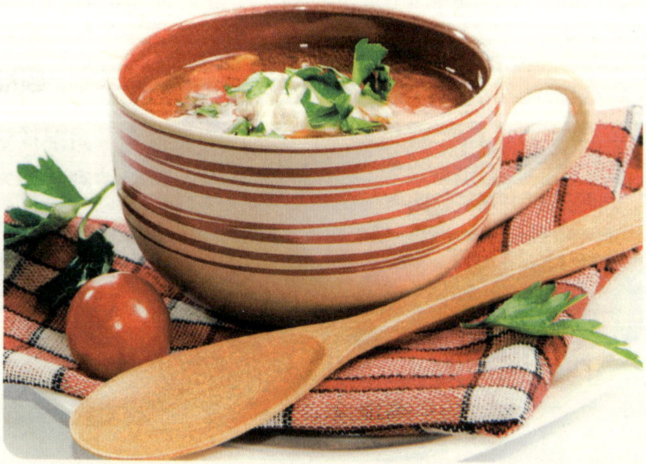

落枕

落枕通常表现为起床后颈项部强直酸痛不适，不能转动自如，并向一侧歪斜，甚至疼痛累及肩部和胸背部。严重者俯仰也有困难，甚至头部强直于异常位置，使头偏向病侧。这种病症好发于青壮年，以冬春季多见。

【紧急调理法】

◆拇指指腹放于后溪穴上，掐按 5 分钟。后溪可疏通项背部经气，有效改善落枕引起的疼痛。

◆肩背酸痛时，将双手大拇指、食指、中指指腹放于肩井穴上，捏揉 3 分钟。

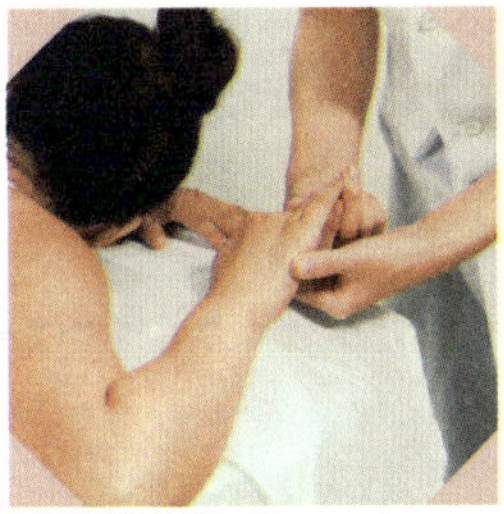

【简易操作】

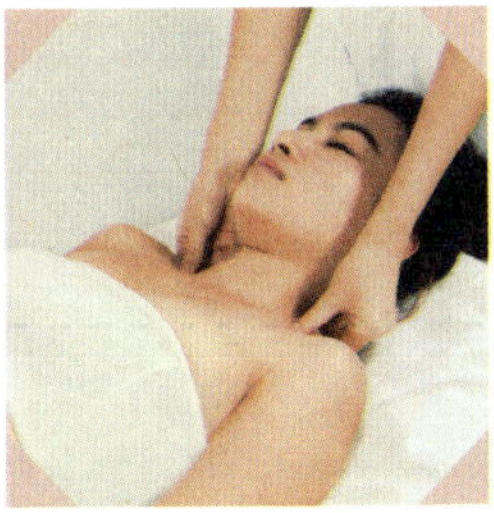

【通用调理法】

穴位按摩方法：

阿是穴、大椎、落枕、风池、风府、哑门

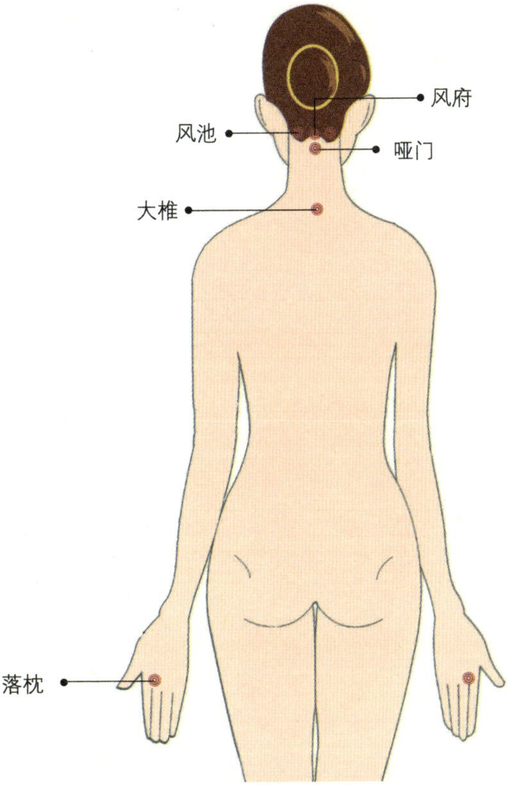

◆以掌根揉按病痛局部阿是穴3分钟，力度由轻渐重。

◆将食指指腹放于大椎穴上，用力按揉 3 ~ 5 分钟。

◆食指放于手背落枕穴上揉按，以局部有酸胀感为宜。

◆拇指和食指、中指相对成钳形拿捏风池穴 30 次，再以拇指按揉风池穴、风府穴、哑门穴各 30 次，病情重者力度稍重。

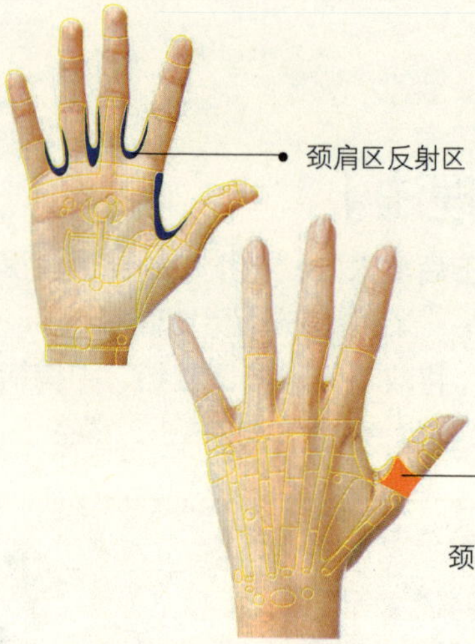

手部 · 颈肩区反射区、颈项反射区

◆采用指揉法按揉手部颈肩区反射区 1 ~ 2 分钟，以局部酸痛为宜。

◆采用指按法按压手部颈项反射区 1 ~ 2 分钟，以局部酸痛为宜。

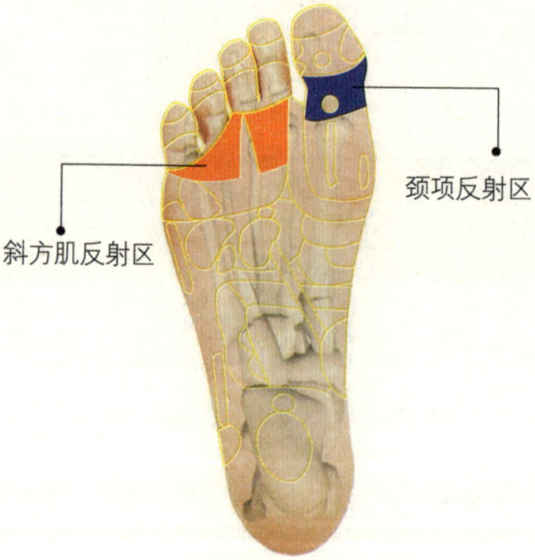

足部 · 颈项反射区、斜方肌反射区

◆采用拇指指腹按压法按压足部颈项反射区 2 ~ 5 分钟，以局部酸痛为宜。

◆采用刮压法刮压足部斜方肌反射区 2 ~ 5 分钟，以局部酸痛为宜。

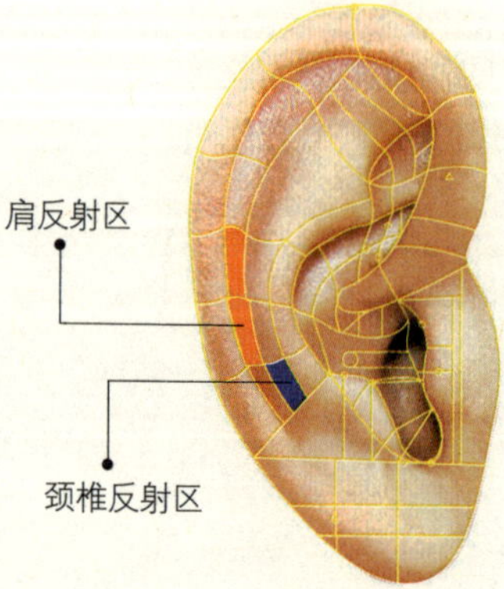

耳部 · 颈椎反射区、肩反射区

◆采用捏揉法揉动耳部颈椎反射区 1 ~ 2 分钟，以按摩部位发红或有酸胀感为宜。

◆采用捏揉法揉动耳部肩反射区 1 ~ 2 分钟，以按摩部位有酸胀感为宜。

【对号调理法】

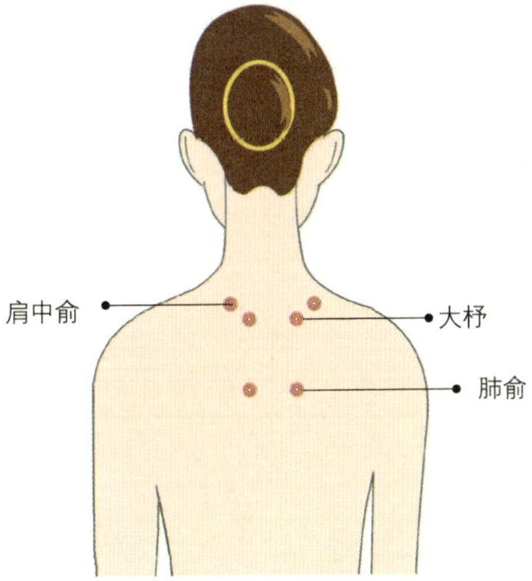

风寒阻络型落枕

【症状】 起床时出现颈项、肩背部的疼痛僵硬不适症状。有些人会出现疼痛向同侧上肢放射。转头受到限制，旋转后仰则痛甚，头歪向健侧，肌肉痉挛酸胀疼痛，局部压痛，可伴有恶寒头晕、头痛，颈肩发麻、恶风，四肢怕冷，精神疲倦，口唇发黑、发紫。舌淡红，苔薄白。

【方法】 分别按揉大杼穴、肺俞穴 3 ~ 5 分钟，以局部有酸胀感为宜。

气滞血瘀型落枕

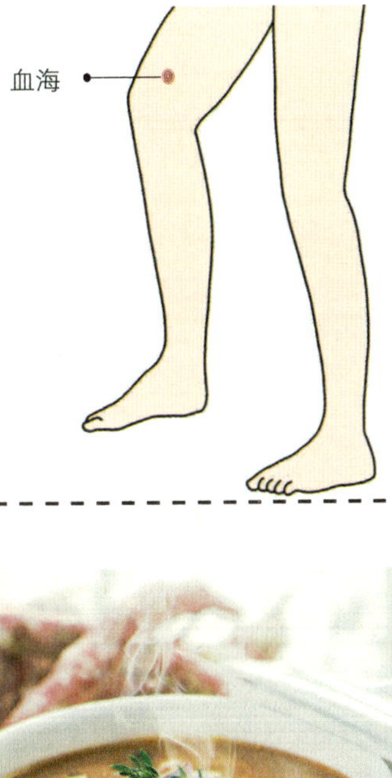

【症状】 反复发作，颈项、肩背部疼痛僵硬不适部位固定，转动不利，肌肉痉挛疼痛酸胀，多在劳累、睡眠姿势不当后发作。舌暗，可见瘀斑、瘀点，苔白。

【方法】 分别按揉血海穴、肩中俞穴 3 ~ 5 分钟，以局部温热酸胀为度。

【验方自疗法】

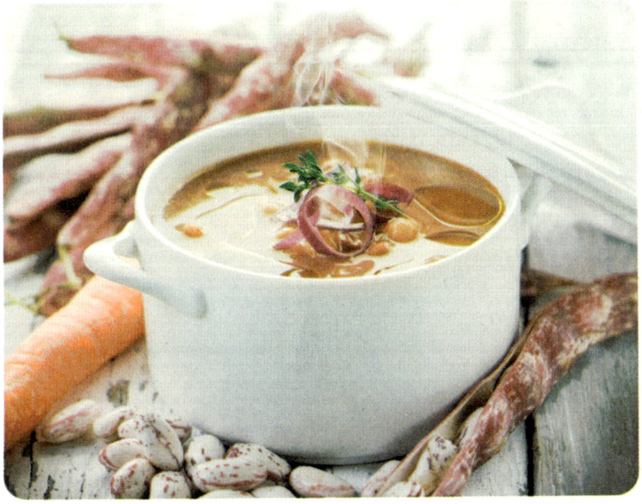

【材料】 当归 15 克，田七 12 克，山药 12 克，洋葱 10 克，扁豆 30 克，鸡块 150 克，盐 2 克

【做法】 砂锅注水，倒入汆去血渍的鸡块及洋葱以外的材料。大火烧开后转小火煲煮 20 分钟。揭盖加入洋葱，煮至食材熟透，放入盐调味。关火后盛入碗中即可。

肩周炎

肩周炎患者起初肩部呈阵发性疼痛，多数为慢性发作；以后疼痛逐渐加剧或钝痛，或刀割样痛，且呈持续性，气候变化或劳累后常使疼痛加重。此外，疼痛还可向颈项及上肢（特别是肘部）扩散。本病的好发年龄在50岁左右，女性发病率略高于男性，多见于体力劳动者。

【紧急调理法】

◆ 三角肌出现压痛，可用拇指指腹按揉外关穴，以局部酸胀为宜。

◆ 出现肩内收疼痛，可用拇指指腹点按足部昆仑穴50～100次。

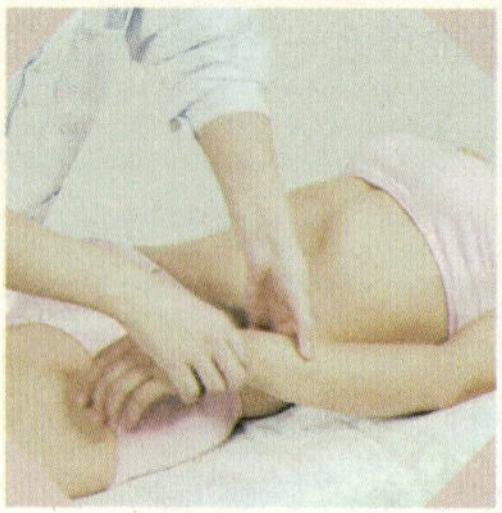

【简易操作】

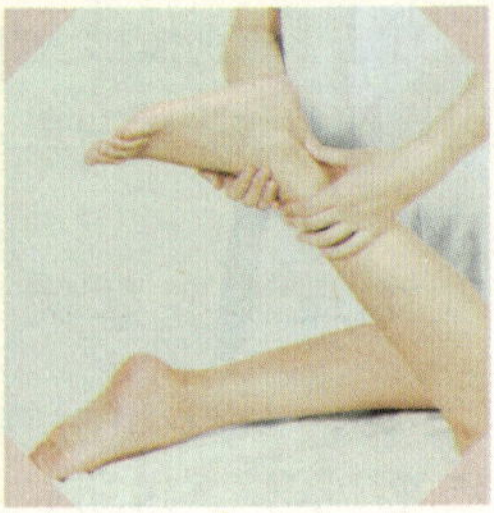

【通用调理法】

穴位按摩方法：

肩髃、肩井、天宗、手五里

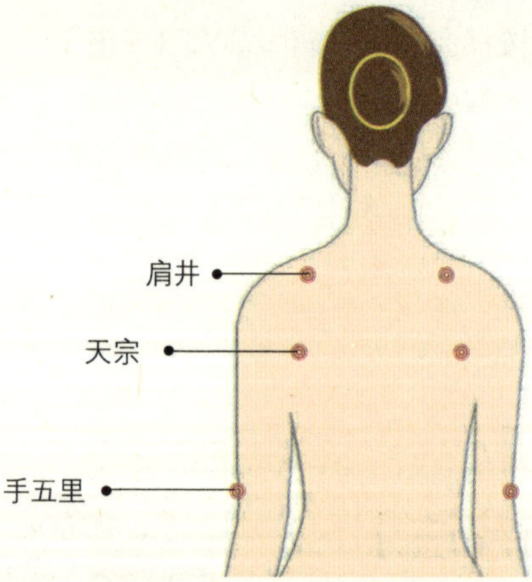

◆双手拇指放于肩髃穴上揉按，其余四指附于手臂上，以局部酸胀为宜。

◆将双手大拇指、食指、中指指腹放于肩井穴上，捏揉3分钟。

◆双手大拇指放在天宗穴上，其余四指握拳，用力揉按3分钟。

◆双手大拇指放于患者的手五里穴上揉按，其余四指附于手臂上，以局部酸胀为宜。

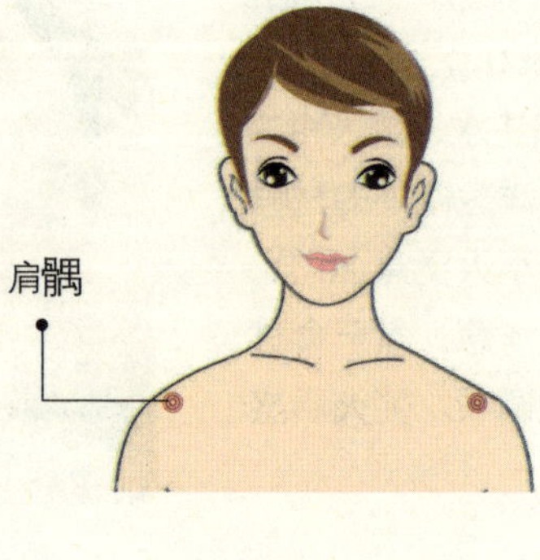

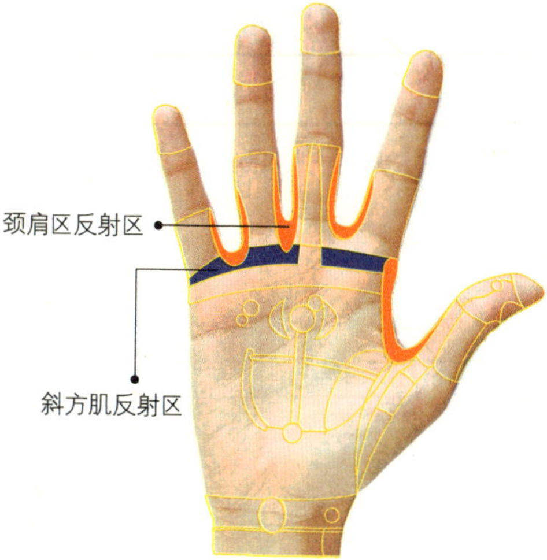

手部 · 颈肩区反射区、斜方肌反射区

◆采用指揉法按揉手部颈肩区反射区 1 ~ 2 分钟，以局部酸痛为宜。

◆采用掐法掐按手部斜方肌反射区 1 ~ 2 分钟，以局部酸痛为宜。

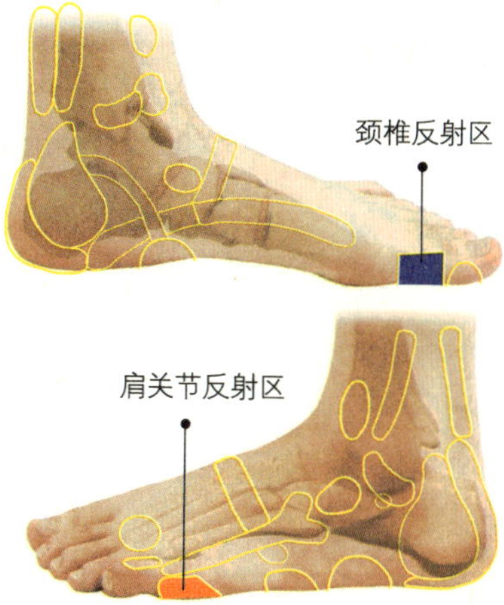

足部 · 肩关节反射区、颈椎反射区

◆采用拇指指腹按压法按压足部肩关节反射区 2 ~ 5 分钟，以局部酸痛为宜。

◆采用拇指指腹按压法按压足部颈椎反射区 2 ~ 5 分钟，以局部酸痛为宜。

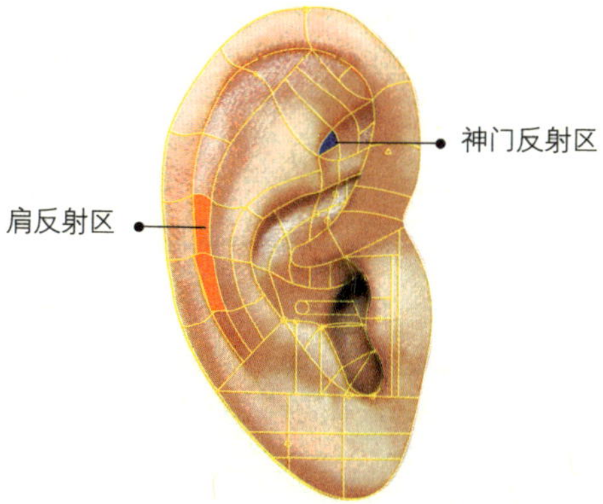

耳部 · 肩反射区、神门反射区

◆采用搓摩法搓摩耳部肩反射区 1 ~ 2 分钟，以按摩部位发红或有酸胀感为宜。

◆采用搓摩法搓摩耳部神门反射区 1 ~ 2 分钟，以按摩部位发红或有酸胀感为宜。

【对号调理法】

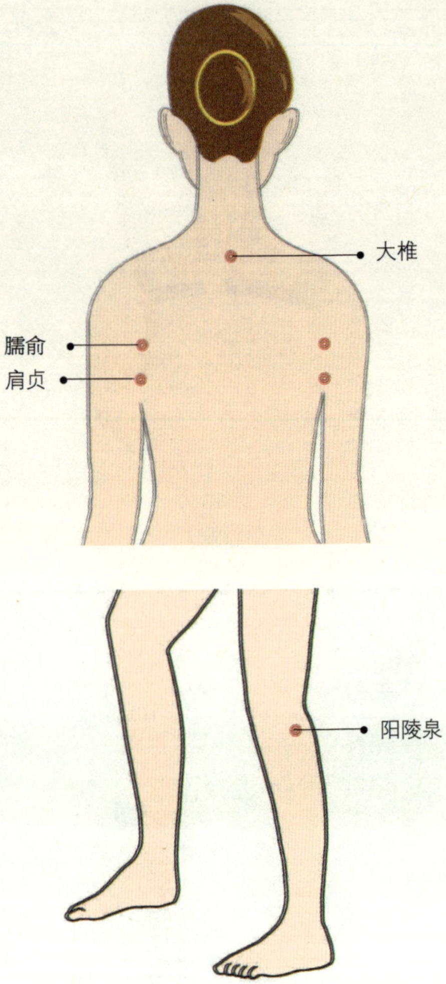

风寒阻络型肩周炎

【症状】肩部疼痛，痛牵背部或颈项，关节活动轻度受限，恶风畏寒，复感风寒则疼痛加剧，得温则痛减，可伴有头晕、耳鸣。舌淡红，苔薄白。

【方法】每天按揉阳陵泉穴3次，每次200下。

气血瘀滞型肩周炎

【症状】肩部疼痛，痛处固定不移，痛如针刺，痛势剧烈，以夜间为甚，肩关节活动受限明显，局部肿胀、青紫。舌暗，可见瘀斑、瘀点，苔白。

【方法】拇指按揉肩贞穴3分钟，以局部酸胀为宜。

寒湿凝滞型肩周炎

【症状】肩部及周围筋肉疼痛剧烈或向远端放射，昼轻夜甚，病程较长。因痛而不能举肩，肩部感寒冷、麻木、沉重、畏寒，得暖稍减。舌淡胖，苔白腻，脉弦滑。

【方法】每天按揉大椎穴、臑俞穴2 ~ 3分钟。

【验方自疗法】

【材料】白芍20克，桃仁15克，粳米60克

【做法】先将白芍水煎取液，再把桃仁去皮尖，用白芍汁液同桃仁、粳米煮为稀粥，即可食用。

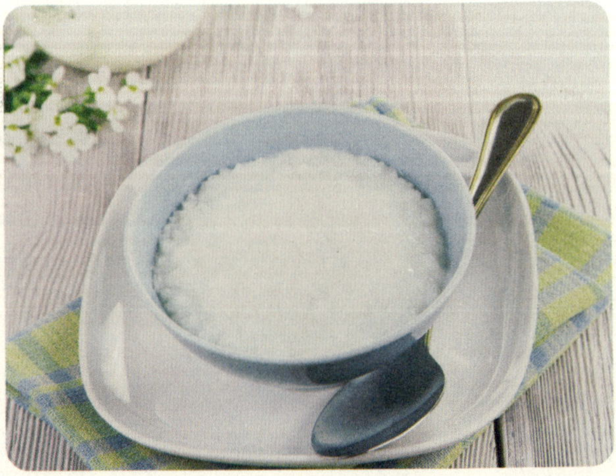

网球肘

网球肘主要临床表现有肘关节外侧部疼痛、手臂无力、酸胀不适，如握物、拧毛巾、端水瓶等时疼痛会加重，休息时无明显症状；严重者伸指、伸腕或执筷动作时即可引起疼痛。部分患者在阴雨天疼痛会加重。

【紧急调理法】

◆ 肘内侧疼痛，可用拇指指尖适当用力掐按少海穴 1 分钟。

◆用拇指指尖由轻渐重掐压合谷穴 3 分钟，亦能有效减轻肘部疼痛。

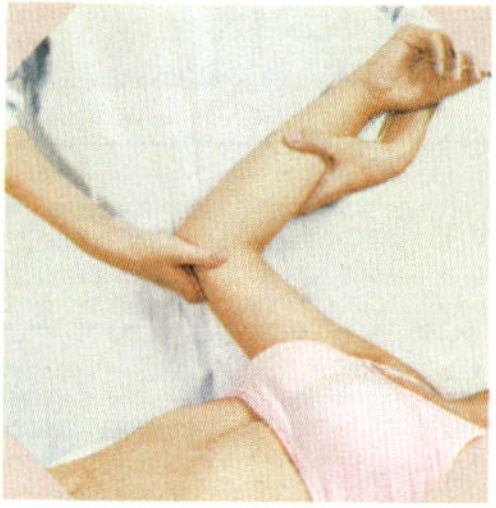

【简易操作】

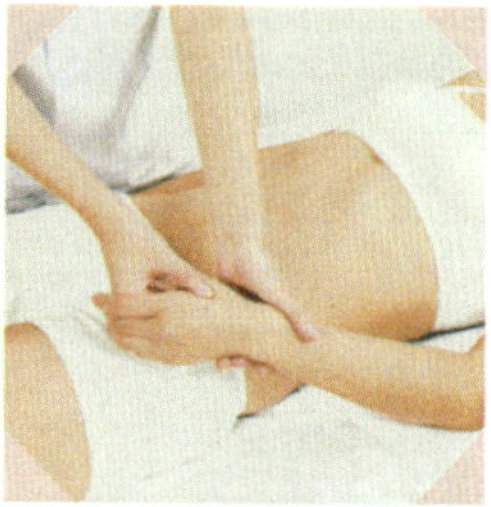

【通用调理法】

穴位按摩方法：

肘髎、曲池、手三里、手五里

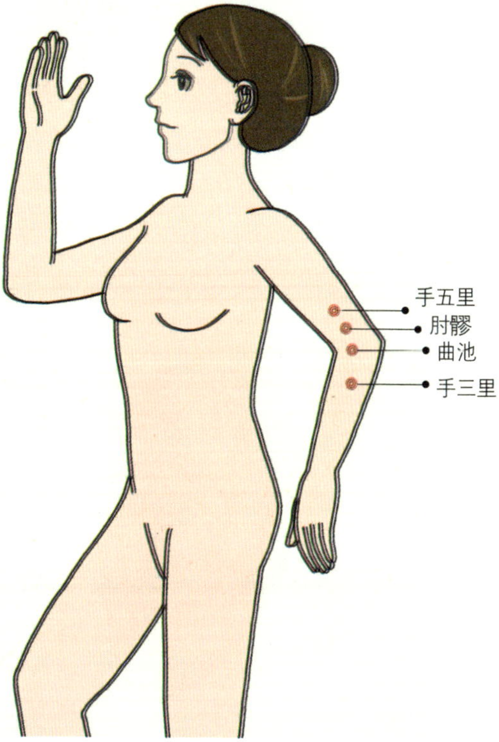

◆用食指指腹放在肘髎穴上，用力压揉，以局部有酸胀感为宜。

◆拇指指腹放于曲池穴上，其余四指附于手臂上，由轻渐重，用力压揉 5 分钟。

◆拇指指腹放于手三里穴上，其余四指附于手臂上，用力压揉 5 分钟。

◆拇指指腹放于手五里穴上，用力压揉 5 分钟。

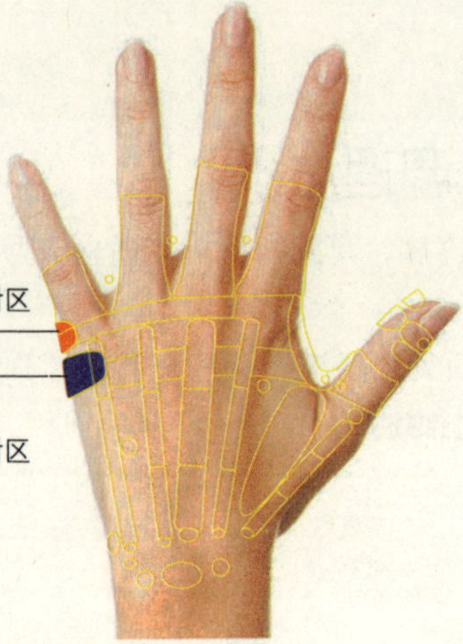

手部·肘关节反射区、肩关节反射区

◆用理筋法梳理手部肘关节反射区1～2分钟，以局部酸痛为宜。

◆用指摩法摩擦手部肩关节反射区1～2分钟，以局部发红为宜。

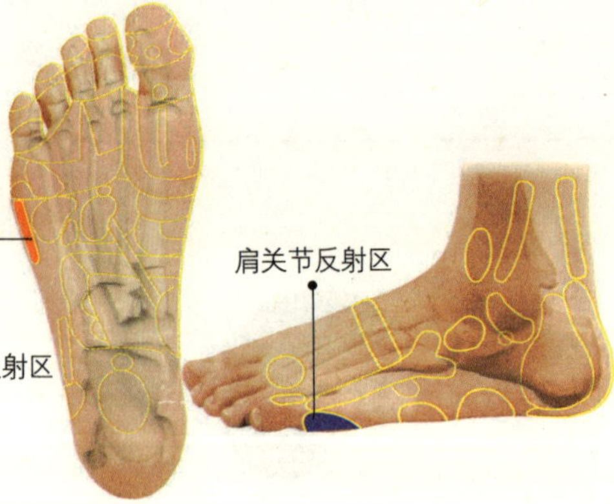

足部·上臂反射区、肩关节反射区

◆用拇指指腹按压法按压足部上臂反射区2～5分钟，以局部潮红为宜。

◆用单食指叩拳法顶压足部肩关节反射区2～5分钟，以局部酸痛为宜。

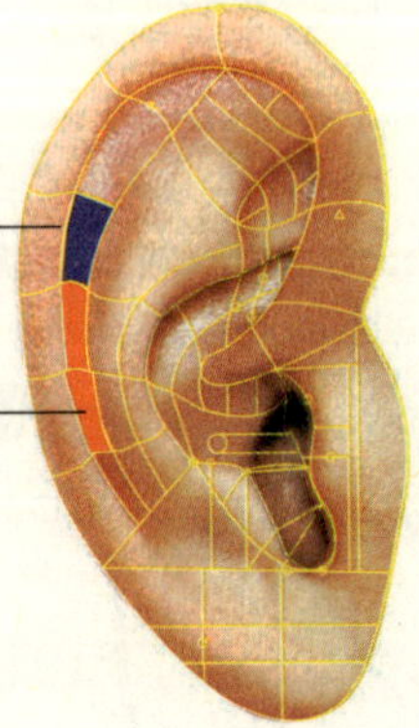

耳部·肘反射区、肩反射区

◆用搓摩法搓摩耳部肘反射区1～2分钟，以发红或有酸胀感为宜。

◆用切按法切压耳部肩反射区1～2分钟，以有酸胀感为宜。

腰痛

腰痛泛指疼痛发生在腰部的一系列症状，可能只是发生在一侧，也可能两侧同时发生。造成腰痛的原因很多，中医将其分为内外两种：外因来自感受外邪，或外伤；内因来自身体内部，一般肾和腹部的问题也会表现在腰上。

【紧急调理法】

◆委中穴是治疗腰痛的经验效穴，可将拇指指腹按于委中穴，由轻渐重按揉 30 ~ 40 次。

◆腰痛伴随臀部疼痛，可将食指、中指紧并放于环跳穴上，用力揉按，以局部有酸胀感为宜。

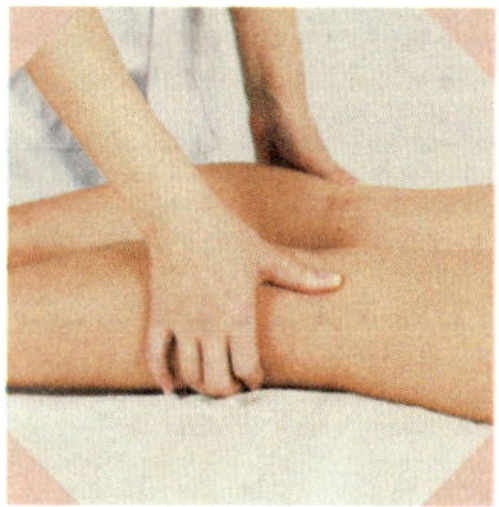

【简易操作】

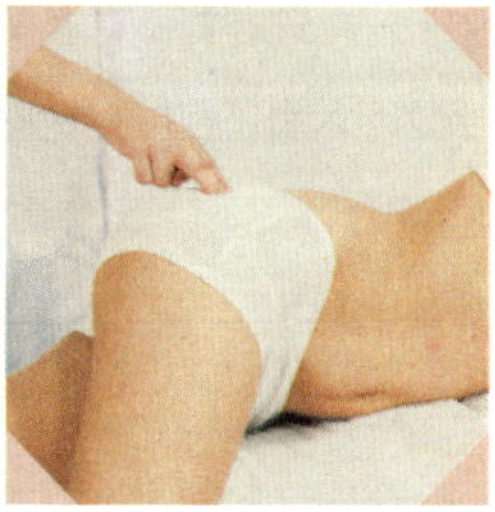

【通用调理法】

穴位按摩方法：

大肠俞、肾俞、腰阳关、八髎

◆将双手食指、中指紧并，放于两侧大肠俞穴上，环形揉按，以局部酸胀为宜。

◆将双手食指、中指紧并，同时放于肾俞穴上，点揉 3 ~ 5 分钟。

◆将中指指腹放于腰阳关穴上，用力按揉 2 ~ 3 分钟，以局部酸胀为宜。

◆用手掌大小鱼际推拿八髎穴，从上向下往返摩擦 2 ~ 3 分钟，以患者自觉局部有温热感为宜。

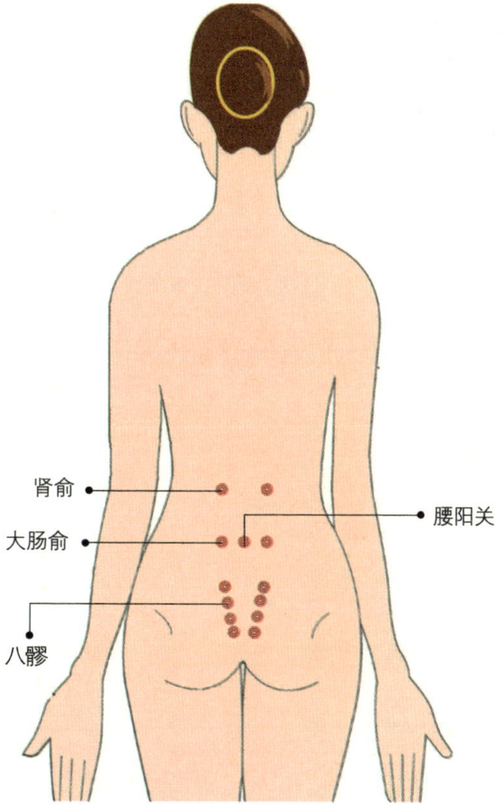

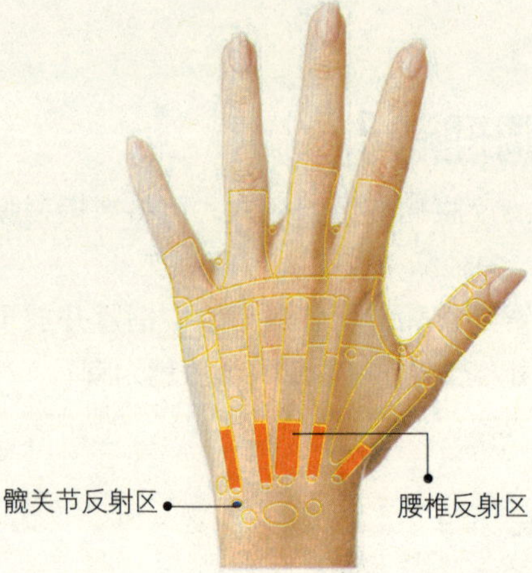

手部 · 腰椎反射区、髋关节反射区

◆采用擦法推擦手部腰椎反射区 1 ~ 2 分钟，以局部酸痛为宜。

◆采用掐法掐按手部髋关节反射区 1 ~ 2 分钟，以局部酸痛为宜。

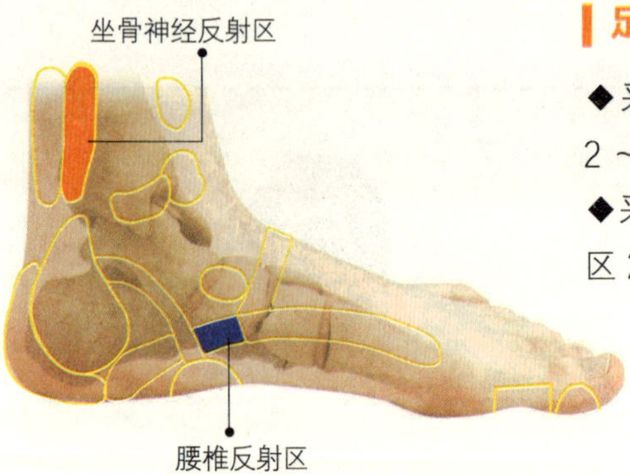

足部 · 腰椎反射区、坐骨神经反射区

◆采用拇指指腹按压法按压足部腰椎反射区 2 ~ 5 分钟，以局部酸痛为宜。

◆采用拇指指腹按压法按压足部坐骨神经反射区 2 ~ 5 分钟，以局部酸痛为宜。

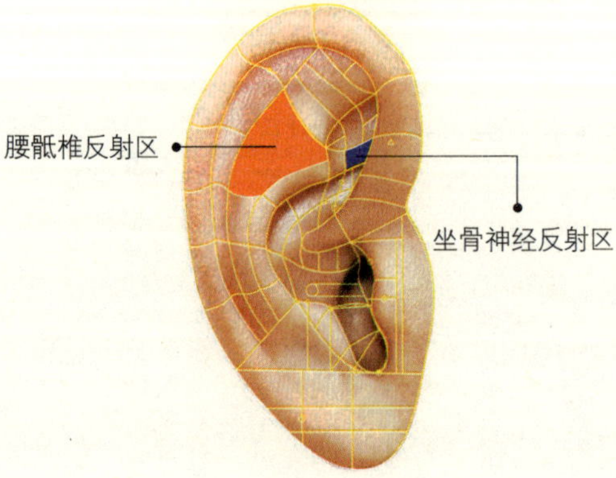

耳部 · 腰骶椎反射区、坐骨神经反射区

◆采用切按法切压耳部腰骶椎反射区 1 ~ 2 分钟，以按摩部位发红或有酸胀感为宜。

◆采用切按法切压耳部坐骨神经反射区 1 ~ 2 分钟，以按摩部位发红或有酸胀感为宜。

腰椎间盘突出症

腰椎间盘突出症是一种以腰腿痛为主的临床常见病。腰姿不当、腰部外伤、突然负重等都可引发腰椎间盘突出症。腰椎间盘突出症患者一般会感觉腰部持续性钝痛或痉挛样剧痛，平卧时痛感减轻，站立时加剧，严重者需卧床休息，还会出现大小便失禁。

【紧急调理法】

◆ 腰部有旧伤史引发的腰部疼痛，可用拇指指腹以顺时针方向揉按腰部 2 分钟。

◆出现小腿麻木时，双手大拇指用力压揉两侧小腿后面的承山穴 3 分钟。

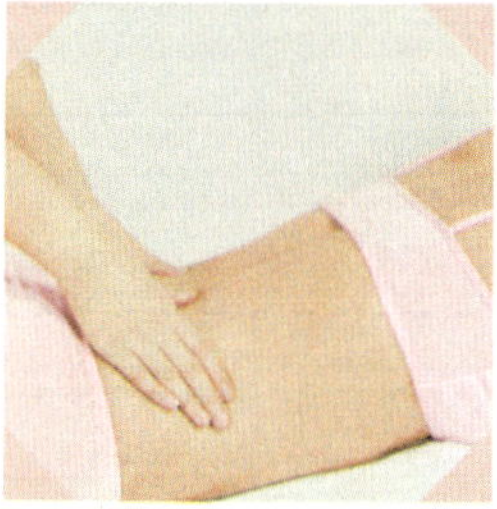

【简易操作】

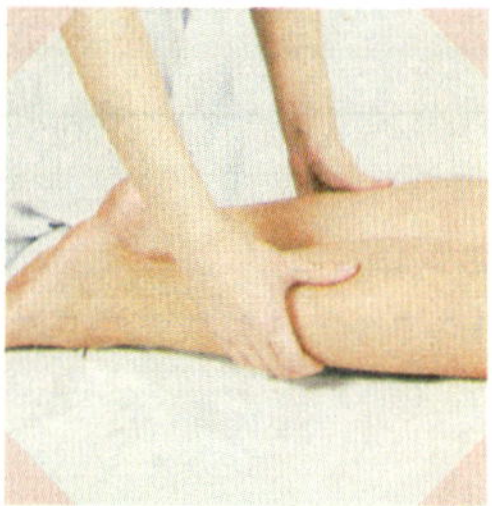

【通用调理法】

穴位按摩方法：
肾俞、腰阳关、环跳、委中

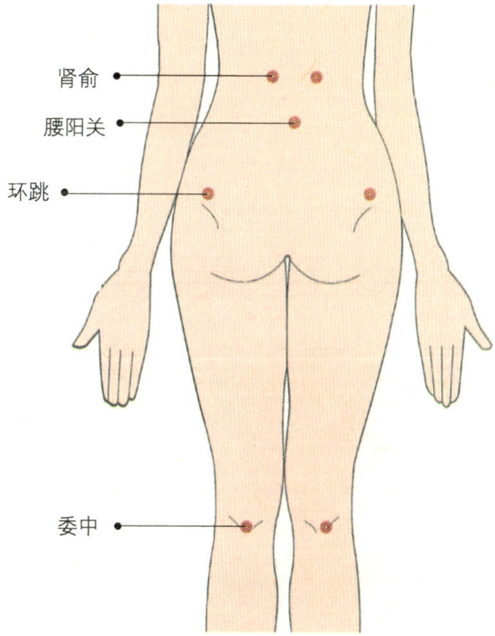

◆用双手拇指指腹揉搓患者背部的肾俞穴，直至患者感到酸胀为宜。

◆将右手中指指腹放于腰阳关穴上，中指用力按揉 2 ~ 3 分钟。

◆左腿伸直，右腿稍微弯曲，右手食指、中指紧并放于环跳穴上，用力揉按，以局部有酸胀感为宜。

◆将拇指按于双侧委中穴，由轻渐重按揉 30 ~ 40 次。

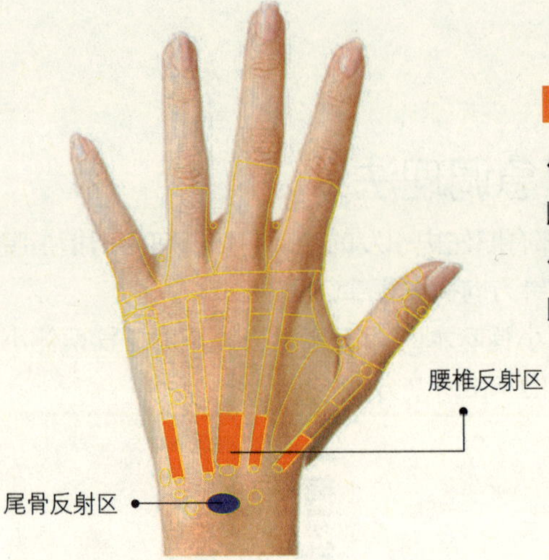

手部 · 腰椎反射区、尾骨反射区

◆采用擦法推擦手部腰椎反射区 1 ~ 2 分钟，以局部酸痛为宜。

◆采用掐法掐按手部尾骨反射区 1 ~ 2 分钟，以局部酸痛为宜。

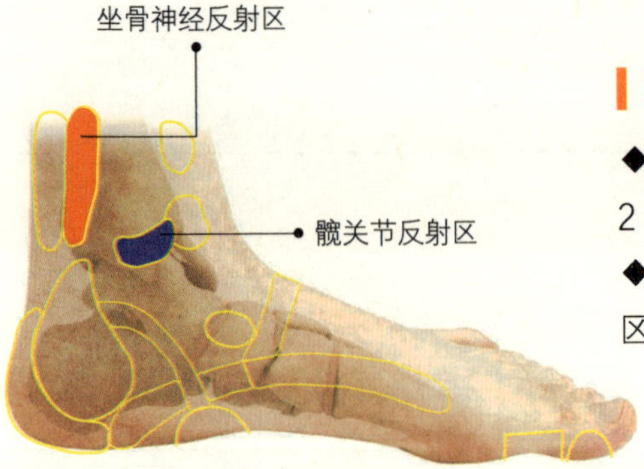

足部 · 髋关节反射区、坐骨神经反射区

◆采用拇指指腹按压法按压足部髋关节反射区 2 ~ 5 分钟，以局部酸痛为宜。

◆采用拇指指腹按压法按压足部坐骨神经反射区 2 ~ 5 分钟，以局部酸痛为宜。

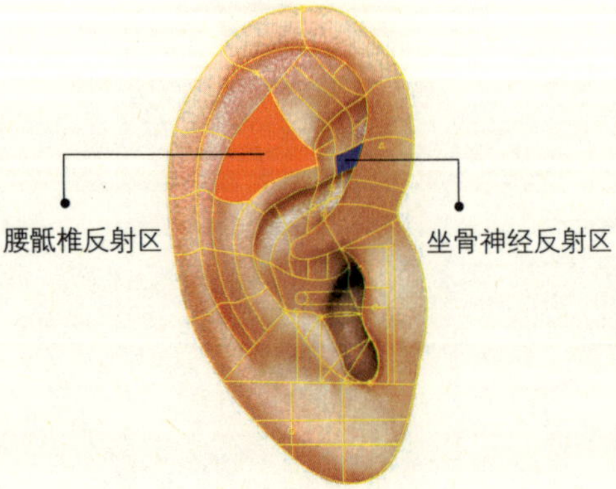

耳部 · 腰骶椎反射区、坐骨神经反射区

◆采用切按法切压耳部腰骶椎反射区 1 ~ 2 分钟，以按摩部位发红或有酸胀感为宜。

◆采用切按法切压耳部坐骨神经反射区 1 ~ 2 分钟，以按摩部位发红或有酸胀感为宜。

膝关节痛

俗话说，『人老腿先老』，一些人上了年纪后，膝关节就开始痛，不能用力，走路多了腿就发软。清晨起床或者坐久了会感觉膝关节僵硬疼痛，活动后才能行走，站立或者行走时间长了膝关节会更痛，有时还肿胀。上楼费劲，下蹲和站立都比较困难，需要人扶着，活动膝关节的时候，能听到咔嚓咔嚓的声音。

【紧急调理法】

◆将双手掌心搓热，迅速覆盖在膝关节处，揉搓 20 次，再点揉疼痛点 1 ～ 2 分钟。

◆用手指提拿股四头肌，反复提拿 20 ～ 30 次。

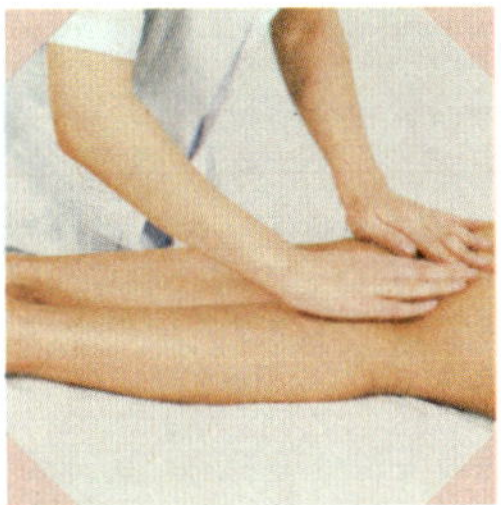

【简易操作】

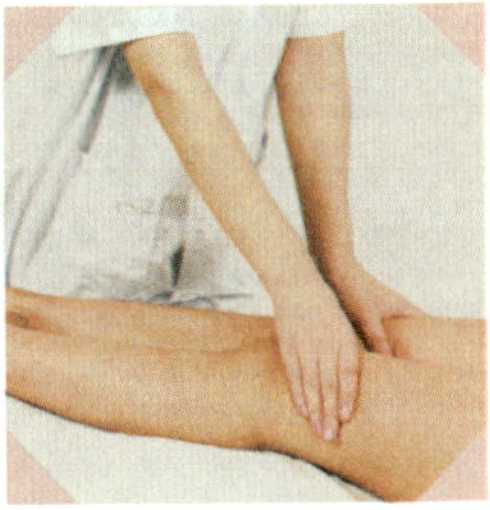

【通用调理法】

穴位按摩方法：

犊鼻、委中、承山、阴陵泉、公孙

◆按摩膝部犊鼻穴，用大拇指和食指、中指捏揉约 5 分钟。

◆拇指放于委中穴上，其余四指附于膝部外侧，由轻渐重按揉 60 ～ 100 次。

◆将拇指放于承山穴上，其余四指附于患者小腿外侧，用力压揉 3 分钟。

◆每天按揉阴陵泉穴和公孙穴，每穴各按揉 5 分钟。

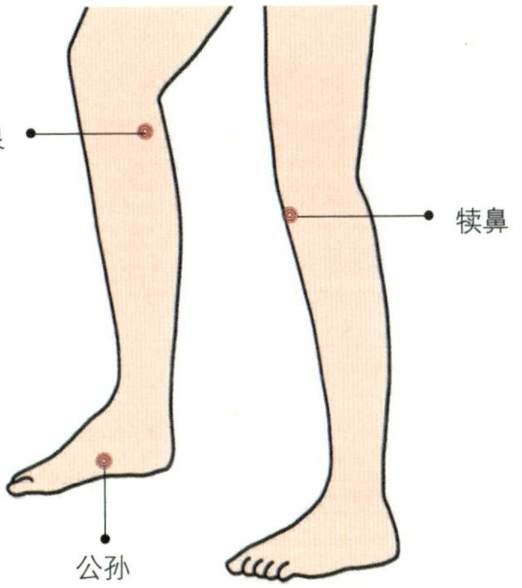

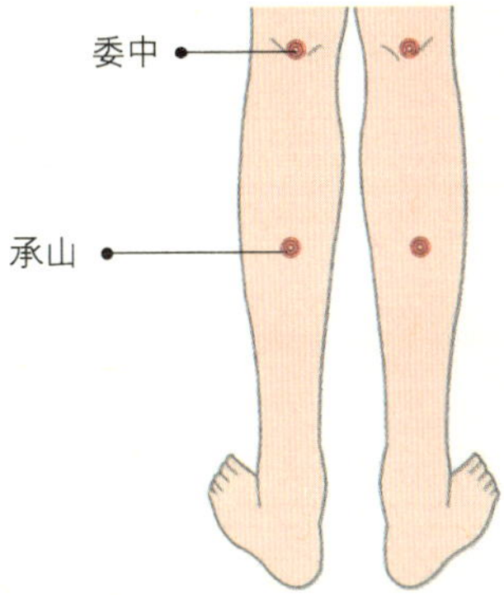

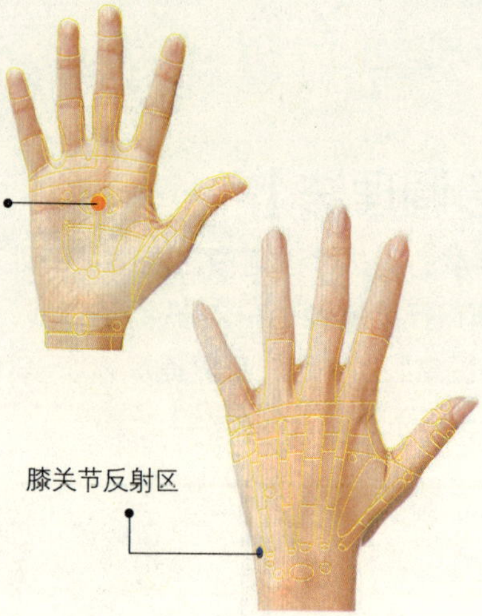

手部 · 膝关节反射区、肾反射区

◆采用指按法按压手部膝关节反射区 1 ~ 2 分钟，以局部酸痛为宜。

◆采用指按法按压手部肾反射区 1 ~ 2 分钟，以局部酸痛为宜。

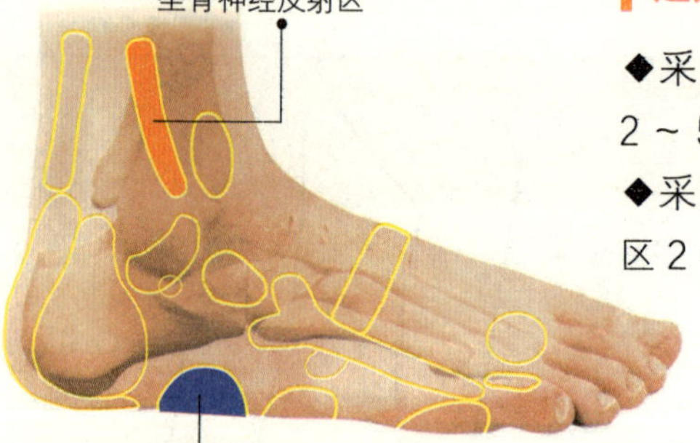

足部 · 膝关节反射区、坐骨神经反射区

◆采用拇指指腹按压法按压足部膝关节反射区 2 ~ 5 分钟，以局部酸痛为宜。

◆采用拇指指腹按压法按压足部坐骨神经反射区 2 ~ 5 分钟，以局部酸痛为宜。

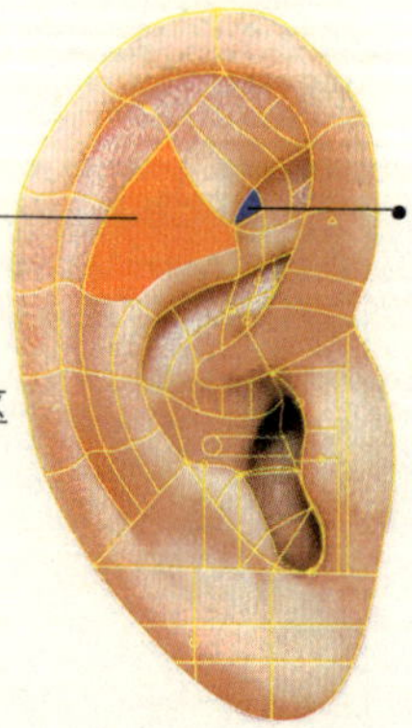

耳部 · 神门反射区、腰骶椎反射区

◆采用搓摩法搓摩耳部神门反射区 1 ~ 2 分钟，以按摩部位发红或有酸胀感为宜。

◆采用切按法切压耳部腰骶椎反射区 1 ~ 2 分钟，以按摩部位发红或有酸胀感为宜。

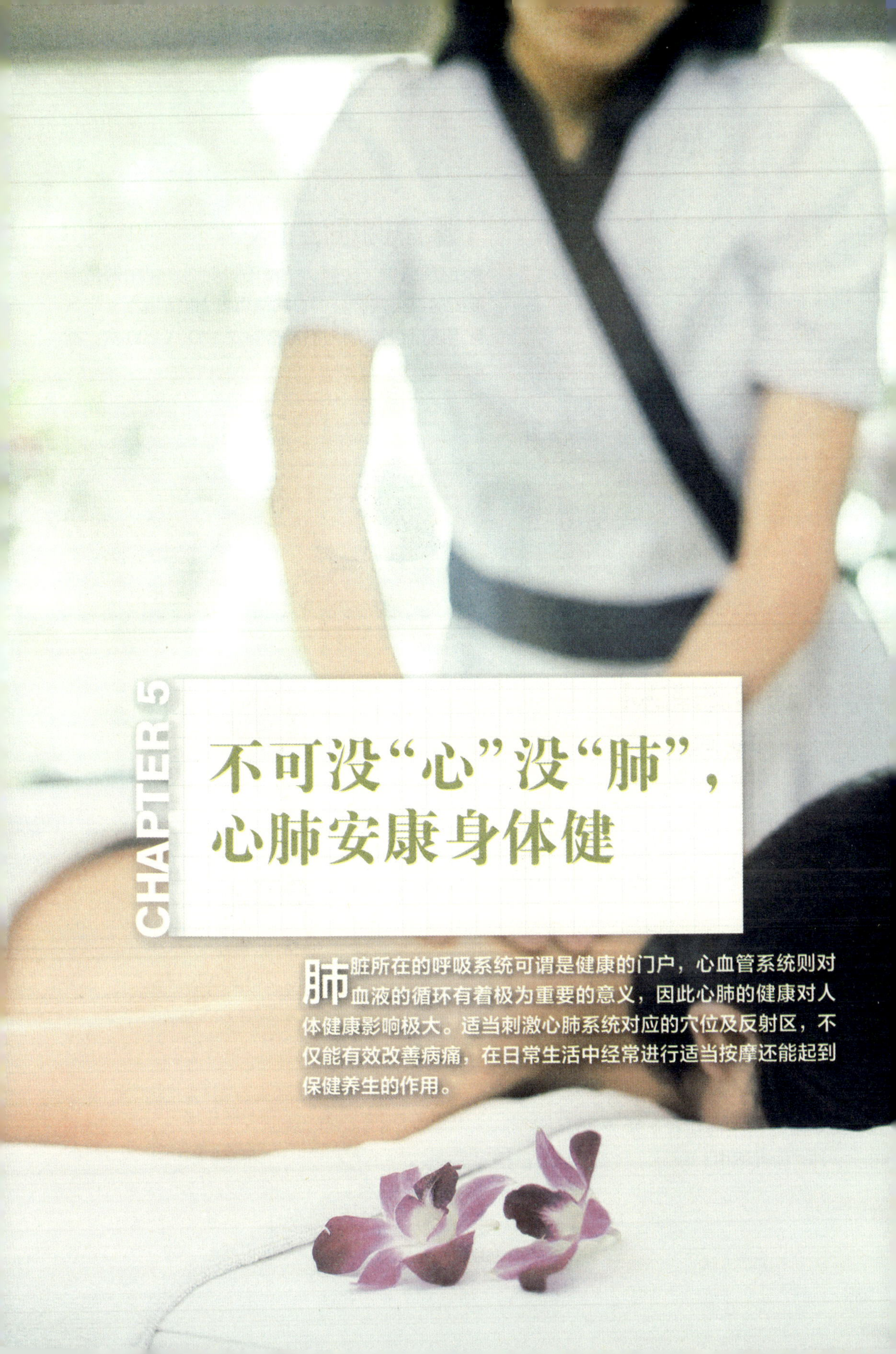

CHAPTER 5

不可没“心”没“肺”，心肺安康身体健

肺脏所在的呼吸系统可谓是健康的门户，心血管系统则对血液的循环有着极为重要的意义，因此心肺的健康对人体健康影响极大。适当刺激心肺系统对应的穴位及反射区，不仅能有效改善病痛，在日常生活中经常进行适当按摩还能起到保健养生的作用。

感冒

感冒，中医称『伤风』，是一种由多种病毒引起的呼吸道常见病。当机体抵抗力下降，如受凉、营养不良、过度疲劳、烟酒过度、全身性疾病以及呼吸道的慢性疾病，都容易诱发感冒。本病发病率很高，全年均可发生，以冬春寒冷季节多见。

【紧急调理法】

◆ 出现头昏、头痛、头涨等表现时，可用拇指指腹按揉百会穴 2 分钟，病情重者力度稍重。

◆ 用拇指指尖用力掐揉合谷穴 100 ~ 200 次，能止头痛。

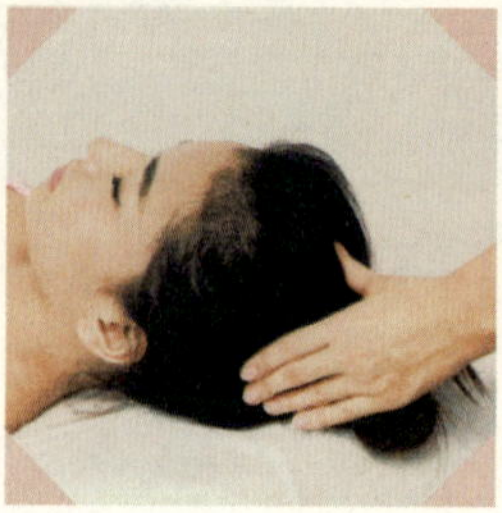

【简易操作】

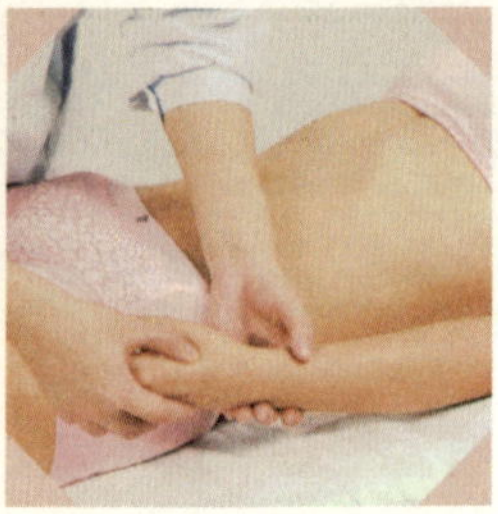

【通用调理法】

穴位按摩方法：
大椎、风池、迎香、列缺

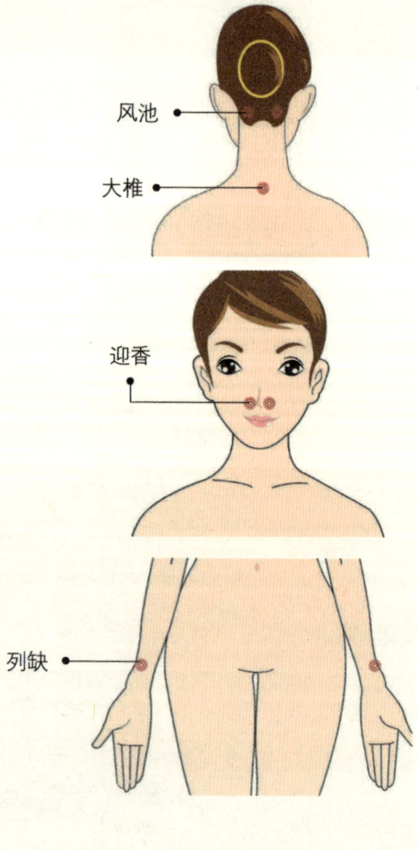

◆将食指与中指并拢放于颈项部，反复斜擦大椎穴 30 ~ 50 次，以局部发热为佳。

◆拇指和食指、中指相对成钳形拿捏风池穴 30 次，再以拇指按揉风池穴 30 次，病情重者力度稍重，病情轻者力度宜轻。

◆用双手食指指腹点按两侧迎香穴 100 次，以重刺激手法操作。

◆用拇指指腹按揉列缺穴 10 ~ 15 分钟，力度适中。

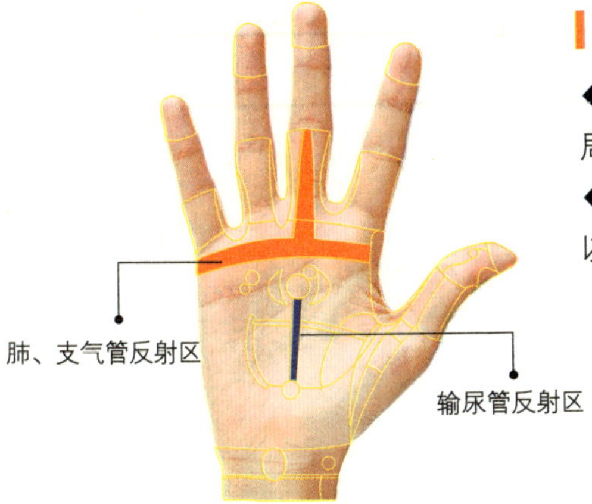

手部 · 肺、支气管反射区，输尿管反射区

◆用拇指指腹摩擦手部肺、支气管反射区，以局部酸痛为宜。

◆用指按法按压手部输尿管反射区 1 ~ 2 分钟，以局部酸痛为宜。

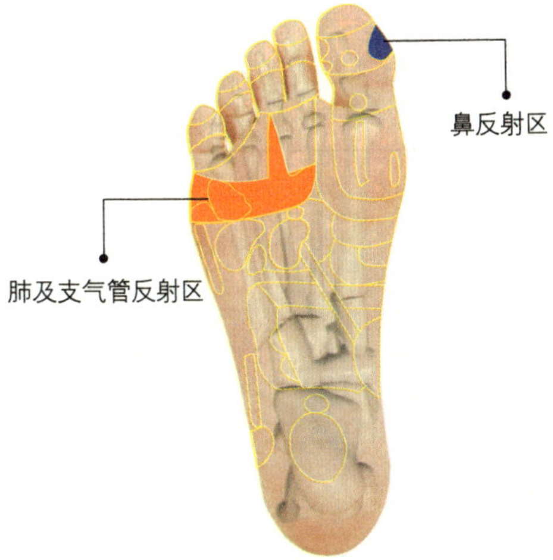

足部 · 肺及支气管反射区、鼻反射区

◆采用刮压法刮压足部肺及支气管反射区 2 ~ 5 分钟，以局部酸痛为宜。

◆采用掐法掐按足部鼻反射区 2 ~ 5 分钟，以局部酸痛为宜。

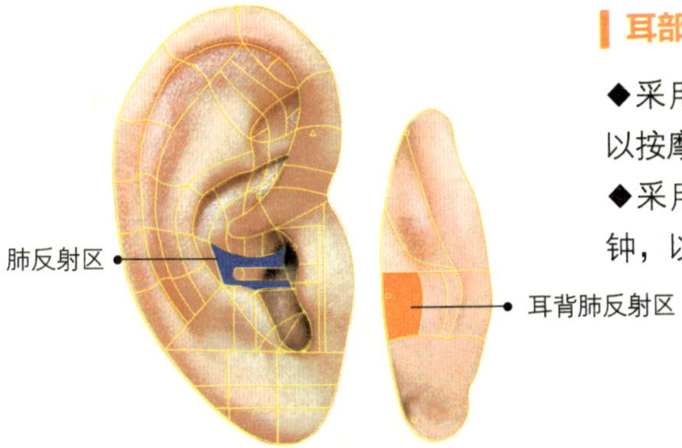

耳部 · 肺反射区、耳背肺反射区

◆采用切按法切压耳部肺反射区 1 ~ 2 分钟，以按摩部位发红或有酸胀感为宜。

◆采用切按法切压耳部耳背肺反射区 1 ~ 2 分钟，以按摩部位发红或有酸胀感为宜。

【对号调理法】

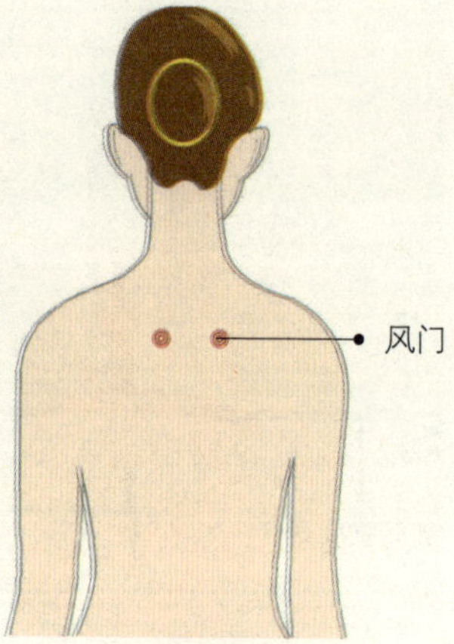

风寒型感冒

【症状】鼻塞，流清涕，咳嗽，痰液清稀，恶寒重，发热轻，无汗，头痛，口不渴或喜热饮。

【方法】用拇指指腹按揉风门穴 2 ~ 3 分钟，以局部发热、潮红为度。

风热型感冒

【症状】鼻塞而干，少涕或流脓涕，咳痰色黄而黏，咽喉肿痛，恶寒轻，发热重，面红目赤，口干喜冷饮。

【方法】拇指指腹点按曲池穴 2 ~ 3 分钟，以局部酸胀为度。

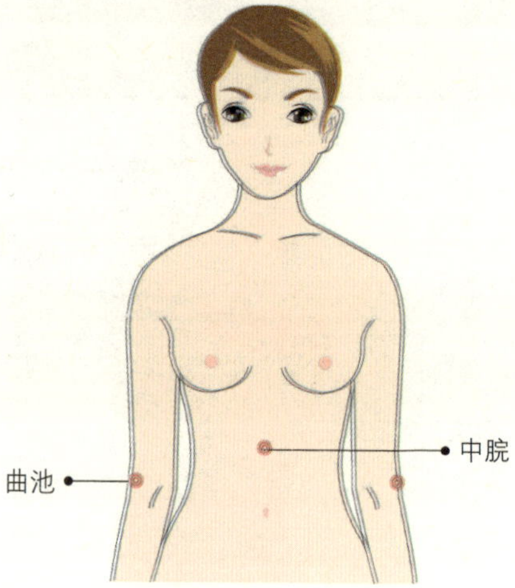

暑湿型感冒

【症状】咳声重浊不扬，咳吐白色黏痰，汗出不畅，肢体酸重，头昏重而胀，纳呆腹胀，大便溏泻。

【方法】用指腹点按中脘穴 50 次，以局部皮肤潮红为度。

【验方自疗法】

【材料】姜 10 克，葱白适量，红糖 20 克

【做法】洗净的葱白切成长段，生姜先切片再切成细丝。将葱白、生姜一起放入锅中，加水煮沸，加入红糖搅匀，趁热一次服下，盖被微取汗。

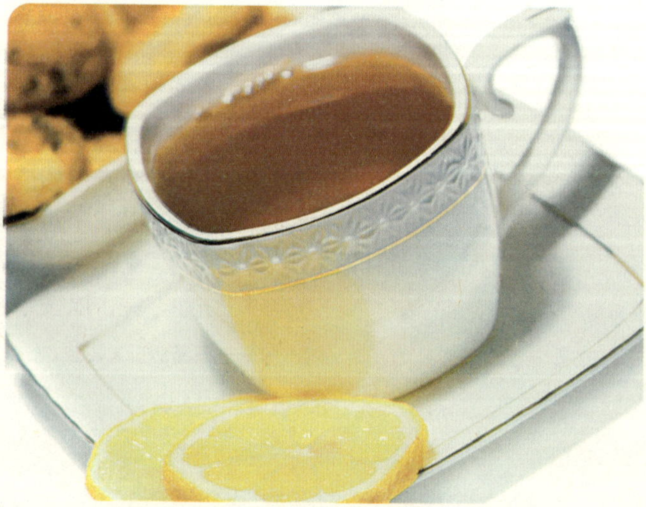

咳嗽

咳嗽是呼吸系统疾病的主要症状之一。中医认为咳嗽是因外感六淫，影响于肺所致的有声有痰之症。咳嗽的形成和发作与反复呼吸道感染、食物过敏、气候变化、吸入特殊的物质，如花粉、动物毛屑等因素有密切关系。

【紧急调理法】

◆列缺有宣肺止咳的作用，可用拇指指腹按揉列缺穴 10 ~ 15 分钟，力度适中。

◆发生剧烈咳嗽时，可用食指、中指按揉背部的定喘穴 3 ~ 5 分钟以止咳。

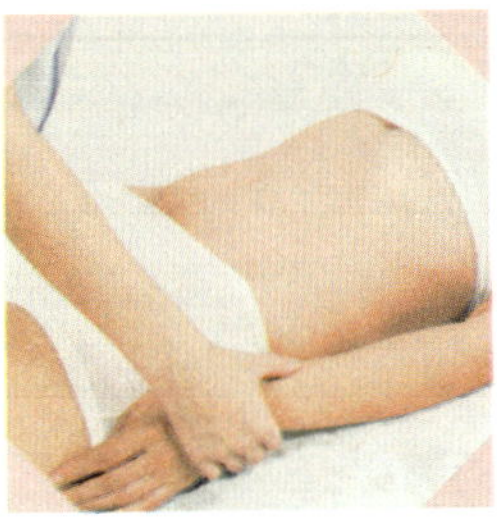

【简易操作】

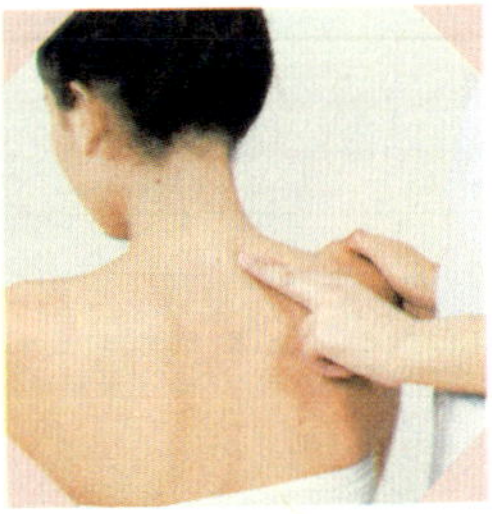

【通用调理法】

穴位按摩方法：
肺俞、大椎、膻中、定喘

◆将食指紧并于中指前端，放于肺俞穴上，环形按揉 3 分钟。

◆将中指指腹置于大椎穴上，用力按揉 1 ~ 2 分钟。

◆将食指、中指、无名指并拢，指腹放于膻中穴上，按揉 3 分钟。

◆将食指、中指并拢，指面附着在定喘穴上，以环形有规律地按揉 3 ~ 5 分钟。

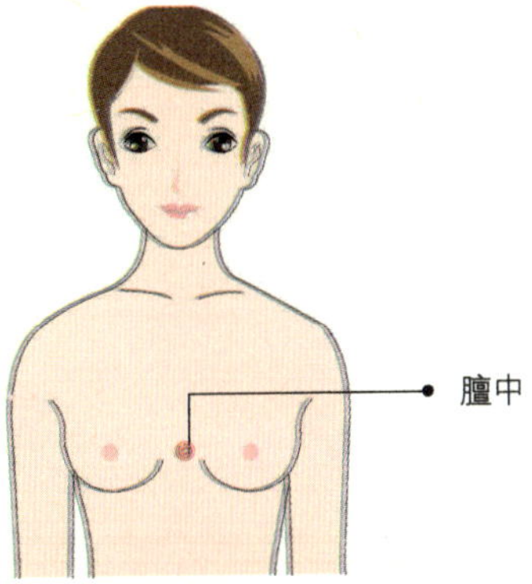

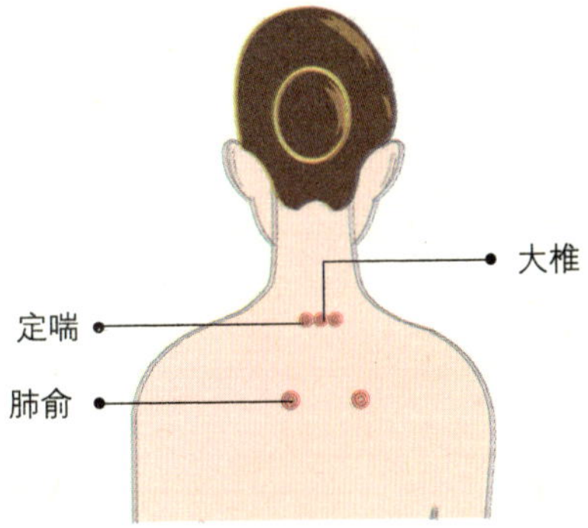

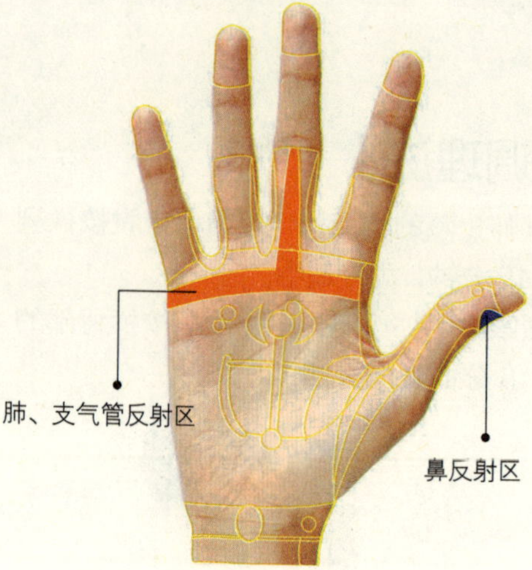

手部 · 肺、支气管反射区，鼻反射区

◆采用指按法按压手部肺、支气管反射区 1 ~ 2 分钟，以局部酸痛为宜。

◆采用指揉法按揉手部鼻反射区 1 ~ 2 分钟，以局部酸痛为宜。

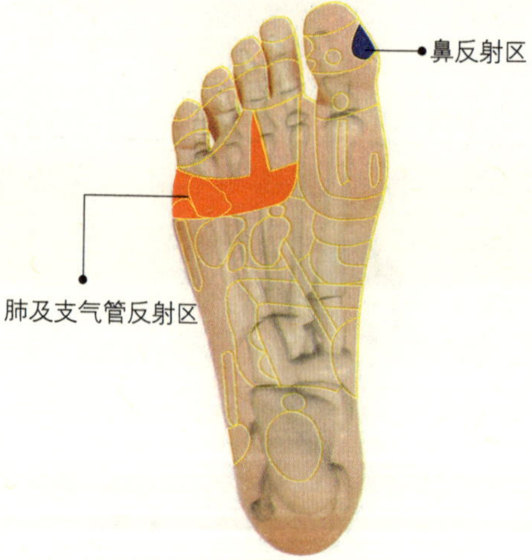

足部 · 鼻反射区、肺及支气管反射区

◆采用掐法掐按足部鼻反射区 2 ~ 5 分钟，以局部酸痛为宜。

◆采用刮压法刮压足部肺及支气管反射区 2 ~ 5 分钟，以局部酸痛为宜。

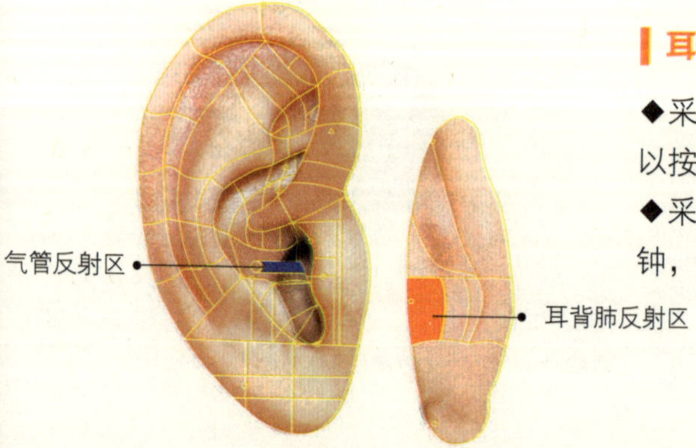

耳部 · 气管反射区、耳背肺反射区

◆采用切按法切压耳部气管反射区 1 ~ 2 分钟，以按摩部位发红或有酸胀感为宜。

◆采用切按法切压耳部耳背肺反射区 1 ~ 2 分钟，以按摩部位发红或有酸胀感为宜。

【对号调理法】

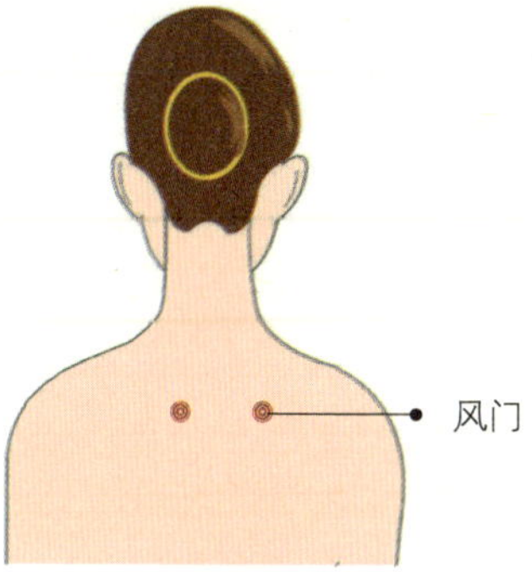

风寒束肺型咳嗽

【症状】咳嗽白痰，鼻塞流涕，恶寒发热，头痛，全身酸楚。

【方法】用拇指指腹用力按揉风门穴 2 分钟，以局部皮肤潮红、发热为度。

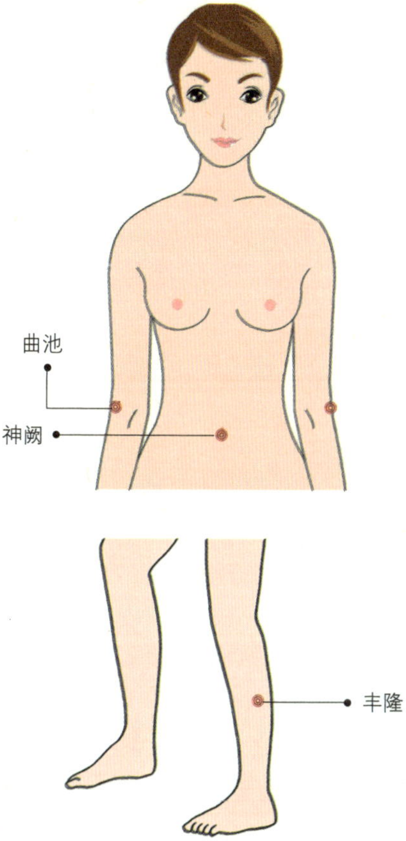

痰湿阻肺型咳嗽

【症状】咳嗽痰多、色白，呈泡沫状，易于咯出，胸部满闷，纳呆腹胀。

【方法】用食指、中指指腹点按丰隆穴 2 分钟，以局部有酸胀感为宜。

脾肾阳虚型咳嗽

【症状】咳嗽气喘，动则尤甚，痰液清稀，形寒肢冷，肢体浮肿，小便不利。

【方法】用手掌大鱼际压揉神阙穴 100 圈，以皮肤发红、发热为度。

风热犯肺型咳嗽

【症状】咳嗽黄痰，黏稠难以咳出，口干咽痛，头痛身热。

【方法】用拇指指腹点按曲池穴，以皮肤潮红为度。

【验方自疗法】

【材料】新鲜橙子 1 个，盐适量

【做法】将橙子洗净割去顶，将少许盐均匀撒在橙肉上，用筷子戳几下，便于盐分渗入。将橙子上锅蒸，水开后再蒸 10 分钟左右。取出后去皮，果肉连同蒸出来的水一起吃。

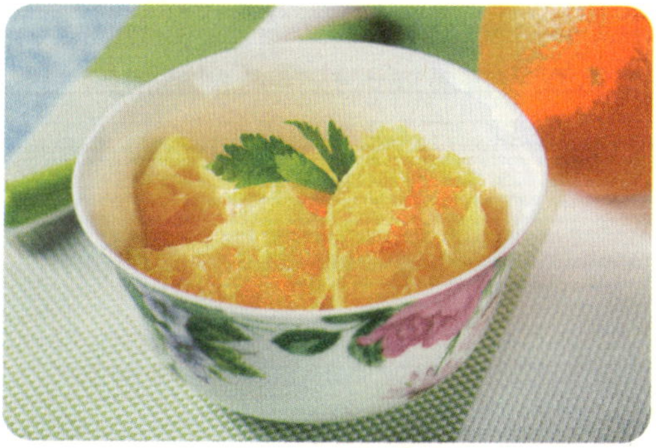

哮喘

哮喘常伴有呼吸困难、咳嗽、胸闷、喘息等症状，严重者干咳或咳出大量白色泡沫痰，哮喘症状可在数分钟内发作，也可在缓解数小时后再次发作，一般夜间和凌晨是哮喘发作的高峰期。此外，哮喘反复发作会导致心功能衰竭、肺气肿等并发症。

【紧急调理法】

◆用双手大拇指指腹揉按内关穴，揉按3～5分钟，以局部潮红发热为佳。

◆痰多时，将拇指放于丰隆穴，其余四指附于小腿腿腹，力度微重，以局部有酸胀感为宜。

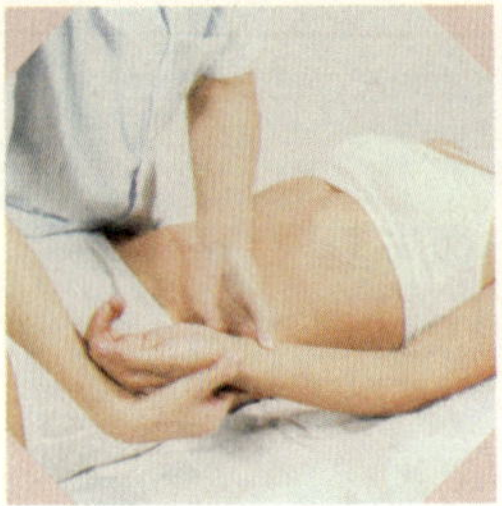

【简易操作】

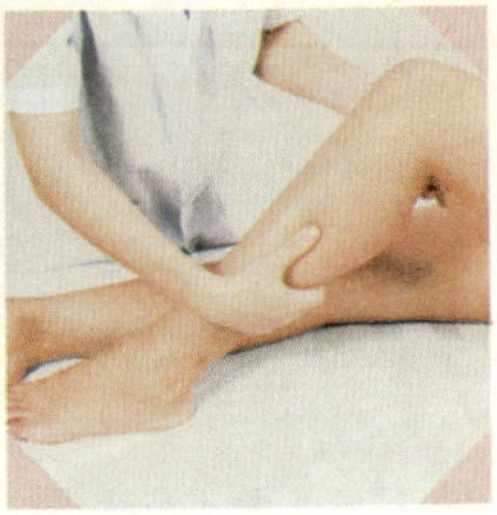

【通用调理法】

穴位按摩方法：

天突、中府、定喘、肺俞

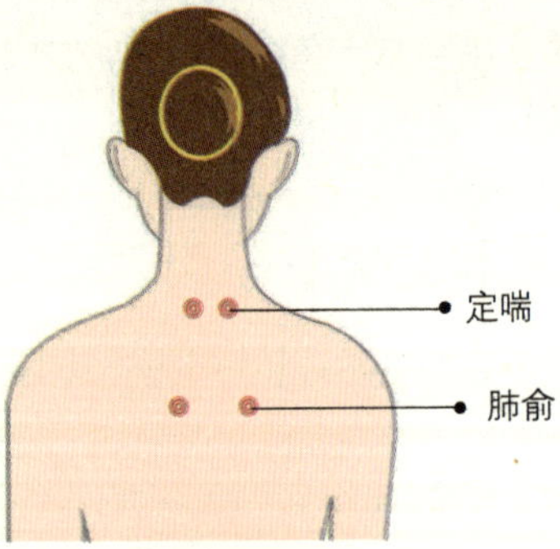

◆右手食指与中指并拢，其余三指弯曲握拳，两指指尖放于天突穴处，以环形按揉50次，力度轻柔，速度适中。

◆拇指指腹放在两侧中府穴上，适当用力按揉0.5～1分钟，以酸胀为佳。

◆食指、中指并拢，指面附着在定喘穴上，以环形有规律地按揉3～5分钟。

◆用双手指腹同时按揉两侧肺俞穴3～5分钟，压力由轻至重。

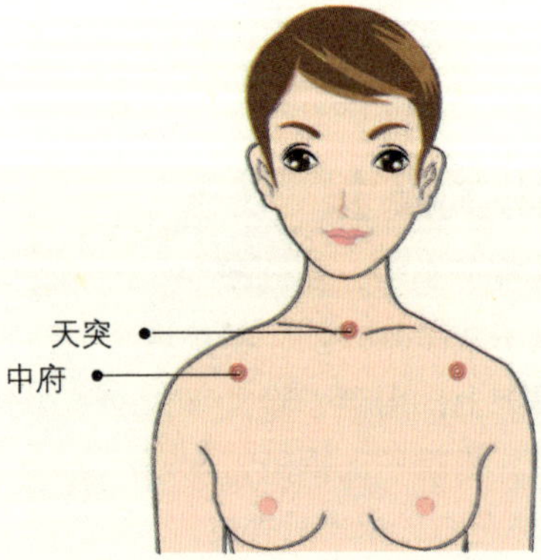

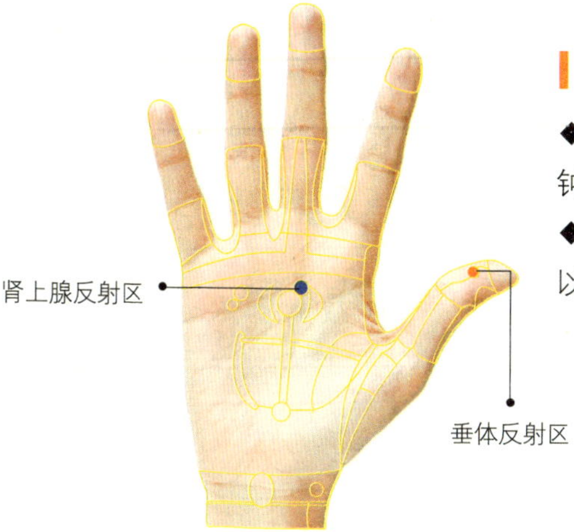

手部 · 肾上腺反射区、垂体反射区

◆采用指揉法按揉手部肾上腺反射区 1 ~ 2 分钟，以局部酸痛为宜。

◆采用指揉法揉按手部垂体反射区 1 ~ 2 分钟，以局部酸痛为宜。

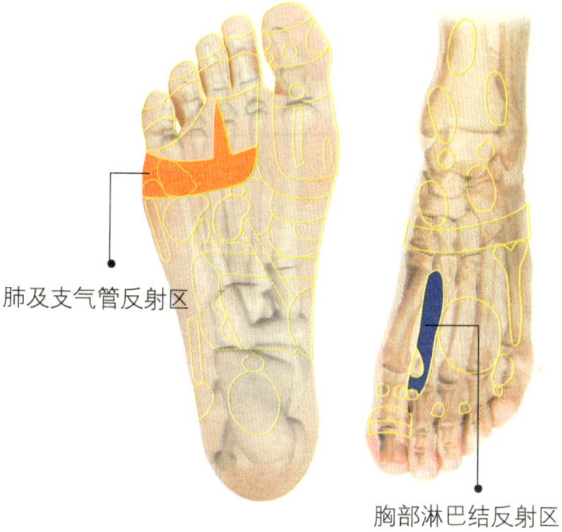

足部 · 肺及支气管反射区、胸部淋巴结反射区

◆采用刮压法刮压足部肺及支气管反射区 2 ~ 5 分钟，以局部酸痛为宜。

◆采用拇指指腹按压法按压足部胸部淋巴结反射区 2 ~ 5 分钟，以局部酸痛为宜。

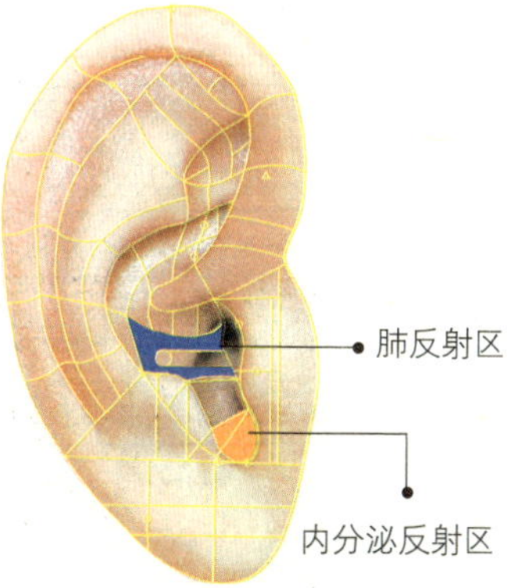

耳部 · 内分泌反射区、肺反射区

◆采用切按法切压耳部内分泌反射区 1 ~ 2 分钟，以按摩部位发红或有酸胀感为宜。

◆采用切按法切压耳部肺反射区 1 ~ 2 分钟，以按摩部位发红或有酸胀感为宜。

【对号调理法】

肺虚型哮喘

【症状】喉中有轻度哮鸣音，咳痰清稀发白，爱出汗，怕冷怕风，常感冒，面色苍白。

【方法】每天分别按揉肺俞穴、太渊穴和足三里穴两次，每次 150 下。

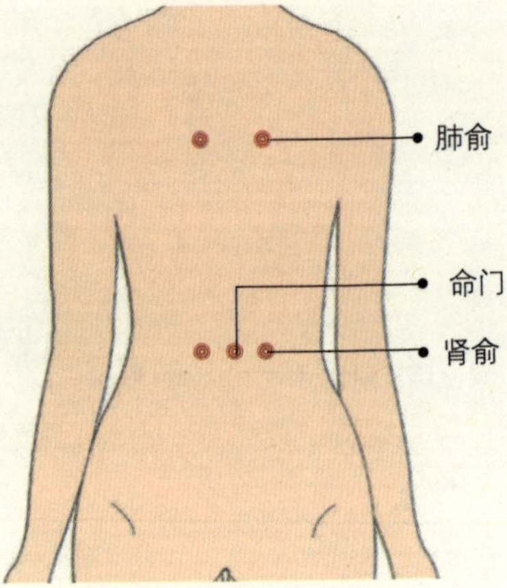

肾虚型哮喘

【症状】呼吸浅且急促，易喘，多在劳累后发作。

【方法】每天分别按揉太溪穴、肺俞穴、肾俞穴和鱼际穴 2 次，每次 200 下。直擦背部督脉，横擦腰部肾俞穴、命门穴，以透热为度，用掌擦法横擦前胸部 3 ~ 5 分钟。

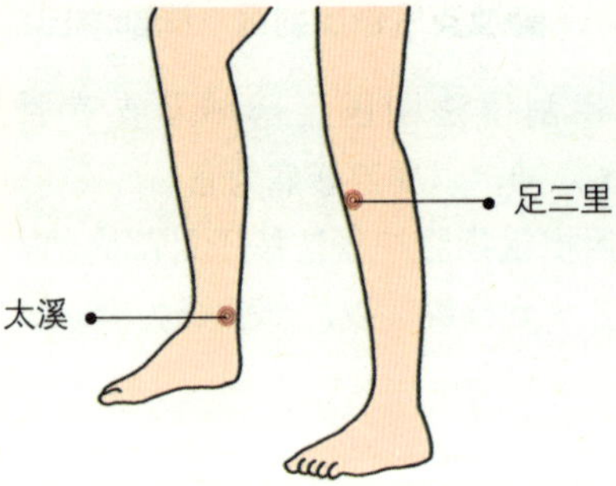

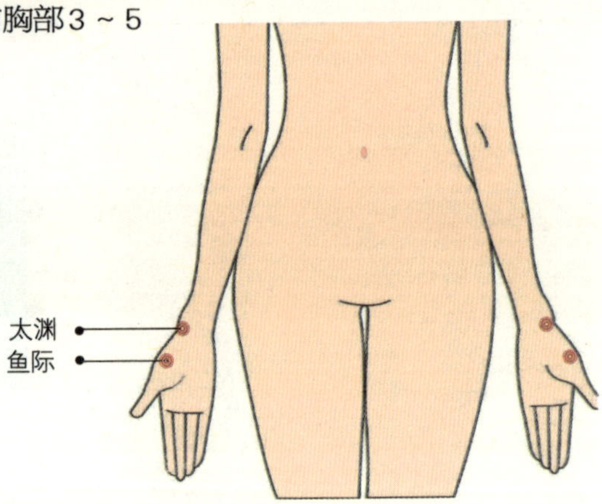

【验方自疗法】

【材料】核桃仁 250 克，杏仁 250 克，蜂蜜 500 克

【做法】将杏仁放入锅中煮 1 小时，再加入核桃仁收汁，锅内快沸腾时，加入蜂蜜，搅匀至沸腾，每天取适量食用，坚持 2 个星期。

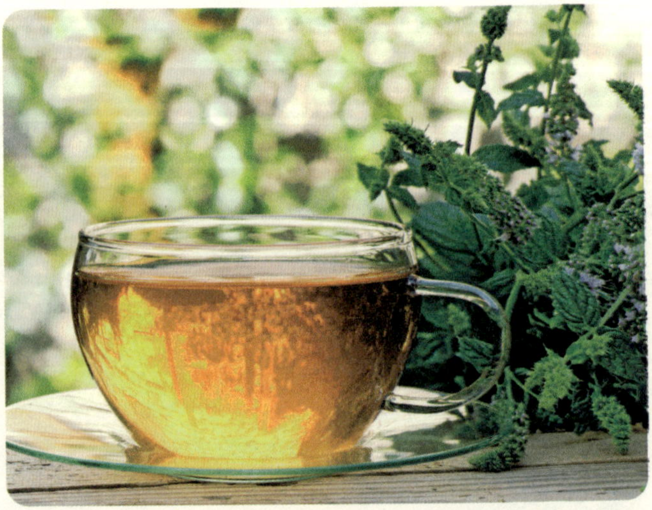

胸闷

胸闷，可轻可重，是一种自觉胸部闷胀及呼吸不畅的感觉，轻者可能是神经官能症，即心脏、肺的功能失去调节引起的，经西医诊断无明显的器质性病变。严重者为心肺二脏的疾患引起，可由冠心病、心肌供血不足或慢性支气管炎、肺气肿、肺心病等导致，经西医诊断有明显的器质性病变。

【紧急调理法】

◆双手掌根分按胸口不动，四指并拢，用指腹抚摩胸口，同时右手向右旋转 50 圈，左手向左旋转 50 圈，再逆向旋转各 50 圈。

◆用双手食指分别点按两侧云门穴 1 分钟。

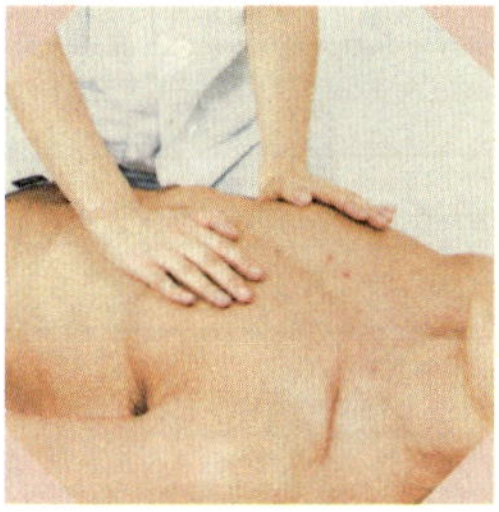

【简易操作】

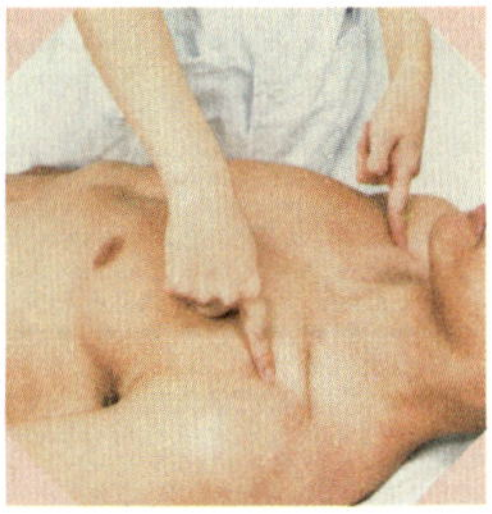

【通用调理法】

穴位按摩方法：

膻中、神门、阴郄、通里、灵道、期门、天池、胸乡

◆以膻中穴为中心，双掌重叠，右手在下，顺时针方向旋转 50 圈，再换左手在下，逆时针方向旋转 50 圈。

◆用拇指自神门穴往阴郄穴、通里穴、灵道穴方向推，每穴 3 ~ 5 分钟。

◆推手背的中指至手腕两侧的肌腱，每次 10 个来回。

◆两手掌分别按压在胁肋上，两手同时用力往上提擦期门穴、天池穴、胸乡穴至胸脯上，同时深吸气。

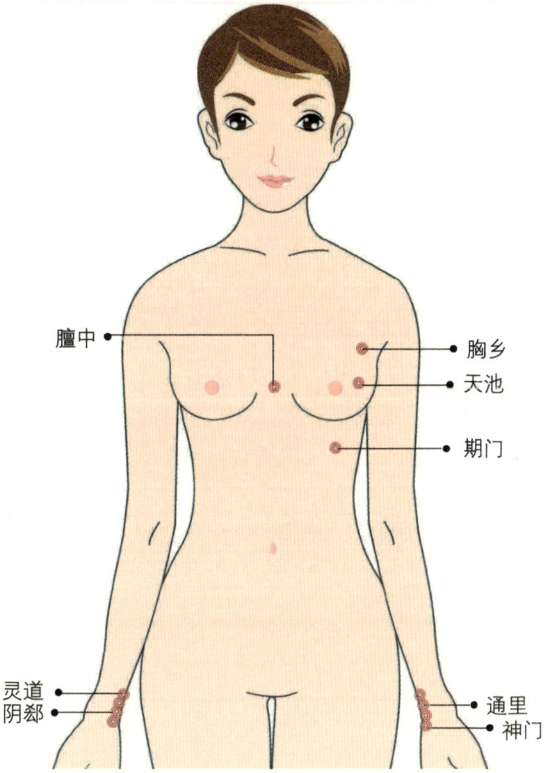

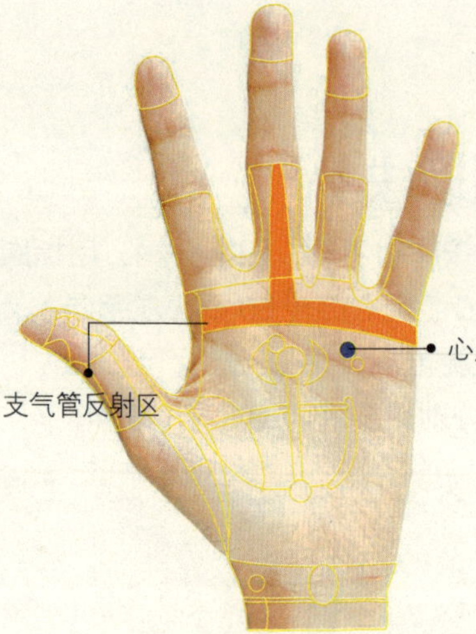

手部 · 肺、支气管反射区，心反射区

◆采用指按法按压手部肺、支气管反射区 1 ~ 2 分钟，以局部酸痛为宜。

◆采用掐法掐按手部心反射区 1 ~ 2 分钟，以局部酸痛为宜。

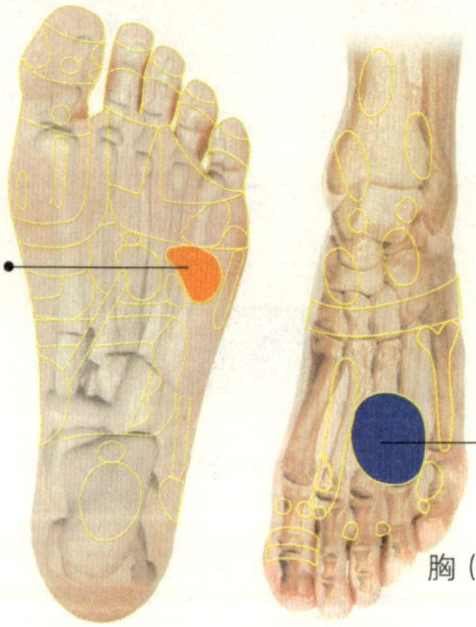

足部 · 心反射区、胸（乳房）反射区

◆采用掐法掐按足部心反射区 2 ~ 5 分钟，以局部酸痛为宜。

◆采用掐法掐按足部胸（乳房）反射区 2 ~ 5 分钟，以局部酸痛为宜。

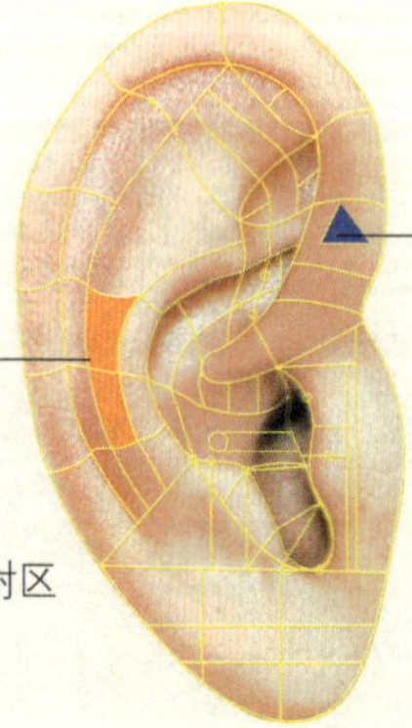

耳部 · 胸椎反射区、交感反射区

◆采用搓摩法搓摩耳部胸椎反射区 1 ~ 2 分钟，以按摩部位发红或有酸胀感为宜。

◆采用切按法切压耳部交感反射区 1 ~ 2 分钟，以按摩部位发红或有酸胀感为宜。

心悸

心悸为中医病名，以感觉心脏急剧跳动或跳动不规律、惊慌不安、不能自主为主要表现。西医学的各种原因引起的心律失常，如心动过速、心动过缓、过早搏动、心房颤动或扑动、房室传导阻滞、病态窦房结综合征、预激综合征及心功能不全、神经官能症等，凡以心悸为主要临床表现时，均可参考心悸的辨证论治。

【紧急调理法】

◆用拇指指尖掐按后溪穴2～3分钟，力度适中。

◆拇指指尖放于患者中指指纹面的中冲穴，食指顶于中指指甲面，揉按3分钟。

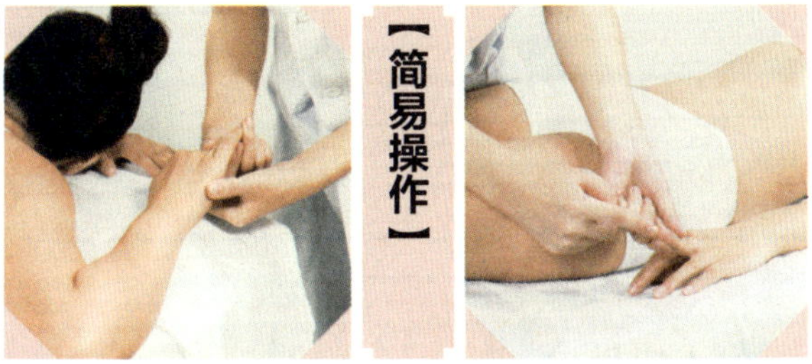

【通用调理法】

穴位按摩方法：

通里、内关、膻中、心俞

◆用拇指揉按通里穴3～5分钟，以局部有酸痛感为宜。

◆每天用拇指揉按内关穴3～5分钟，以局部有酸胀感为宜。

◆将食指、中指、无名指并拢，以指腹按揉膻中穴，时间为3～5分钟。

◆用双手拇指指腹同时按揉两侧心俞穴，时间为3～5分钟。

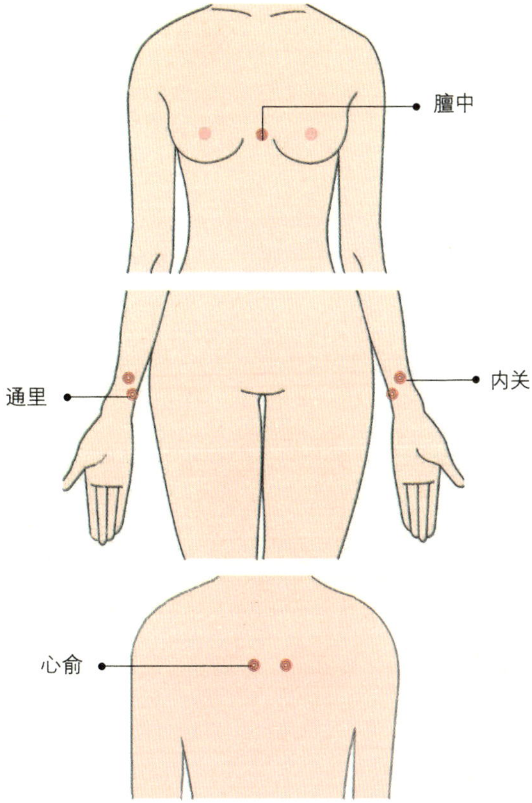

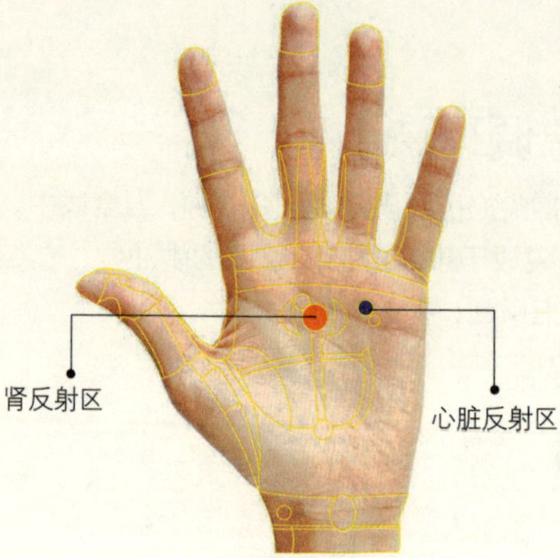

手部 · 心脏反射区、肾反射区

◆用拇指指腹按压手部心脏反射区，以出现酸胀感为宜。

◆采用指揉法按揉手部肾反射区 1 ~ 2 分钟，以局部酸痛为宜。

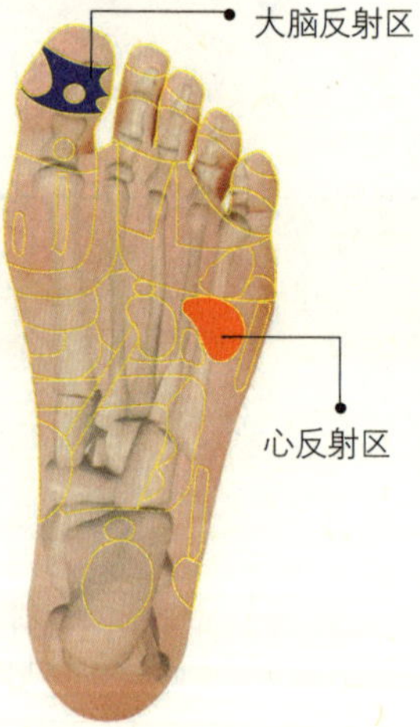

足部 · 心反射区、大脑反射区

◆采用拇指指腹按压法按压足部心反射区 2 ~ 5 分钟，以局部酸痛为宜。

◆用掐法掐按足部大脑反射区 2 ~ 5 分钟，以局部酸痛为宜。

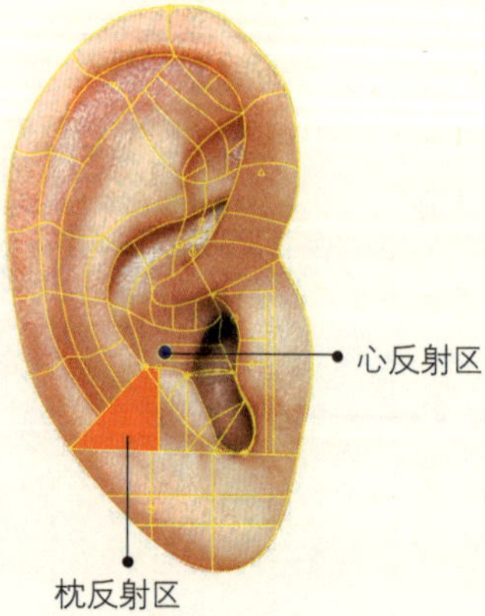

耳部 · 心反射区、枕反射区

◆采用切按法切压耳部心反射区 1 ~ 2 分钟，以按摩部位发红或有酸胀感为宜。

◆采用捏揉法揉动耳部枕反射区 1 ~ 2 分钟，以按摩部位发红或有酸胀感为宜。

【对号调理法】

心血不足型心悸

【症状】精神疲倦，失眠多梦，乏力，气短，头晕眼花，面苍白，唇色淡，纳差。忧思过度或工作劳心后加重。

【方法】每天分别按揉神门、心俞、三阴交和足三里穴 2 次，每穴每次各 100 下。

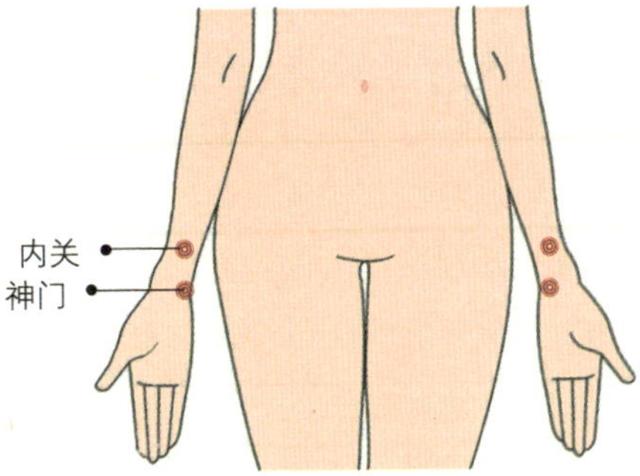

心虚胆怯型心悸

【症状】心中不宁，易受惊吓，易怒，胸闷气短，自汗，坐卧不安，失眠，多梦，易惊醒。

【方法】每天早上分别按揉神门、内关和丘墟穴 200 次。

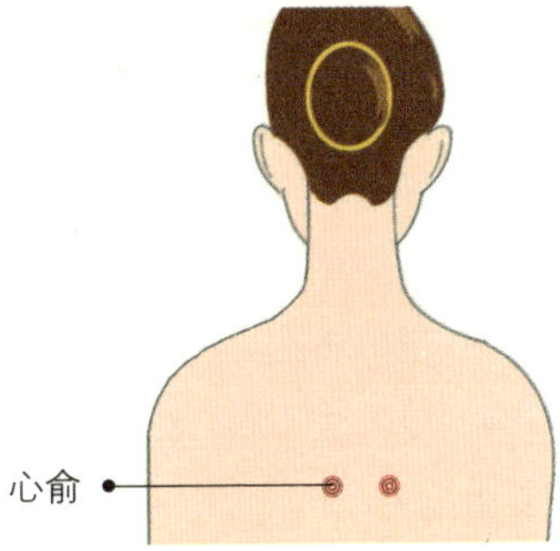

阴虚火旺型心悸

【症状】心烦，睡眠质量差，头晕，手足心热，腰酸腿软，两眼干涩，咽干口燥，身体消瘦，遇事急躁，易发怒，舌质红，苔少，甚至没有舌苔。

【方法】每天分别按揉内关、三阴交、太溪穴 3 次，每次 200 下。

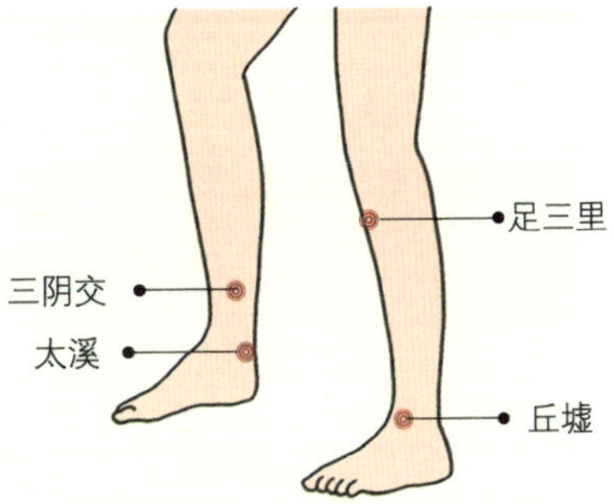

【验方自疗法】

【材料】人参 30 克，茯神 10 克，酸枣仁 17 克，白糖少许

【做法】砂锅注水烧热，倒入人参、茯神、酸枣仁，烧开后用小火煮约 30 分钟，至药材析出有效成分。加入少许白糖，用中火煮至溶化，关火后盛出煮好的汤汁，滤入碗中即成。

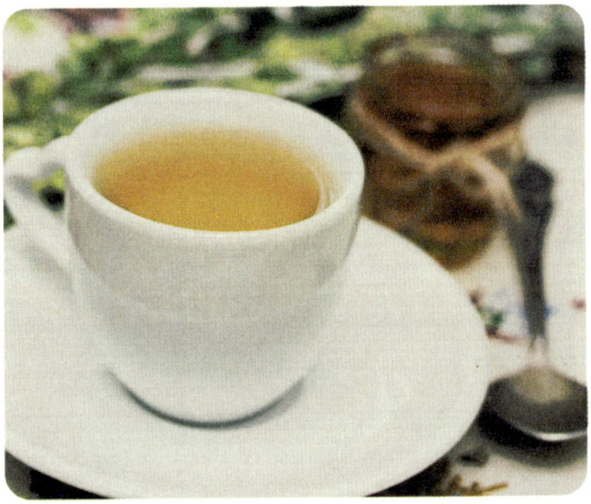

冠心病

作为心脏病之一的冠心病，其症状主要表现为胸骨后有闷胀感，并可发散到臂部、肩部、背部等；部分患者还会出现恶心、昏厥、眩晕、气促、寒战、出汗等症状，严重者还可能会出现心力衰竭。

【紧急调理法】

◆ 膻中穴能有效改善胸痛、胸闷等胸部的症状，冠心病发作时可以指腹按揉膻中穴至症状缓解。

◆ 若出现呼吸急促，可用指腹持续按擦天突穴 3 ~ 5 分钟。

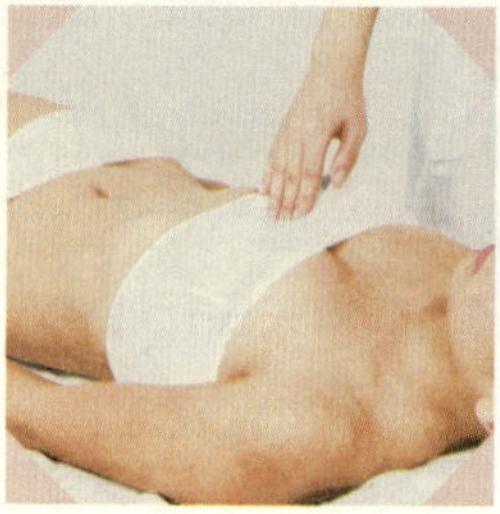

【简易操作】

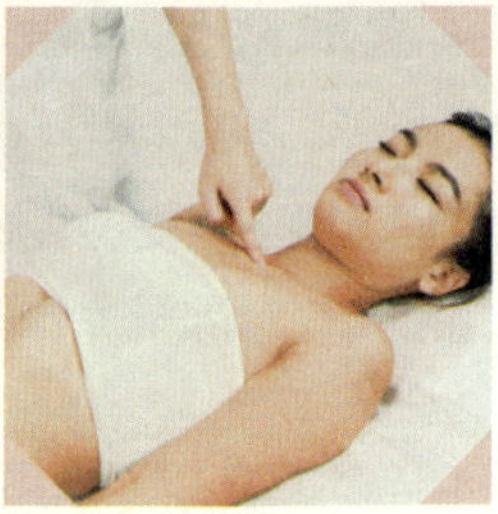

【通用调理法】

穴位按摩方法：

膻中、心俞、神堂、郄门、阴郄、内关

◆将食指、中指、无名指并拢，以指腹按揉膻中穴，时间为 3 ~ 5 分钟。

◆将双手食指、中指、无名指紧并放于心俞穴和神堂穴上点揉 3 分钟。

◆合并食指、中指，以指腹揉按郄门穴、阴郄穴 2 ~ 3 分钟，力度适中。

◆双手拇指放于患者两侧前臂正中的内关穴上，双手其余四指半握附于手臂上，揉按 3 ~ 5 分钟，以局部有酸痛感为宜。

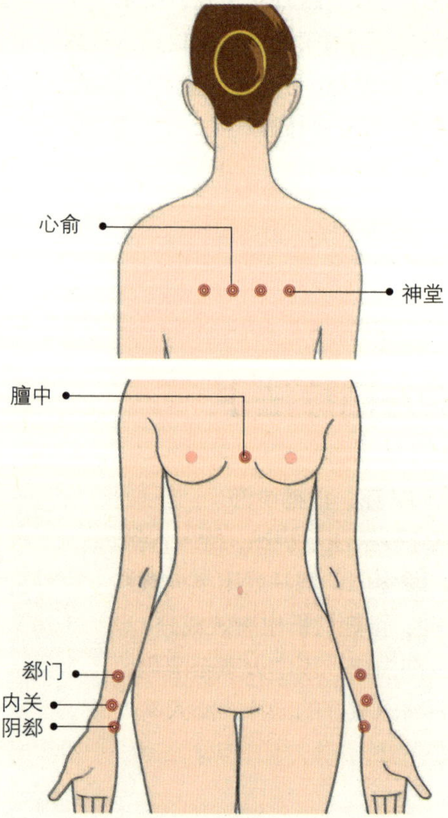

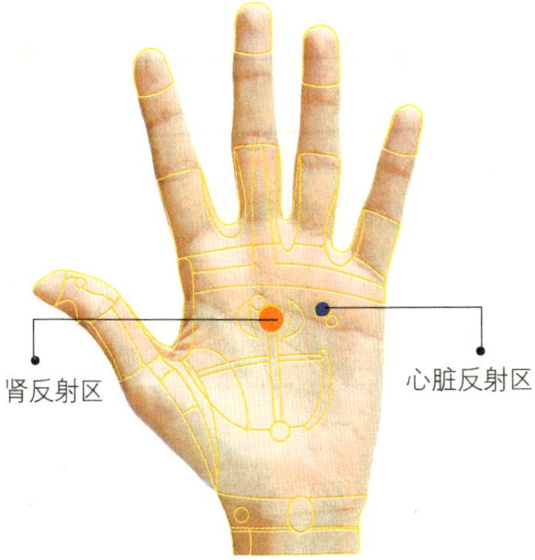

手部 · 心脏反射区、肾反射区

◆采用掐法掐按手部心脏反射区 1 ～ 2 分钟，以局部酸痛为宜。

◆采用指揉法按揉手部肾反射区 1 ～ 2 分钟，以局部发红为宜。

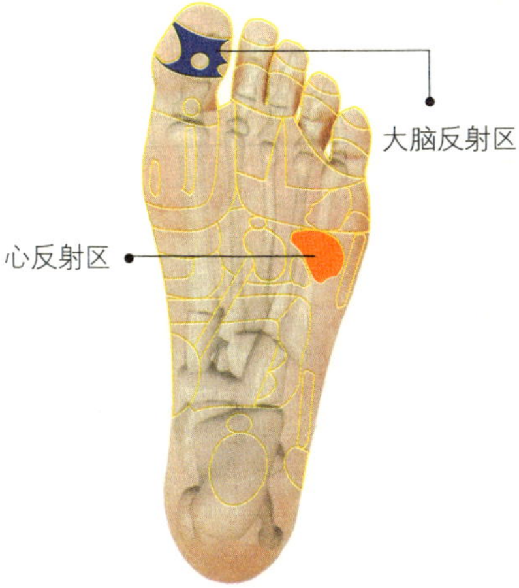

足部 · 心反射区、大脑反射区

◆采用拇指指腹按压法按压足部心反射区 2 ～ 5 分钟，以局部酸痛为宜。

◆采用掐法掐按足部大脑反射区 2 ～ 5 分钟，以局部酸痛为宜。

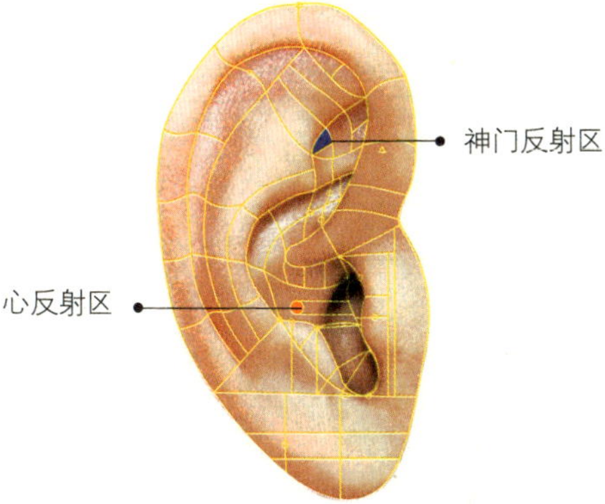

耳部 · 神门反射区、心反射区

◆采用捏揉法揉动耳部神门反射区 1 ～ 2 分钟，以按摩部位有酸胀感为宜。

◆采用切按法切压耳部心反射区 1 ～ 2 分钟，以按摩部位发红或有酸胀感为宜。

低血压

当人体的收缩压低于 90 毫米汞柱，舒张压低于 60 毫米汞柱，脉压差常低于 20 毫米汞柱时，称为低血压。低血压患者常伴有眼花、耳鸣、头晕、无汗、气短无力等症状，严重者还会有胸闷之感，甚至出现昏厥的情况。此外，低血压还会导致患者出现食欲不振、记忆力减退、失眠、精神萎靡等症状。

【紧急调理法】

◆出现头痛头晕症状时，用双手拇指指腹同时按揉两侧太阳穴 2 ~ 3 分钟，力度由轻渐重。

◆用大拇指指腹按揉足三里穴 50 次，以局部潮红发热为度。

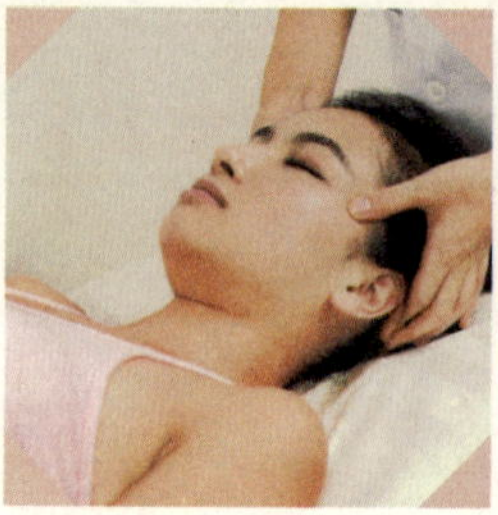

【简易操作】

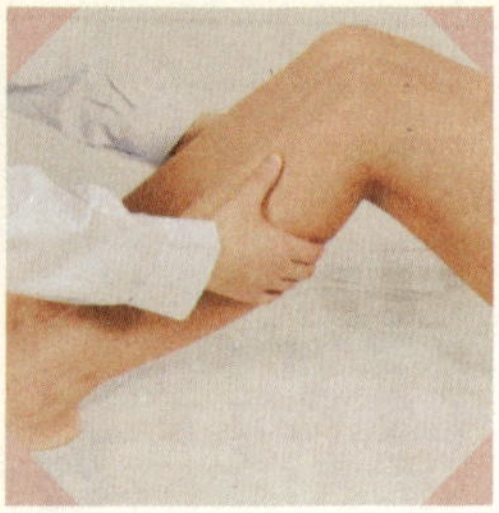

【通用调理法】

穴位按摩方法：

百会、天柱、心俞、脾俞

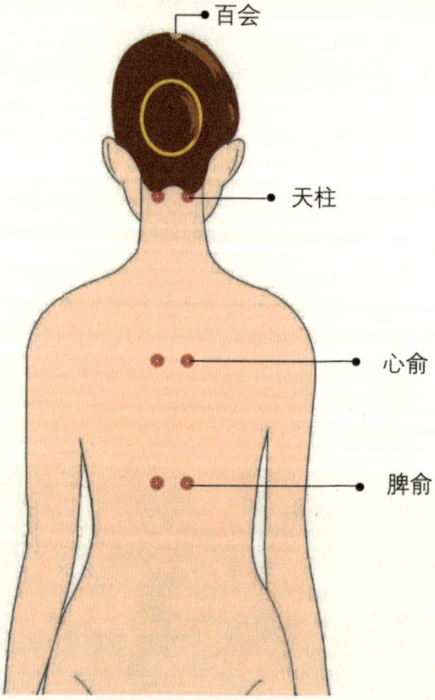

◆将食指、中指指端轻轻按在百会穴上，以顺时针的方向揉按 50 次，再以逆时针的方向揉按 50 次，力度稍轻、平稳。

◆用食指和中指揉按天柱穴 50 次，以潮红发热为度。

◆用双手拇指指腹同时按揉两侧心俞穴，时间为 3 ~ 5 分钟。

◆用双手拇指指腹同时按揉两侧脾俞穴，时间为 3 ~ 5 分钟。

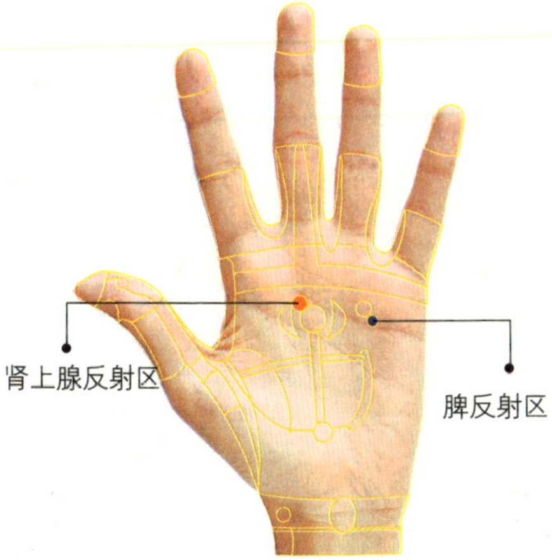

手部 · 脾反射区、肾上腺反射区

◆采用指揉法按揉手部脾反射区 1 ~ 2 分钟，以局部酸痛为宜。

◆采用指揉法按揉手部肾上腺反射区 1 ~ 2 分钟，以局部酸痛为宜。

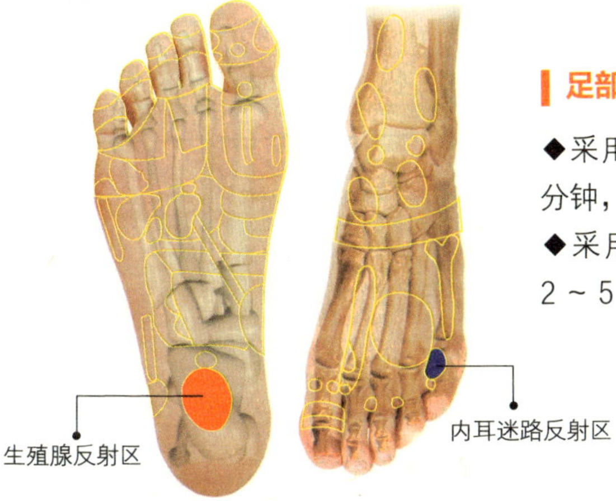

足部 · 内耳迷路反射区、生殖腺反射区

◆采用刮压法刮压足部内耳迷路反射区 2 ~ 5 分钟，以局部酸痛为宜。

◆采用单食指叩拳法顶压足部生殖腺反射区 2 ~ 5 分钟，以局部酸痛为宜。

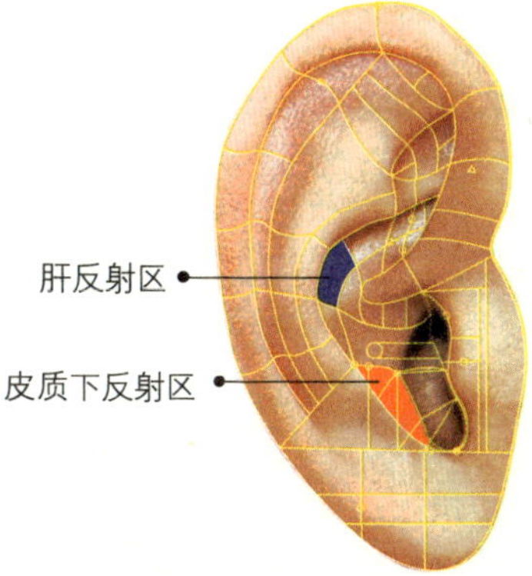

耳部 · 肝反射区、皮质下反射区

◆采用切按法切压耳部肝反射区 1 ~ 2 分钟，以按摩部位发红或有酸胀感为宜。

◆采用刮拭法刮拭耳部皮质下反射区 1 ~ 2 分钟，以按摩部位发红或有酸胀感为宜。

高血压

高血压一般临床表现为血压在140/90 毫米汞柱以上。高血压患者多会出现头痛、头涨、晕眩、面红、烦躁、失眠等症状。一般情况下，糖尿病患者也同时患有高血压，这类人群的血糖比正常人高出很多，血黏稠度大，血管所受阻力随之增大，所以容易得高血压。

【紧急调理法】

◆按揉“降压沟”：降压沟是耳背和脑袋相交的一道沟。如果出门在外，血压突然升高，又忘记带降压药，赶紧按揉降压沟200次，可帮助降血压。

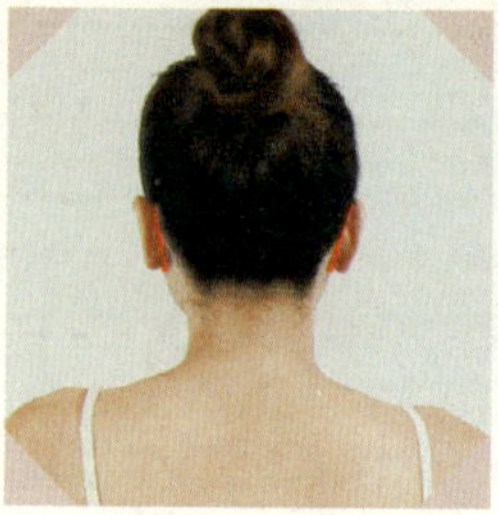

【简易操作】

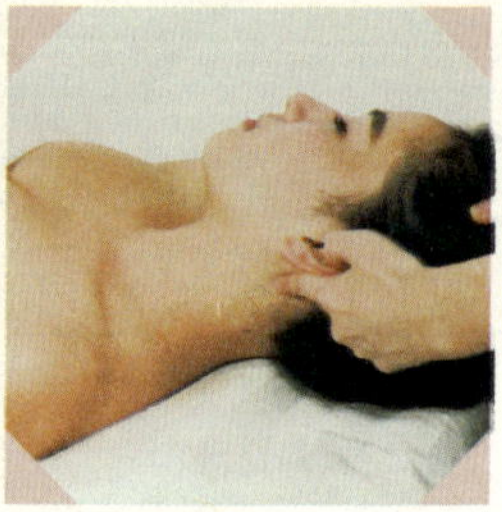

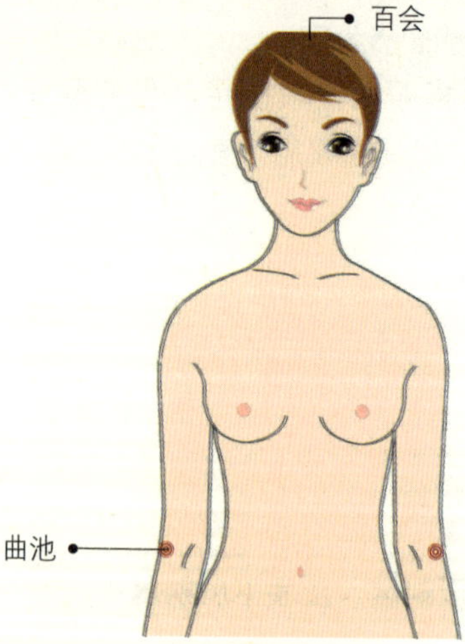

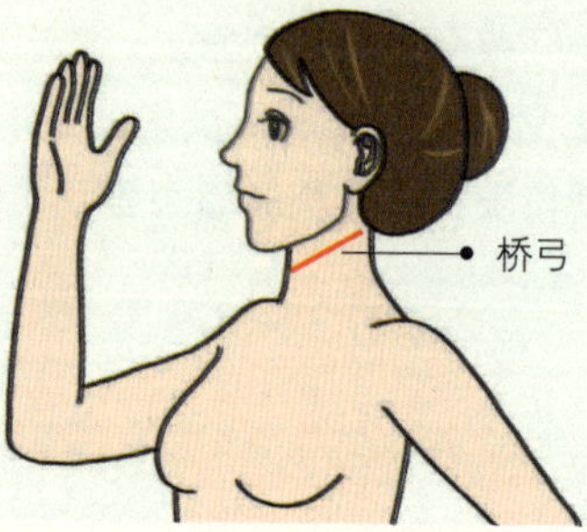

【通用调理法】

穴位按摩方法：
百会、桥弓、曲池

◆用拇指指腹轻按百会穴，以顺时针的方向揉按 1 分钟，力度适中。

◆左手食指、中指、无名指紧并，由上而下地推按桥弓穴，先左后右各 1 分钟。

◆用右手拇指指腹按揉曲池穴 10 ~ 15 分钟，力度适中，以局部有酸胀感为度。

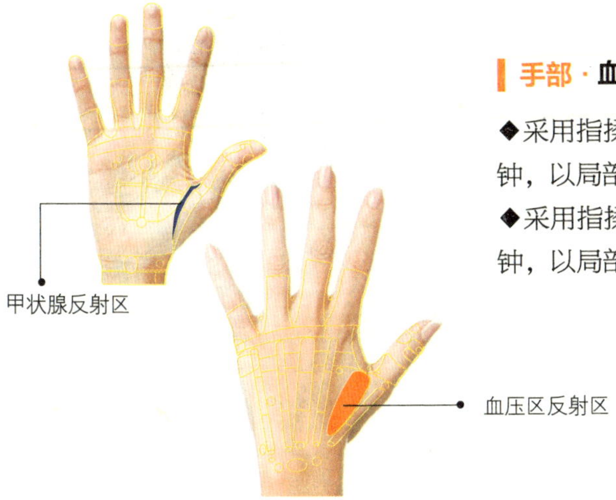

手部 · 血压区反射区、甲状腺反射区

◆采用指揉法按揉手部血压区反射区 1 ~ 2 分钟，以局部酸痛为宜。

◆采用指揉法按揉手部甲状腺反射区 1 ~ 2 分钟，以局部酸痛为宜。

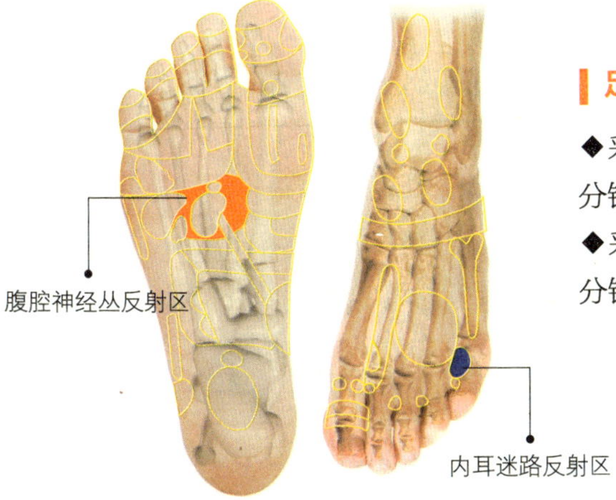

足部 · 腹腔神经丛反射区、内耳迷路反射区

◆采用掐法掐按足部腹腔神经丛反射区 2 ~ 5 分钟，以局部酸痛为宜。

◆采用刮压法刮压足部内耳迷路反射区 2 ~ 5 分钟，以局部酸痛为宜。

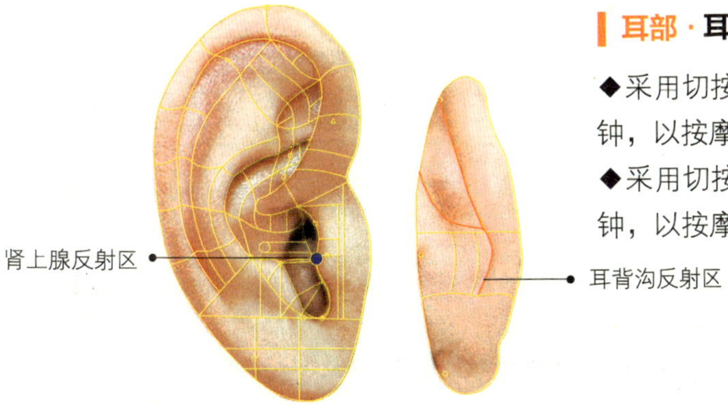

耳部 · 耳背沟反射区、肾上腺反射区

◆采用切按法切压耳部耳背沟反射区 1 ~ 2 分钟，以按摩部位发红或有酸胀感为宜。

◆采用切按法切压耳部肾上腺反射区 1 ~ 2 分钟，以按摩部位发红或有酸胀感为宜。

【对号调理法】

肝火偏旺型高血压

【症状】性情急躁易动怒，怒则头痛、头晕，面红、目红，或有口干喜冷饮，口苦食饭不香，或食肥甘厚味，嗜酒抽烟，平素有便秘、尿黄的现象出现；舌红，苔黄。

【方法】手指指腹分别点按四神聪穴 2 ~ 3 分钟，以局部有酸胀感为宜。

阴虚阳亢型高血压

【症状】头痛头晕，耳鸣，眼花，腰酸腰痛，膝关节疼痛，双腿绵软无力，失眠多梦，头重脚轻，失眠多梦，眼花，头重脚轻。

【方法】拇指分别弹拨内关穴、神门穴 100 次，以局部皮肤潮红为度。

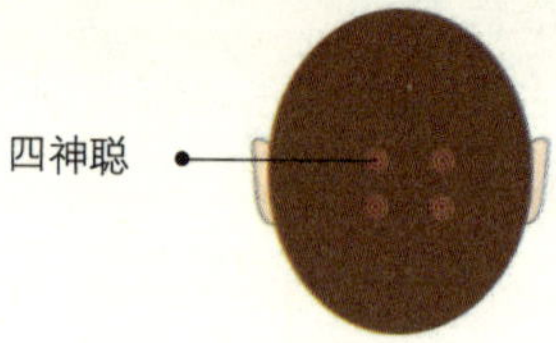

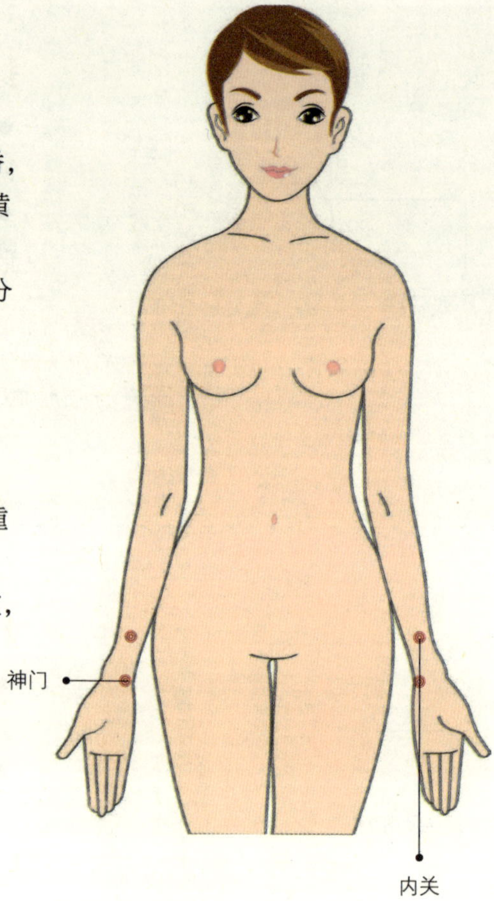

【验方自疗法】

【材料】鲜芹菜（选用棵型粗大者）、蜂蜜各适量

【做法】芹菜洗净，切成段，放入榨汁机中榨取汁液，往芹菜汁中加入适量的蜂蜜，加热搅匀。日服 3 次，每次 40 毫升。

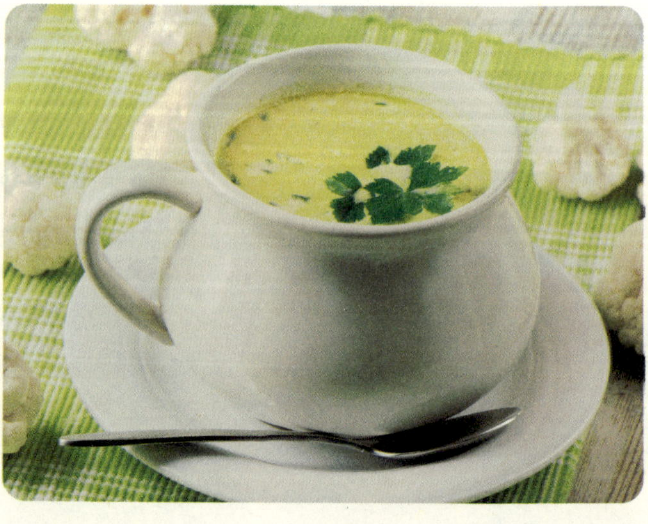

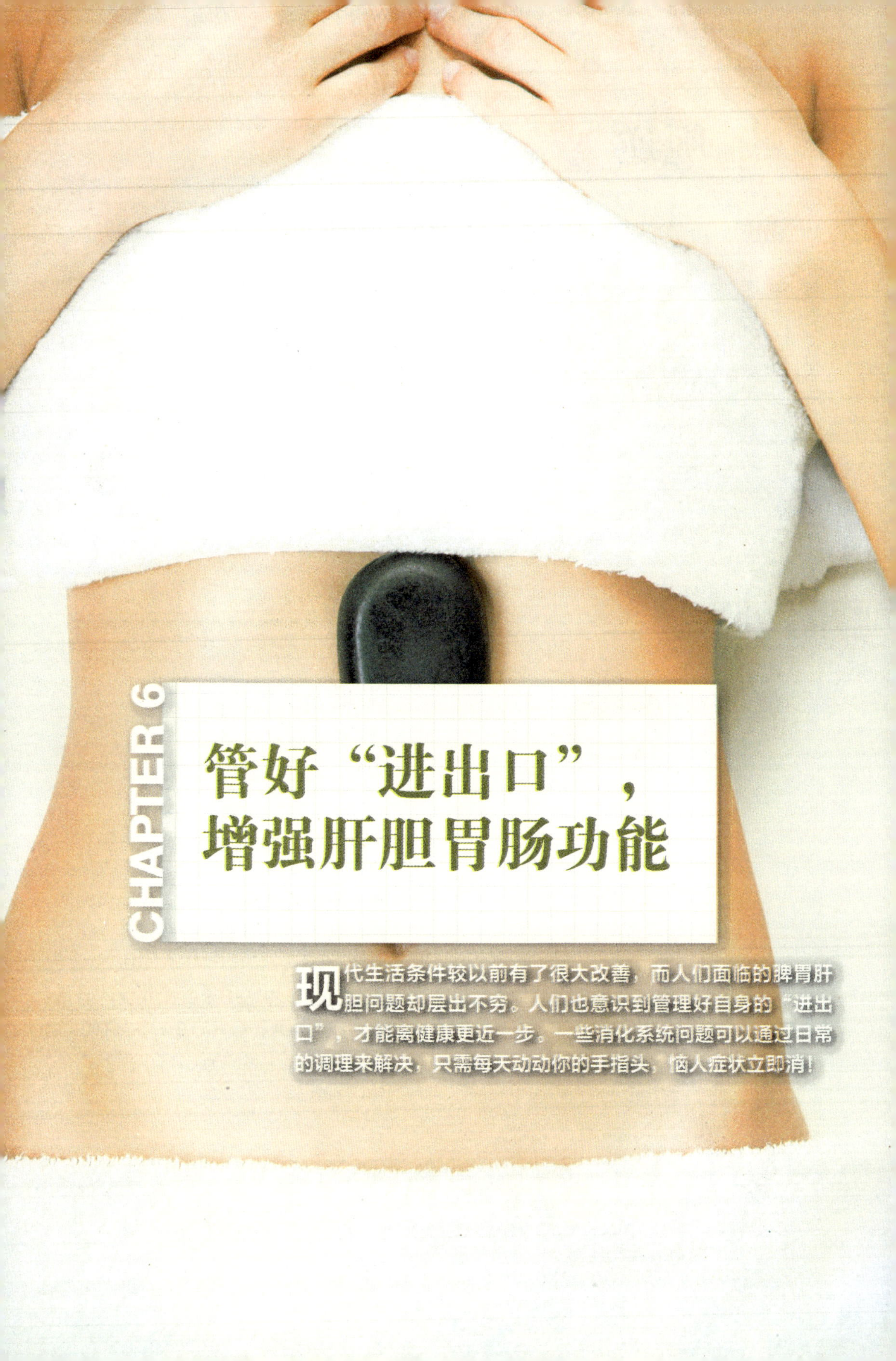

CHAPTER 6

管好“进出口”，增强肝胆胃肠功能

现代生活条件较以前有了很大改善，而人们面临的脾胃肝胆问题却层出不穷。人们也意识到管理好自身的“进出口”，才能离健康更近一步。一些消化系统问题可以通过日常的调理来解决，只需每天动动你的手指头，恼人症状立即消！

呃逆

呃逆，又名打嗝，是指气从胃中上逆，喉间连连作声，声音急促，无法自制。呃逆患者一般喉咙会发出频繁的叫声，这种声音时高时低，时疏时密，间歇时间不固定，往往在短时间内无法自我控制，频繁者一次可持续一天以上。呃逆时会感觉胸膈胀胀的，饮食难下或出汗，呃逆症状一年四季皆有可能发生。

【紧急调理法】

◆出现打嗝时，可用手多次搓手背，搓动时，掌根或拇指紧贴皮肤，用力要稳，速度宜缓慢而均匀。

◆用双手拇指和食指紧捏住左右耳垂，两手同时将耳垂向下拉，力度以耳垂根受到刺激为宜。

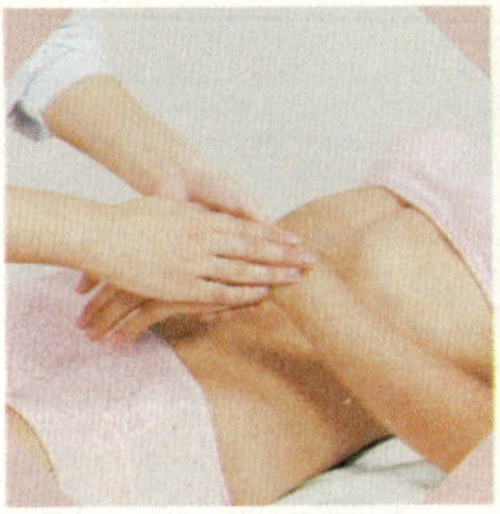

【简易操作】

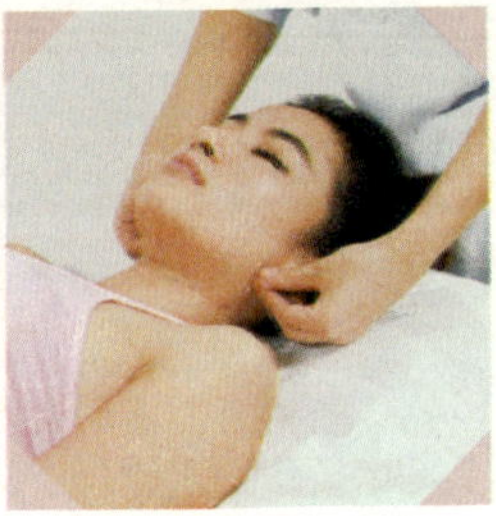

【通用调理法】

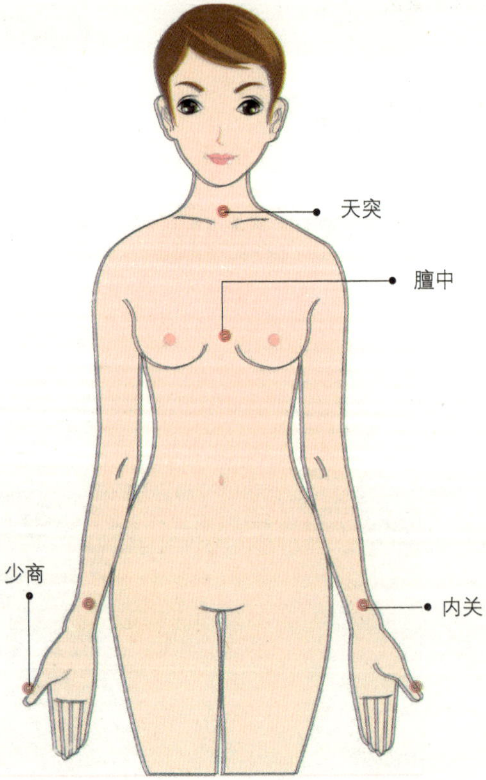

穴位按摩方法：
内关、天突、膻中、少商

◆打嗝时，用拇指指腹重力按压内关穴 5 ~ 10 分钟。

◆打嗝时，将右手拇指放置于天突穴处，然后由轻渐重、由重到轻地揉按该穴 1 分钟。

◆将食指、中指、无名指并拢，以指腹按揉膻中穴，时间为 3 ~ 5 分钟。

◆用拇指指甲尖垂直掐按少商穴 1 分钟，力度适中。

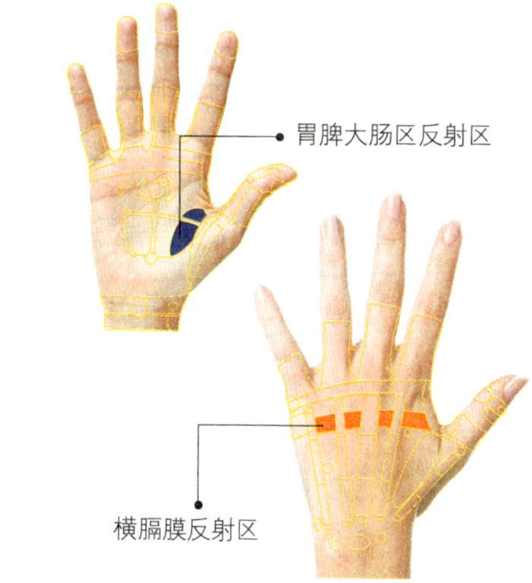

手部 · 横膈膜反射区、胃脾大肠区反射区

◆采用指按法按压手部横膈膜反射区 1 ~ 2 分钟，以局部酸痛为宜。

◆采用指揉法按揉手部胃脾大肠区反射区 1 ~ 2 分钟，以局部酸痛为宜。

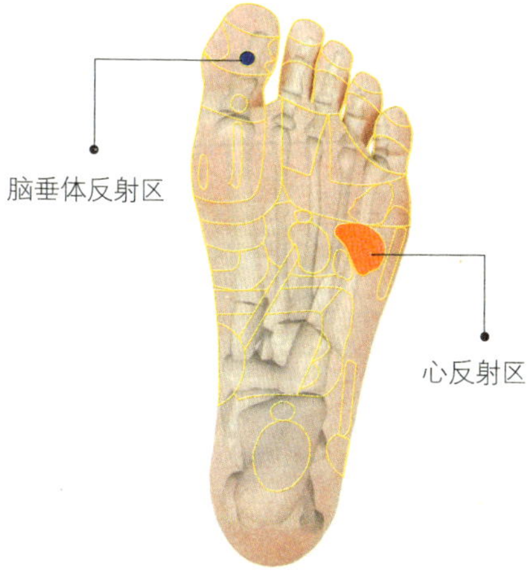

足部 · 心反射区、脑垂体反射区

◆采用掐法掐按足部心反射区 2 ~ 5 分钟，以局部酸痛为宜。

◆采用单食指叩拳法顶压足部脑垂体反射区 2 ~ 5 分钟，以局部酸痛为宜。

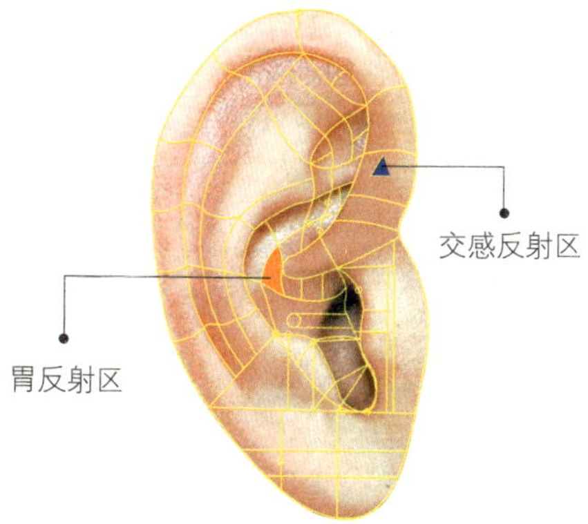

耳部 · 胃反射区、交感反射区

◆采用切按法切压耳部胃反射区 1 ~ 2 分钟，以按摩部位发红或有酸胀感为宜。

◆采用切按法切压耳部交感反射区 1 ~ 2 分钟，以按摩部位发红或有酸胀感为宜。

腹胀

腹胀即肚子胀，是一种常见的消化系统症状。引起腹胀的原因主要有胃肠道胀气、各种原因所致的腹水、腹腔肿瘤等。正常人胃肠道内可有少量气体，约150毫升。当吸入胃内空气过多或因消化吸收功能不良胃肠道内产气过多，而肠道内的气体又不能从肛门排出体外，则可导致腹胀。

【紧急调理法】

◆腹胀疼痛难忍时，可用双手掌摩擦中下腹部，力度适中，以腹部出现温热感为佳。

◆用拇指指腹掐按合谷穴，用力捏按数十次。用力须由小到大，使其作用力由浅到深。

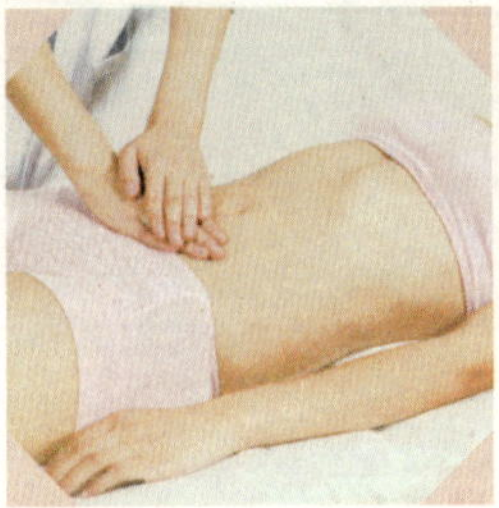

【简易操作】

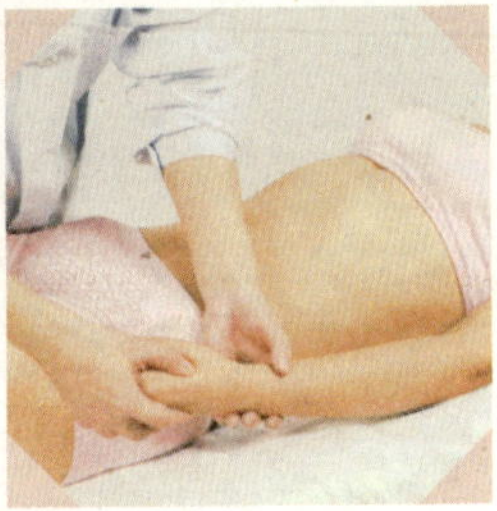

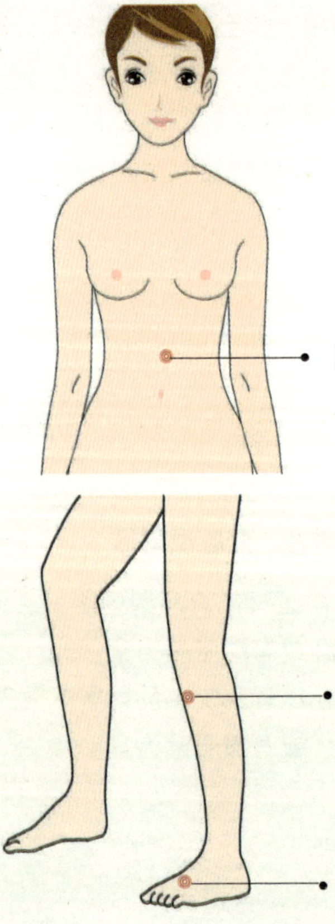

【通用调理法】

穴位按摩方法：
建里、足三里、太冲

◆用中指抵住建里穴，用力按压，并同时用上臂发力，进行颤抖，约半分钟。

◆用拇指指腹以顺时针的方向掐揉足三里穴2分钟。

◆用拇指指腹来回推按太冲穴，以至局部潮红、发热为度。

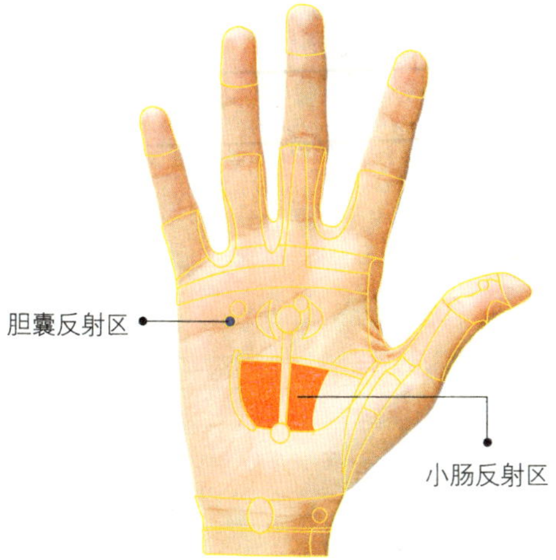

手部 · 胆囊反射区、小肠反射区

◆采用指揉法按揉手部胆囊反射区 1 ~ 2 分钟，以局部酸痛为宜。

◆采用指揉法按揉手部小肠反射区 1 ~ 2 分钟，以局部发红为宜。

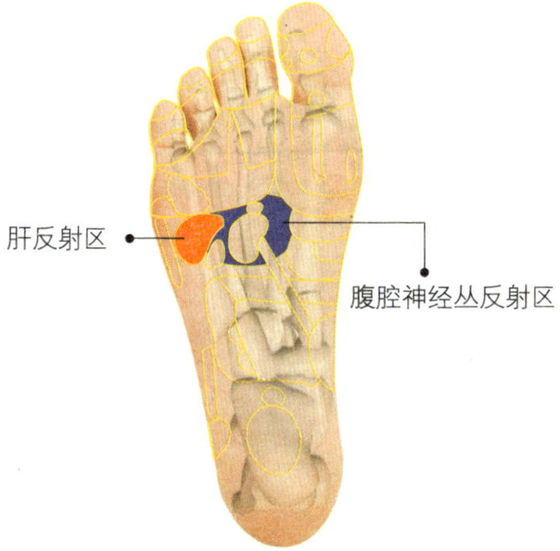

足部 · 腹腔神经丛反射区、肝反射区

◆采用拇指指腹按压法按压足部腹腔神经丛反射区 2 ~ 5 分钟，以局部酸痛为宜。

◆采用拇指指腹按压法按压足部肝反射区 2 ~ 5 分钟，以局部酸痛为宜。

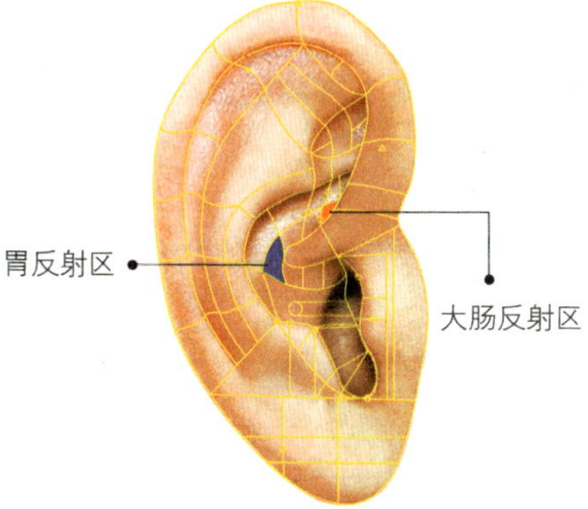

耳部 · 大肠反射区、胃反射区

◆采用切按法切压耳部大肠反射区 1 ~ 2 分钟，以按摩部位发红或有酸胀感为宜。

◆采用切按法切压耳部胃反射区 1 ~ 2 分钟，以按摩部位发红或有酸胀感为宜。

消化不良

消化不良，临床上腹痛、腹胀、胃胀、恶心、呕吐、上腹灼热感等为主症，这些症状持续存在或反复发作，但极少全部同时出现，多只出现一种或数种。消化不良会导致小儿营养摄入不足，生长发育迟缓。不少患儿合并有神经症、焦虑症等精神心理症状。

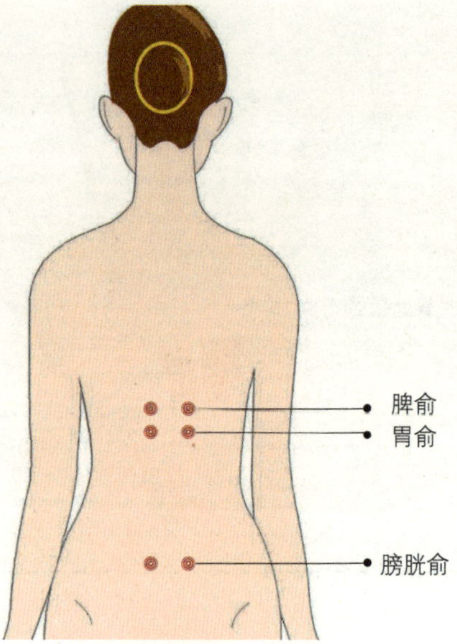

【通用调理法】

穴位按摩方法：
中脘、天枢、膀胱俞、胃俞、脾俞、足三里

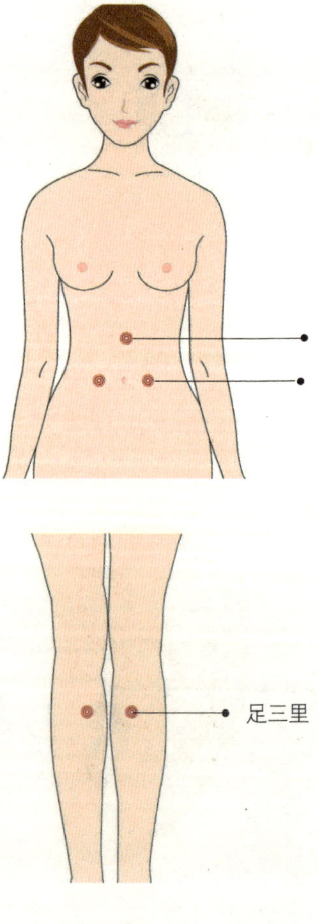

◆用拇指指腹以顺时针方向按揉中脘穴 1 ~ 2 分钟，力度适中。

◆用拇指指腹按揉天枢穴 1 分钟，再搓热手掌，以肚脐为中心，环形按揉 2 分钟，以透热为宜。

◆从膀胱俞穴开始往上推至胃俞穴和脾俞穴，推 10 遍。

◆用拇指指腹揉按足三里穴，以皮肤潮红发热为度。

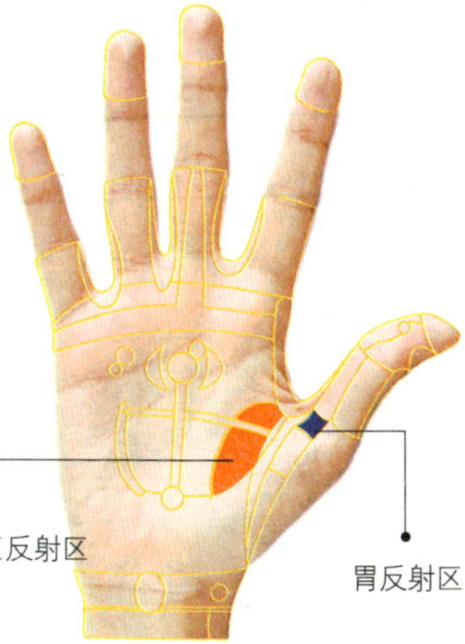

手部 · 胃脾大肠区反射区、胃反射区

◆采用指按法按压手部胃脾大肠区反射区1～2分钟，以局部酸痛为宜。

◆采用指按法按压手部胃反射区1～2分钟，以局部酸痛为宜。

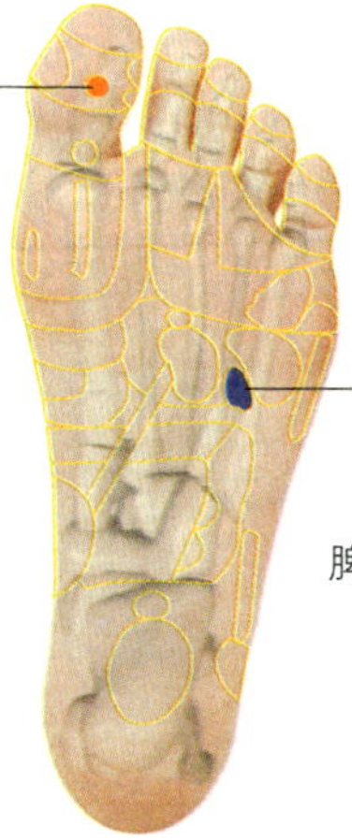

足部 · 脑垂体反射区、脾反射区

◆采用掐法掐按足部脑垂体反射区2～5分钟，以局部酸痛为宜。

◆采用单食指叩拳法顶压足部脾反射区2～5分钟，以局部酸痛为宜。

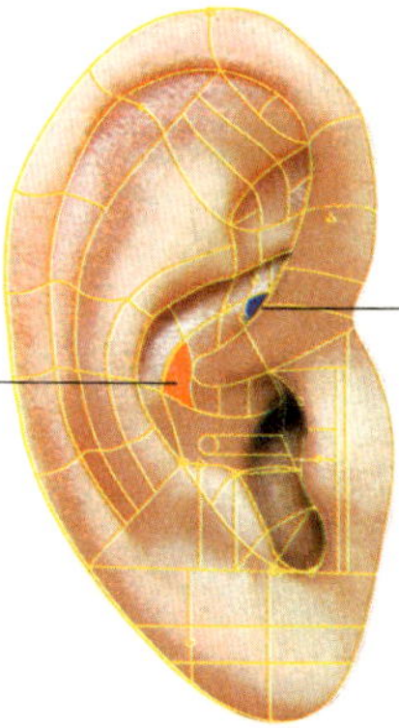

耳部 · 胃反射区、大肠反射区

◆采用切按法切压耳部胃反射区1～2分钟，以按摩部位发红或有酸胀感为宜。

◆采用切按法切压耳部大肠反射区1～2分钟，以按摩部位有酸胀感为宜。

胃痛

胃痛是一种比较常见的疾病，这类病症患者往往会感觉到上腹胃脘部近心窝处有疼痛感。中医认为胃痛主要是饮食所伤，或因胃气受阻，胃失濡养；或因脾胃受损，脾失健运。胃痛多见于急性慢性胃炎、胃下垂、胆囊炎等病。

【紧急调理法】

◆突然胃痛得厉害，用拳头猛敲几下右侧梁丘穴，症状缓解后，再把两侧梁丘穴都敲敲。

◆在至阳穴和灵台穴之间，选一个按上去酸痛的，按压 3 ~ 5 分钟，可以缓解胃痛。

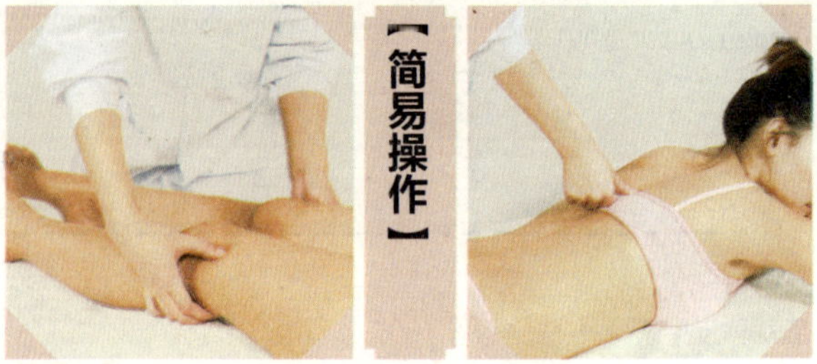

【通用调理法】

穴位按摩方法：

中脘、天枢、胃俞、足三里

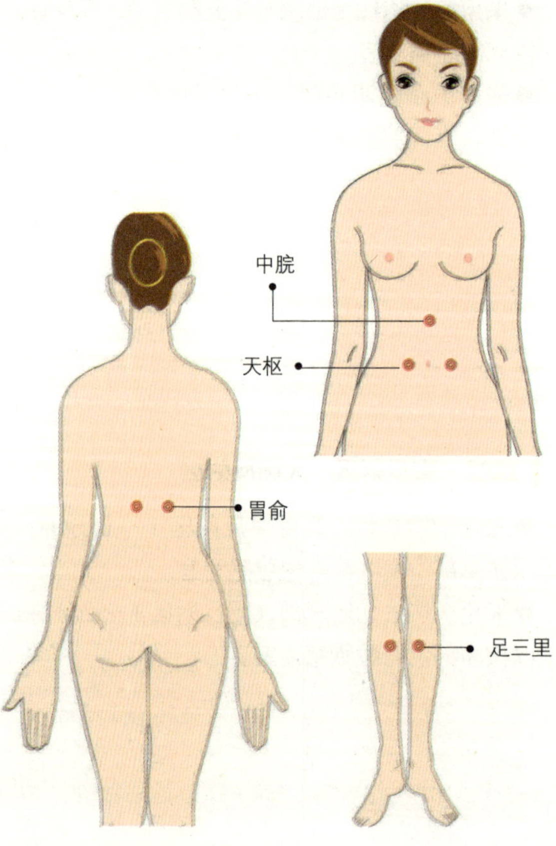

◆食指与中指并拢，其余三指弯曲握拳，指腹放于中脘穴上，环形按揉 2 分钟，力度适中。

◆用食指指腹按揉天枢穴 5 分钟，力度适中。

◆用双手食指指腹同时按揉两侧胃俞穴，时间为 3 ~ 5 分钟。

◆将拇指指腹放于足三里穴上，微用力压揉 3 分钟。

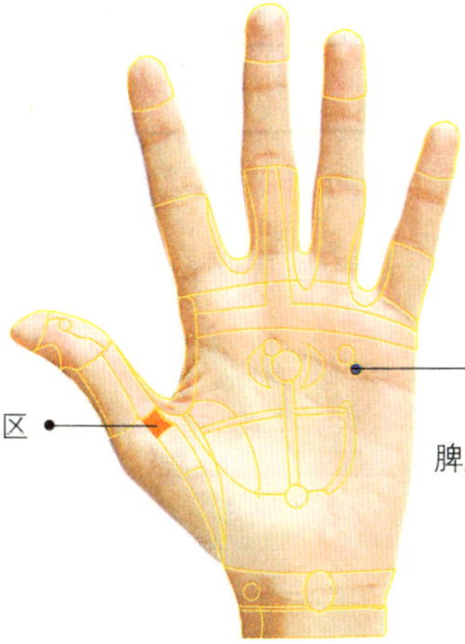

手部 · 胃反射区、脾反射区

◆采用指揉法按揉手部胃反射区 1 ～ 2 分钟，以局部酸痛为宜。

◆采用指揉法按揉手部脾反射区 1 ～ 2 分钟，以局部发红为宜。

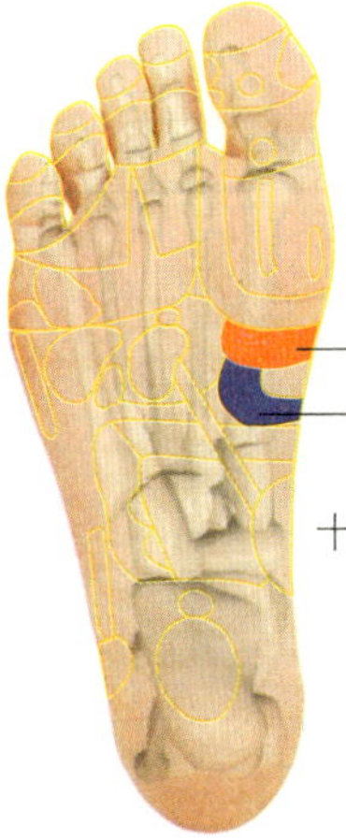

足部 · 胃反射区、十二指肠反射区

◆采用刮压法刮压足部胃反射区 2 ～ 5 分钟，以局部酸痛为宜。

◆采用拇指指腹按压法按压足部十二指肠反射区 2 ～ 5 分钟，以局部酸痛为宜。

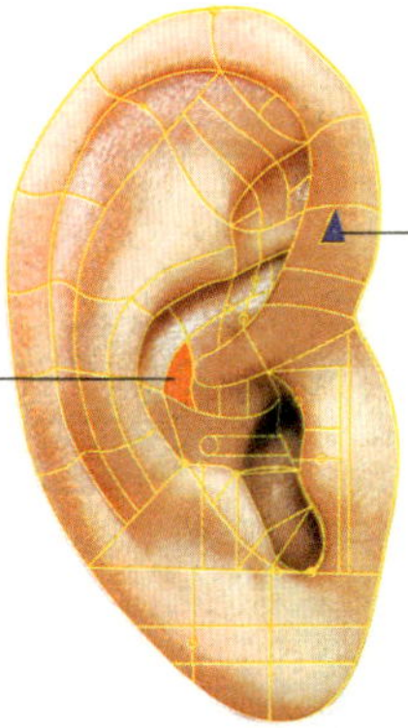

耳部 · 胃反射区、交感反射区

◆采用切按法切压耳部胃反射区 1 ～ 2 分钟，以按摩部位发红或有酸胀感为宜。

◆采用搓摩法搓摩耳部交感反射区 1 ～ 2 分钟，以按摩部位发红或有酸胀感为宜。

【对号调理法】

虚寒型胃痛

【症状】胃痛绵绵，喜温喜按，空腹时胃痛加剧，精神疲倦，手脚冰凉，大便稀。

【方法】每天按揉公孙穴 2 次，每次 200 下。

气滞型胃痛

【症状】胃脘胀痛，胃气上冲，情绪不佳时发作或加重。

【方法】每天分别按揉中脘穴、期门穴、膻中穴和内关穴 3 次，每次 3 分钟。

食积型胃痛

【症状】胃脘胀满疼痛，呃逆酸腐，或呕吐不消化食物，呕吐或大便后胃痛减轻。

【方法】胃痛时分别按揉足三里穴、天枢穴、气海穴和胃俞穴 3 分钟，隔 2 小时按揉 1 次。

阴虚型胃痛

【症状】胃隐痛，有烧灼感和饥饿感，不欲食，口干，大便干燥，舌有裂纹，舌苔少。

【方法】每天早晚分别按揉中脘穴、胃俞穴和内关穴 200 次。

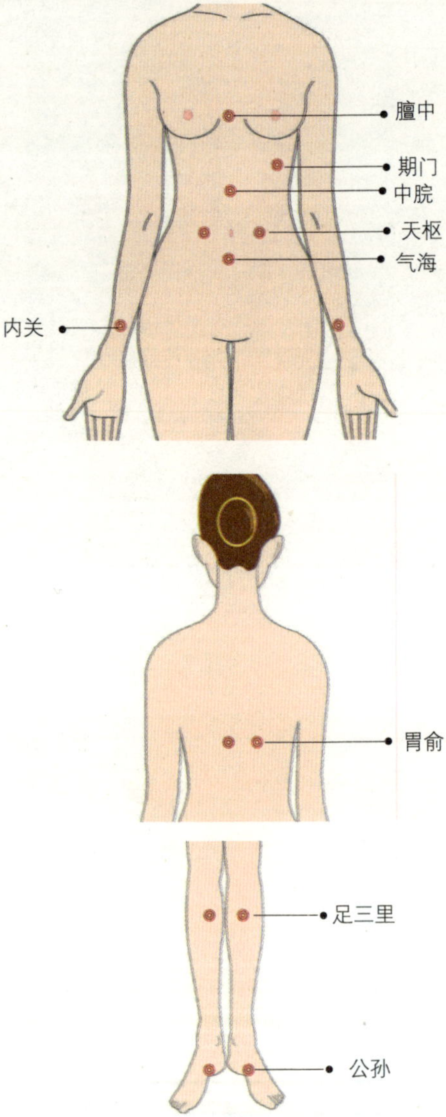

【验方自疗法】

【材料】红枣 12 克，生姜片 15 克，桂圆肉干 17 克，红糖适量

【做法】砂锅注水烧热，倒入桂圆肉干、生姜片和红枣，煮至材料析出有效成分。撒上红糖，煮至溶化，关火后盛出煮好的姜茶，装入杯中即可。

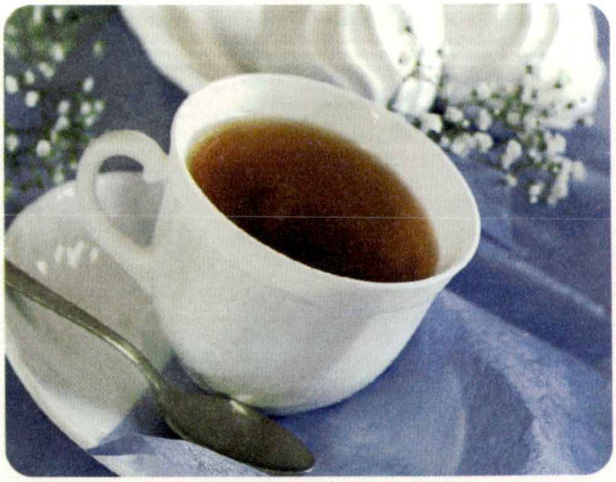

便秘

便秘不是一种疾病，而是临床常见的复杂症状。一般情况下，便秘者会表现为粪便量减少，粪便干结，排便费时费力，排便次数少，间隔时间延长；此外，还会经常伴有腹胀、腹痛、食欲减退、嗳气反胃等症状。

【紧急调理法】

◆如果几天未排便出现腹胀、腹痛症状时，可将手掌置于神阙穴上，顺时针按揉腹部 50 圈。

◆用食指指腹按压支沟穴，以局部感到胀痛为宜，每次按压 5 分钟。

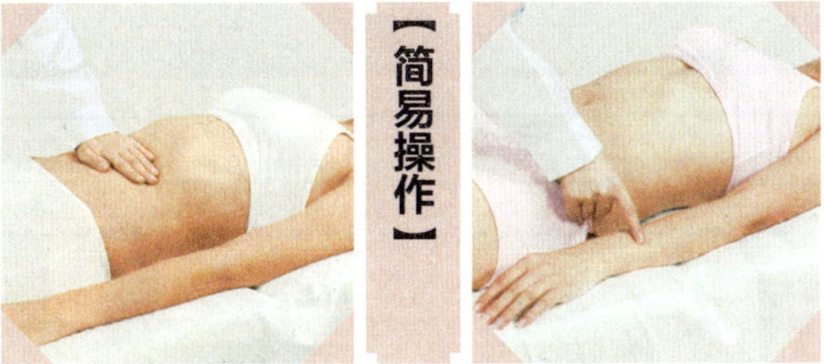

【通用调理法】

穴位按摩方法：
天枢、大肠俞、合谷、足三里

◆用拇指揉按两侧天枢穴，揉按 1 分钟。

◆用拇指指腹顺时针方向揉按大肠俞穴，1 分钟即可。

◆用拇指揉按两侧合谷穴，左、右各揉按 1 分钟。

◆用拇指揉按两侧足三里穴，左、右各揉按 1 分钟。

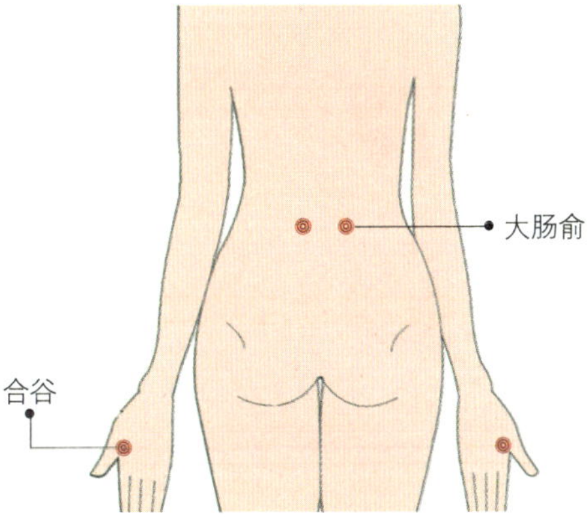

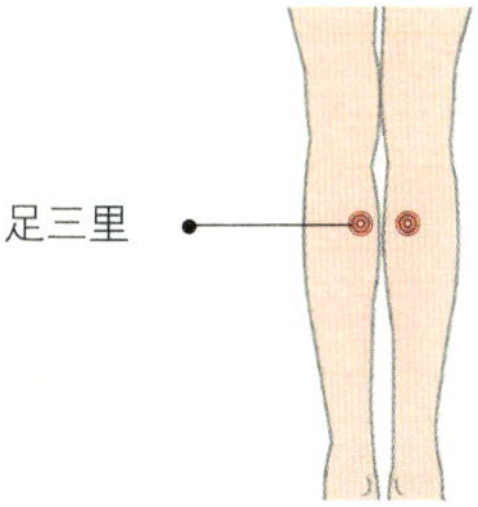

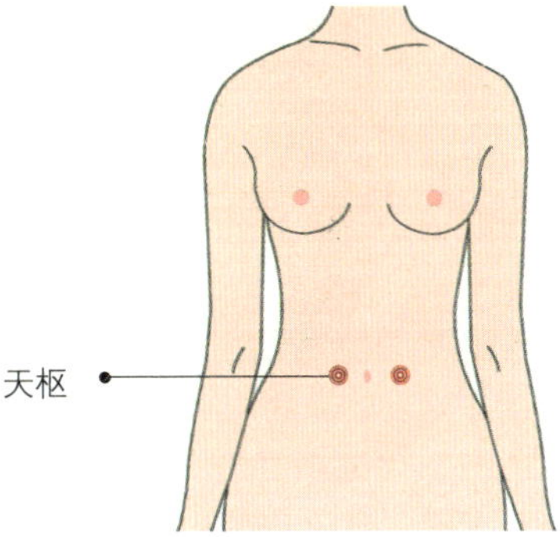

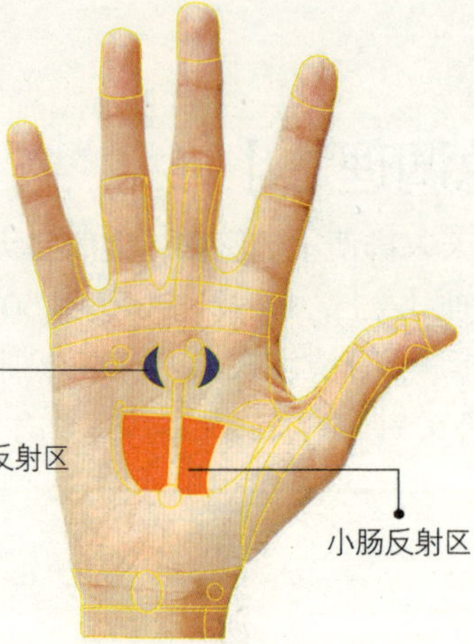

手部 · 小肠反射区、腹腔神经丛反射区

◆采用掐法掐按手部小肠反射区 1 ~ 2 分钟，以局部酸痛为宜。

◆采用指按法按压手部腹腔神经丛反射区 1 ~ 2 分钟，以局部酸痛为宜。

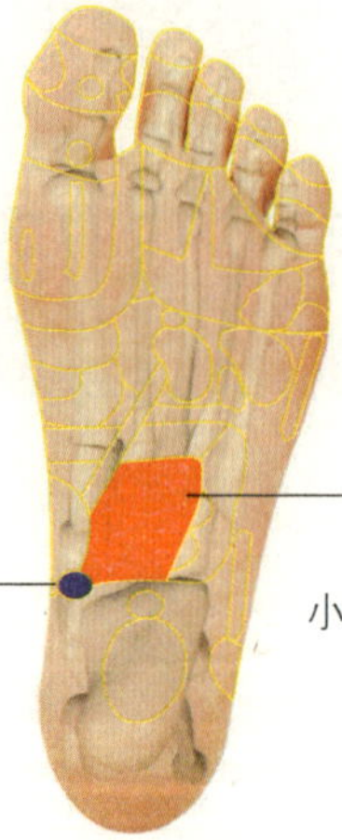

足部 · 肛门反射区、小肠反射区

◆采用单食指叩拳法顶压足部肛门反射区 2 ~ 5 分钟，以局部酸痛为宜。

◆采用拇指指腹按压法按压足部小肠反射区 2 ~ 5 分钟，以局部酸痛为宜。

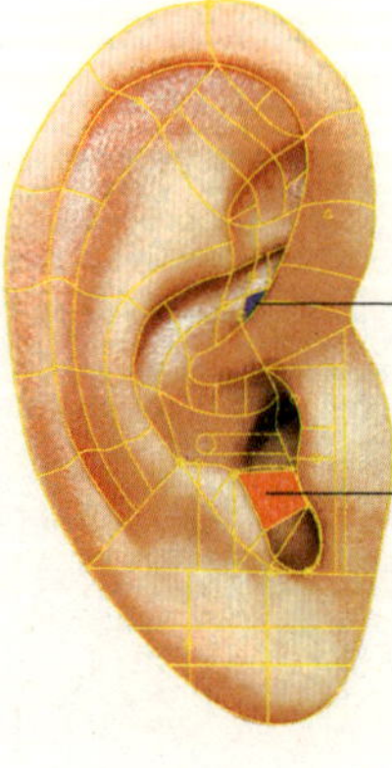

耳部 · 三焦反射区、大肠反射区

◆采用切按法切压耳部三焦反射区 1 ~ 2 分钟，以按摩部位发红或有酸胀感为宜。

◆采用切按法切压耳部大肠反射区 1 ~ 2 分钟，以按摩部位发红或有酸胀感为宜。

【对号调理法】

气虚型便秘

【症状】大便干燥，有便意，但临厕时排不出，有时特别用力才排出一点，体质虚弱，脸色差。

【方法】每晚临睡前敲左右腰部带脉 150 次。

气滞型便秘

【症状】大便不干硬，排出不畅，胸闷，嗳气，腹胀，常排气，心情不舒畅，乳房胀痛。

【方法】每天早晚各按揉膻中穴、章门穴、商阳穴和二间穴 200 次。

血虚型便秘

【症状】便秘同时伴有头晕眼花，口唇色淡，面无血色，心慌。

【方法】每晚睡前摩腹，再分别按揉天枢穴、膈俞穴、三阴交穴、足三里穴 200 次，按揉的速度不要太快，力度不要太大。

实火型便秘

【症状】大便干燥，腹胀痛，口腔溃疡，口干口臭，面红，目肿。

【方法】每天坚持按揉内庭穴和三间穴，每次 3 分钟。

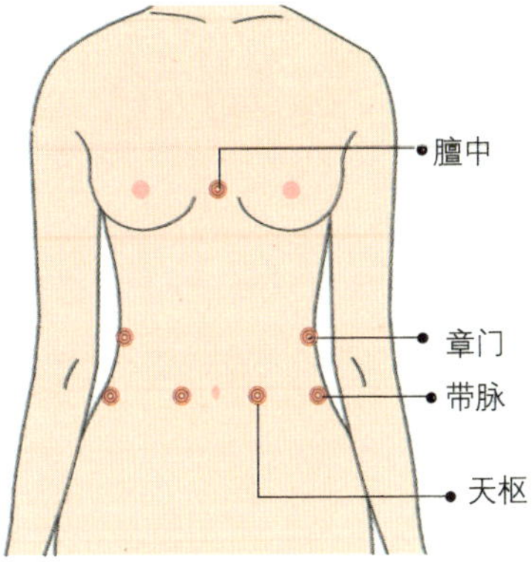

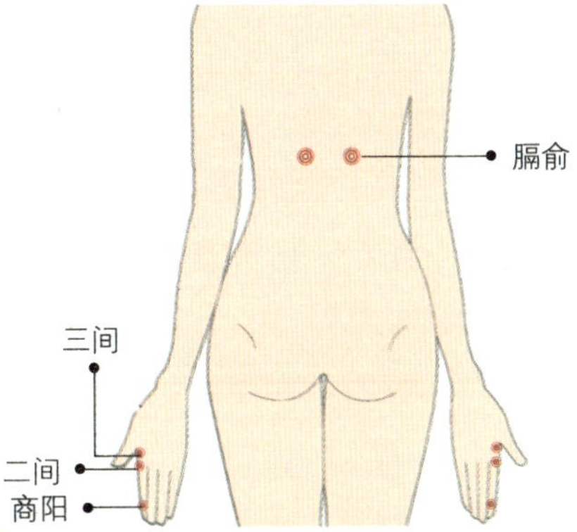

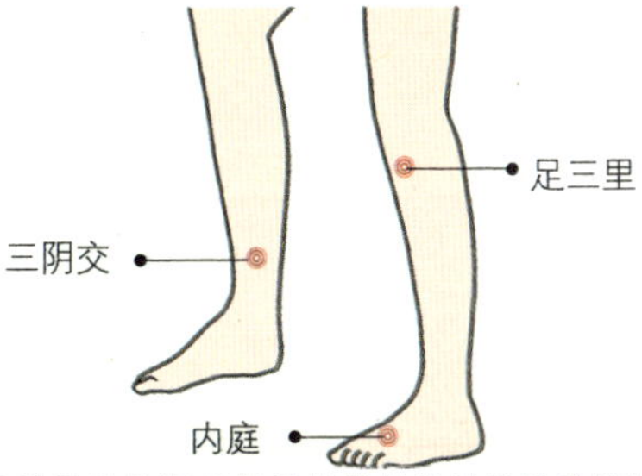

【验方自疗法】

【材料】决明子 15 克，黄芪 20 克，白术 15 克，防己 6 克

【做法】砂锅中注入适量清水烧开。倒入备好的药材，搅拌均匀。用小火煮 20 分钟，至药材析出有效成分。揭开盖，搅拌片刻。关火后将煮好的药茶滤入杯中，待稍微放凉即可饮用。

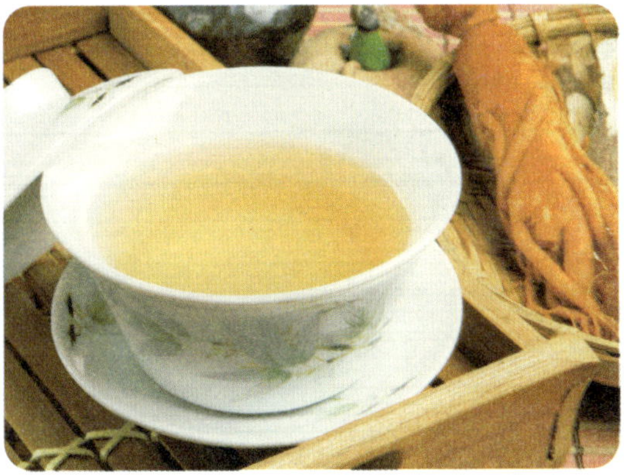

痔疮

肛门部位受冷或受热，便秘、腹泻等疾病以及过量饮酒和多吃辛辣食物等不良习惯，都会刺激肛门和直肠，使痔静脉丛充血而导致痔疮。痔疮患者大便时会出血，血色鲜红，出血量一般不大，但有时也可较大量出血，便后出血自行停止。肛门沉重、疼痛，常与排便不尽感觉同时存在。

【紧急调理法】

◆单掌以顺时针方向环形揉按腹部 10 分钟，使腹部有一定压迫感后，持续一段时间，再慢慢放松。

◆单掌摩擦八髎穴 5 分钟，再震颤 1 分钟，使局部有温热感。

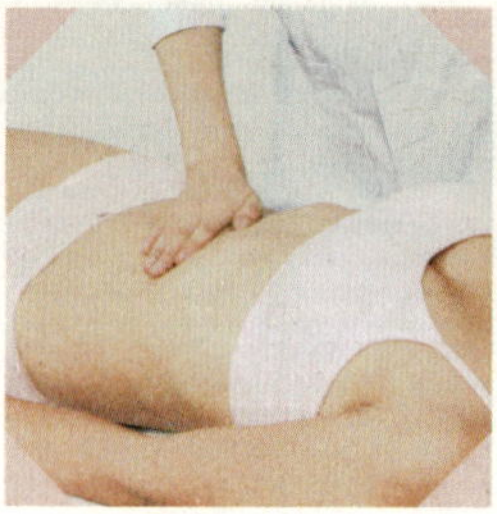

【简易操作】

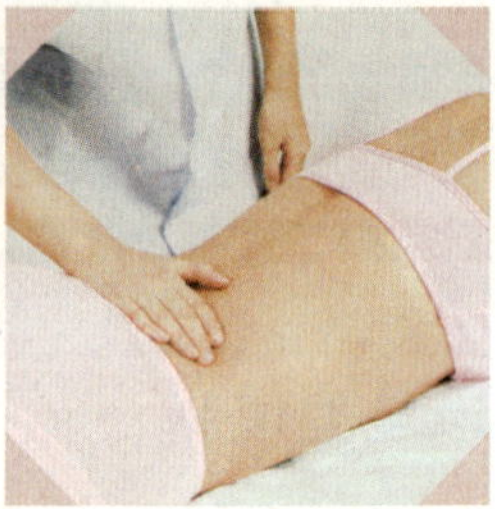

【通用调理法】

穴位按摩方法：

长强、大肠俞、承山、足三里

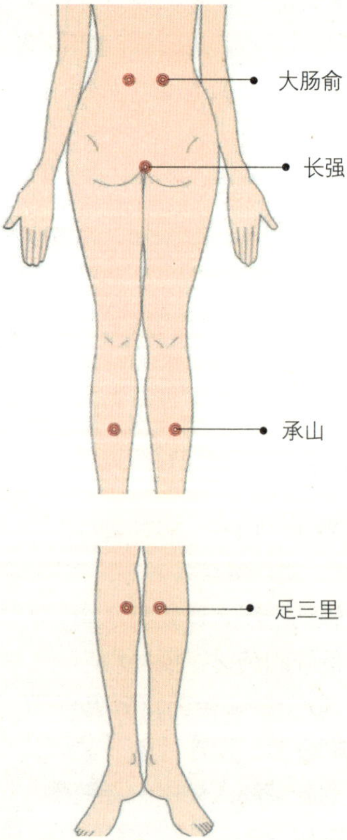

◆用手掌掌根按揉长强穴 2 分钟，以局部出现酸胀感为度。

◆用拇指指腹按揉大肠俞穴 1 ~ 2 分钟，力度适中。

◆用拇指指腹按揉承山穴 1 ~ 2分钟，以局部皮肤潮红为度。

◆用拇指指腹在足三里穴上用力向下按压，有节律地一按一松，左、右共 3 分钟。

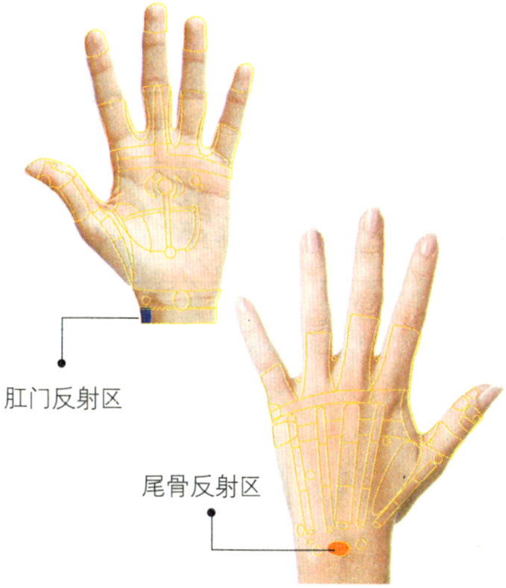

手部 · 肛门反射区、尾骨反射区

◆采用指按法按压手部肛门反射区 1 ~ 2 分钟，以局部酸痛为宜。

◆采用指按法按压手部尾骨反射区 1 ~ 2 分钟，以局部发红为宜。

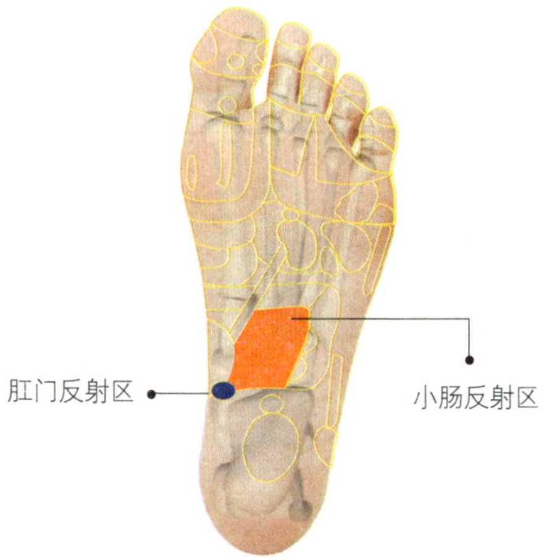

足部 · 肛门反射区、小肠反射区

◆采用单食指叩拳法顶压足部肛门反射区 2 ~ 5 分钟，以局部酸痛为宜。

◆采用拇指指腹按压法按压足部小肠反射区 2 ~ 5 分钟，以局部有酸胀感为宜。

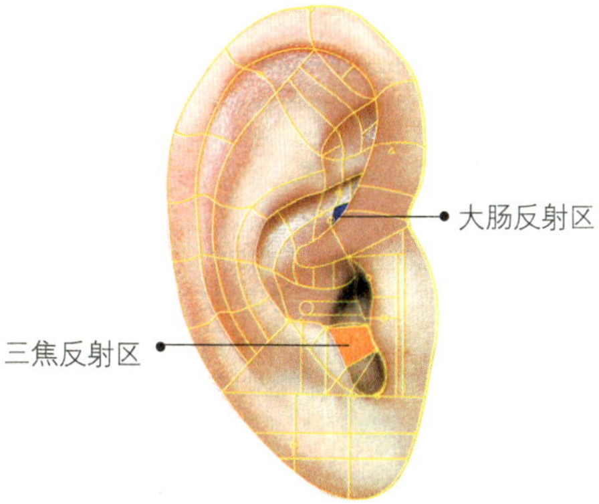

耳部 · 三焦反射区、大肠反射区

◆采用切按法切压耳部三焦反射区 1 ~ 2 分钟，以按摩部位发红或有酸胀感为宜。

◆采用切按法切压耳部大肠反射区 1 ~ 2 分钟，以按摩部位有酸胀感为宜。

慢性胆囊炎

慢性胆囊炎是指胆囊慢性炎症性病变，大多数为慢性结石性胆囊炎。本病可由急性胆囊炎反复发作迁延而来，也可慢性起病。本病临床症状常见右上腹部或心窝部隐痛，饭后饱胀不适、嗳气，进食油腻食物后可有恶心、呕吐等症状。按摩耳手足有利于缓解以上症状。

【紧急调理法】

◆胆囊炎急性发作，伴有剧烈疼痛，可掐按合谷穴50次，有刺痛感为宜。

◆胆囊炎隐痛按揉阳陵泉穴5分钟，以局部有酸胀感为宜。

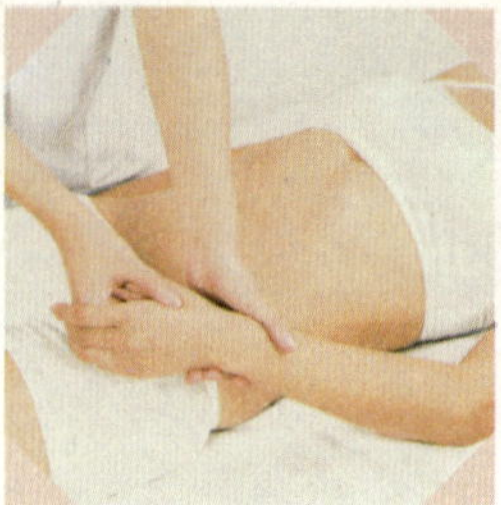

【简易操作】

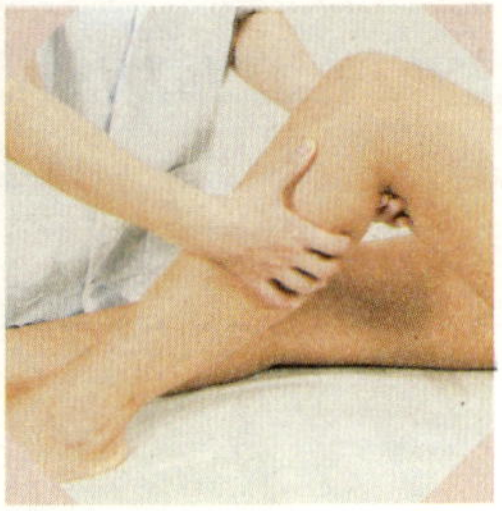

【通用调理法】

穴位按摩方法：

期门、日月、阿是穴、胆囊

◆用掌根按揉期门穴约1分钟，再用掌擦法擦两侧胁肋部，以透热为度。

◆用食指按揉两侧日月穴约1分钟，再用大鱼际擦法擦两侧胁肋部，以透热为度。

◆将食指与中指并拢，用指腹按揉局部阿是穴，力度由轻渐重，时间为2～3分钟。

◆用食指指腹按揉胆囊穴3～5分钟，力度由轻渐重。

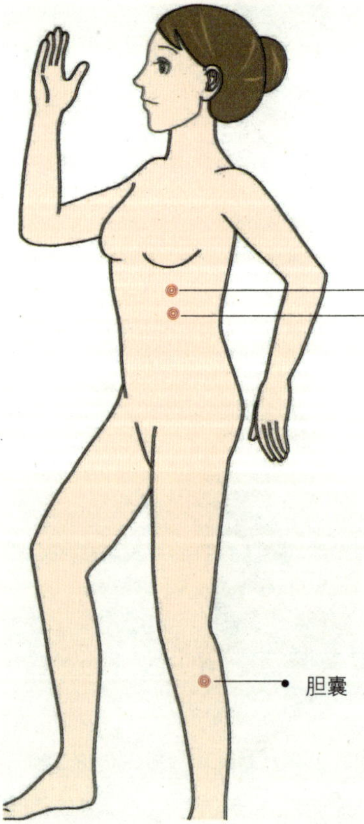

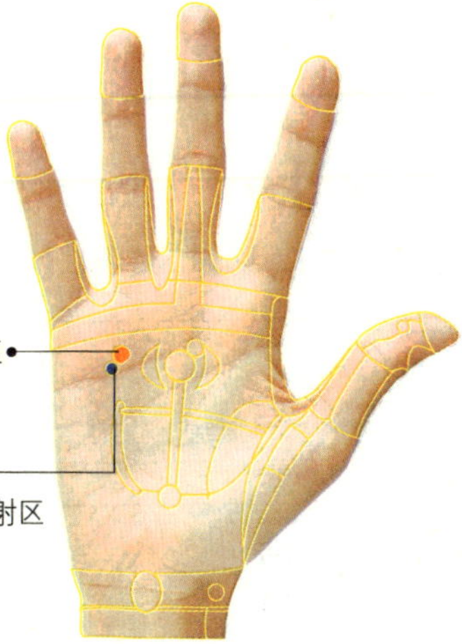

手部 · 胆囊反射区、肝反射区

◆采用指按法按压手部胆囊反射区 1 ~ 2 分钟，以局部酸痛为宜。

◆采用指按法按压手部肝反射区 1 ~ 2 分钟，以局部酸痛为宜。

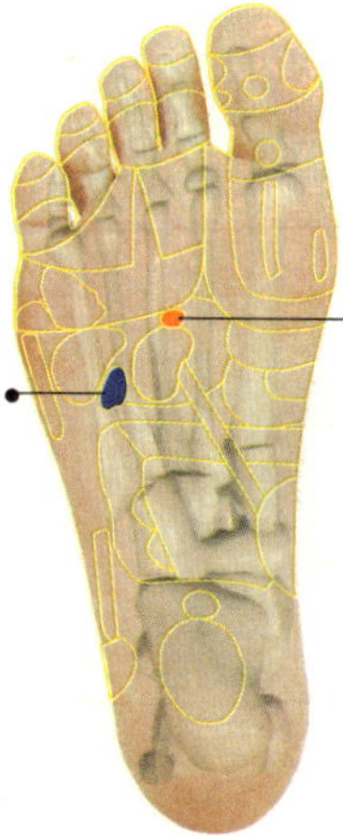

足部 · 胆囊反射区、肾上腺反射区

◆采用掐法掐按足部胆囊反射区 2 ~ 5 分钟，以局部酸痛为宜。

◆采用单食指叩拳法顶压足部肾上腺反射区 2 ~ 5 分钟，以局部酸痛为宜。

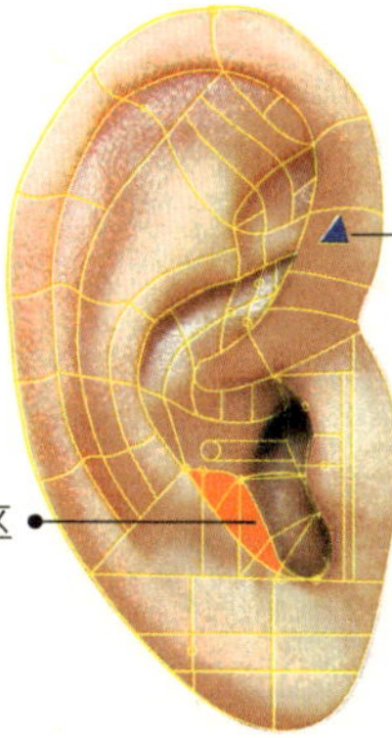

耳部 · 皮质下反射区、交感反射区

◆采用刮拭法刮拭耳部皮质下反射区 1 ~ 2 分钟，以按摩部位发红或有酸胀感为宜。

◆采用切按法切压耳部交感反射区 1 ~ 2 分钟，以按摩部位发红或有酸胀感为宜。

糖尿病

糖尿病是由于血液中的胰岛素相对不足，导致血糖过高，出现糖尿，进而引起脂肪和蛋白质代谢紊乱的一种常见疾病，分为1型糖尿病和2型糖尿病两种，中医称为『消渴病』。1型糖尿病患者的发病年龄小，多表现为『三多一少』，即多饮、多食、多尿、消瘦；2型糖尿病常见于中老年人，常伴有高血压、高血脂等疾病。

【紧急调理法】

◆坚持每天按揉然谷穴，可以起到很好地降糖效果。临睡前洗完脚后，拇指用力点按然谷穴，直到有明显酸胀感为止。

◆每晚睡前用拇指点按左右腹侧的京门穴5分钟。

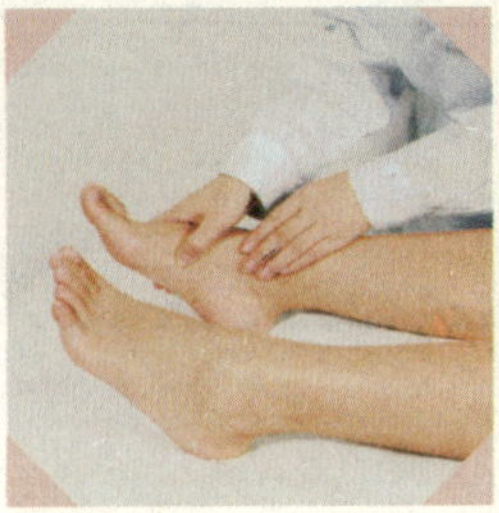

【简易操作】

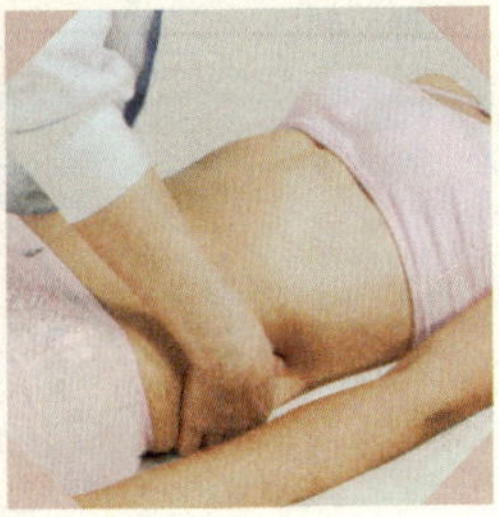

【通用调理法】

穴位按摩方法：

脾俞、三焦俞、肾俞、足三里

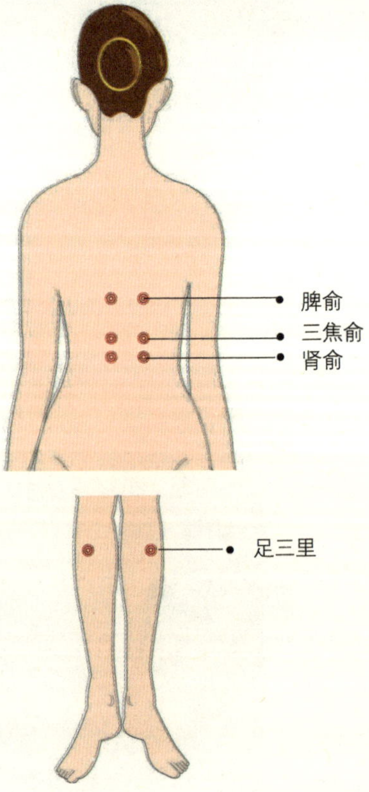

◆双手拇指指腹同时放于脾俞穴上，点揉3～5分钟。

◆将双手大拇指同时放于三焦俞穴上，其余四指附于患者腰部，微微用力压揉，以局部有酸胀感为宜。

◆双手交叠，放在肾俞穴上，用手掌根部揉按1～3分钟，力度由轻到重。

◆用拇指指腹以顺时针方向按揉足三里穴，按揉20～30次。

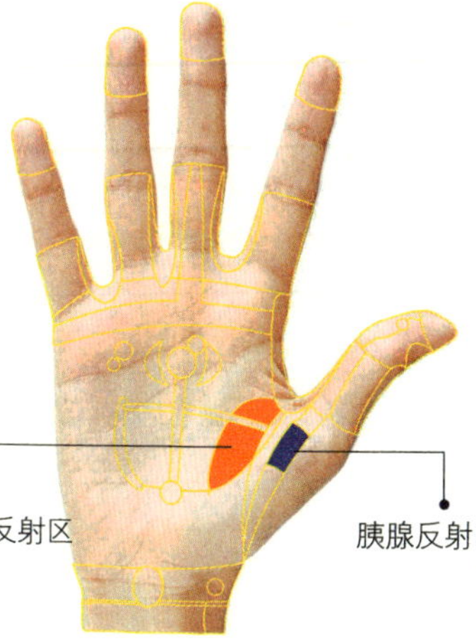

手部 · 胃脾大肠区反射区、胰腺反射区

◆采用指揉法按揉手部胃脾大肠区反射区1～2分钟，以局部酸痛为宜。

◆采用指揉法按揉手部胰腺反射区1～2分钟，以局部发红为宜。

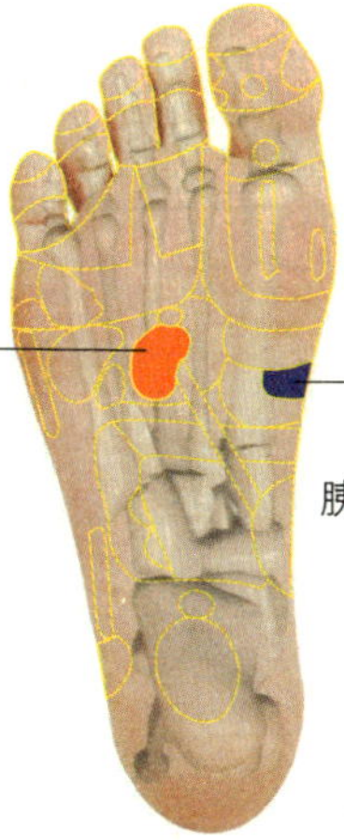

足部 · 胰腺反射区、肾反射区

◆采用拇指指腹按压法按压足部胰腺反射区2～5分钟，以局部酸痛为宜。

◆采用拇指指腹按压法按压足部肾反射区2～5分钟，以局部发红、酸痛为宜。

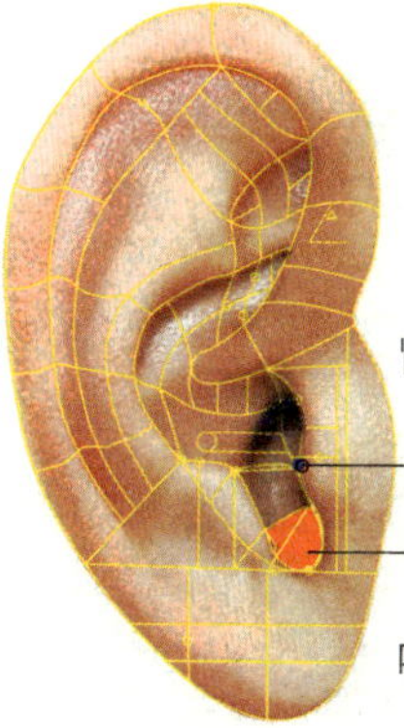

耳部 · 肾上腺反射区、内分泌反射区

◆采用切按法切压耳部肾上腺反射区1～2分钟，以按摩部位发红或有酸胀感为宜。

◆采用切按法切压耳部内分泌反射区1～2分钟，以按摩部位有酸胀感为宜。

【对号调理法】

上消证

【症状】口渴，饮水多，但仍觉得口干舌燥，大便干燥，小便多。

【方法】每晚临睡前对敲两手鱼际穴 200 次，再用拇指指腹按揉太溪穴 200 次。

中消证

【症状】饮食量大，但很快又感觉饥饿，体重下降，口渴，尿多，大便干。

【方法】每晚临睡前分别敲击内庭穴、太溪穴、脾俞穴和胃俞穴 200 次。

下消证

【症状】尿频，尿量多，尿色混浊，面黑，口干舌燥，腰膝酸软，心烦失眠，时盗汗。

【方法】按揉两侧太冲穴 200 次，用拇指指腹从太冲向脚趾方向边揉边推，接着按揉两侧太溪穴、拍打足三里穴 200 次，最后敲击肾俞穴和胰俞穴各 200 次。

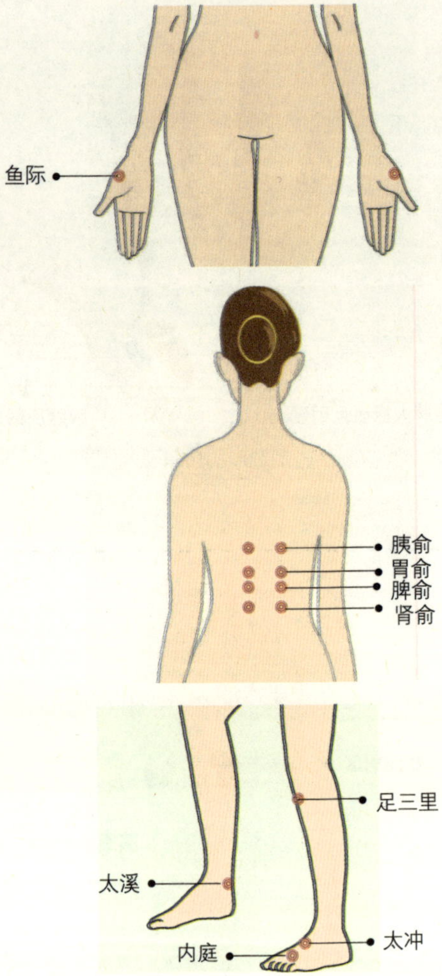

【验方自疗法】

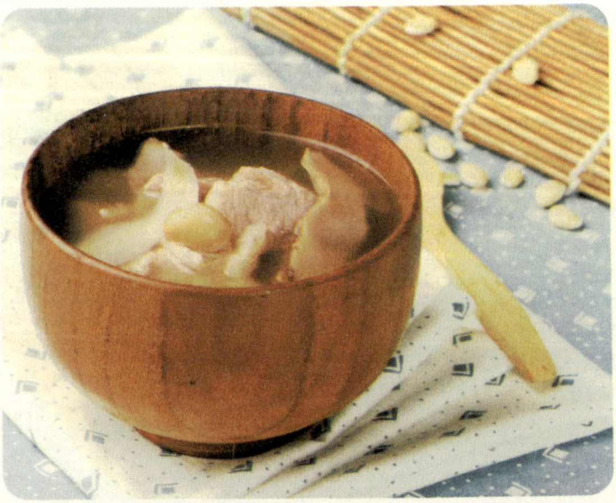

【材料】沙参 20 克，白扁豆 20 克，麦冬 20 克，百合 20 克，玉竹 20 克，瘦肉 200 克

【做法】将沙参、麦冬、玉竹、白扁豆、百合洗净泡发，瘦肉块汆水。砂锅注水，倒入瘦肉块、沙参、麦冬、玉竹、白扁豆，煲煮约 100 分钟。倒入百合，续煮 20 分钟，放入盐调味，关火后盛入碗中即可。

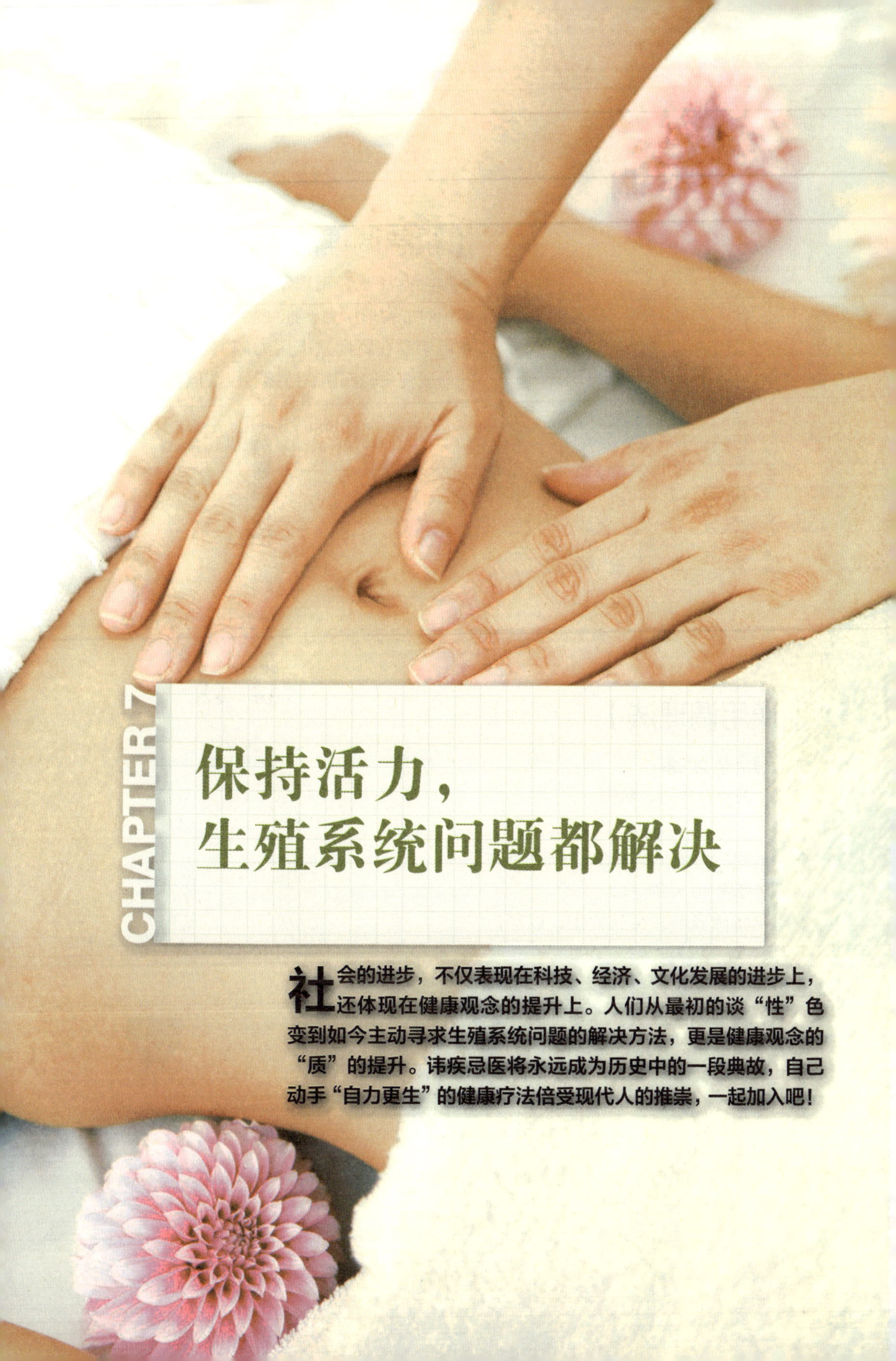

CHAPTER 7

保持活力，生殖系统问题都解决

社会的进步，不仅表现在科技、经济、文化发展的进步上，还体现在健康观念的提升上。人们从最初的谈“性”色变到如今主动寻求生殖系统问题的解决方法，更是健康观念的“质”的提升。讳疾忌医将永远成为历史中的一段典故，自己动手“自力更生”的健康疗法倍受现代人的推崇，一起加入吧！

月经不调

月经不调是指月经的周期、经色、经量、经质发生了改变。月经提前时，部分人经量较多，颜色鲜红，口干，便秘，舌质红；也有部分人经量较少，颜色淡，头晕，耳鸣，腰酸；经期延后时，经量少，颜色暗淡，怕冷，舌苔发白。有些人月经周期正常，但经期延长超过 7 天以上，甚至两周方净。

【紧急调理法】

◆腹部疼痛或经量异常时，可用拇指与食指、中指相对成钳形用力，捏住阴包穴，揉捏 5 分钟。

◆用手掌在肾俞穴上用力向下按压 2 分钟，按压的力量要由轻而重，持续一段时间，再慢慢放松。

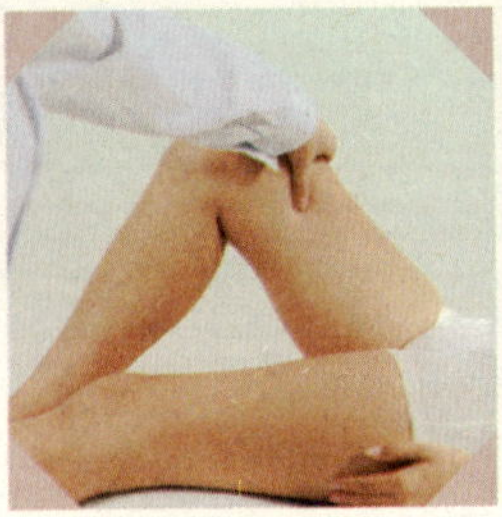

【简易操作】

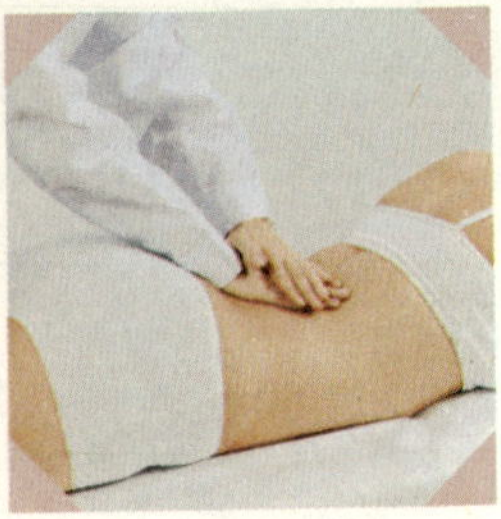

【通用调理法】

穴位按摩方法：

气海、关元、命门、血海

◆以气海穴为圆心，单掌以顺时针方向环形摩腹 10 分钟。

◆手指指腹紧贴在关元穴上，以顺时针方向揉动 2 分钟。

◆以双掌相叠揉按命门穴 5 分钟，按压的力量要由轻而重，使患部有一定压迫感后，持续一段时间，再慢慢放松。

◆拇指与食指、中指相对成钳形用力，捏住血海穴做一收一放的揉捏动作，时间为 5 分钟。

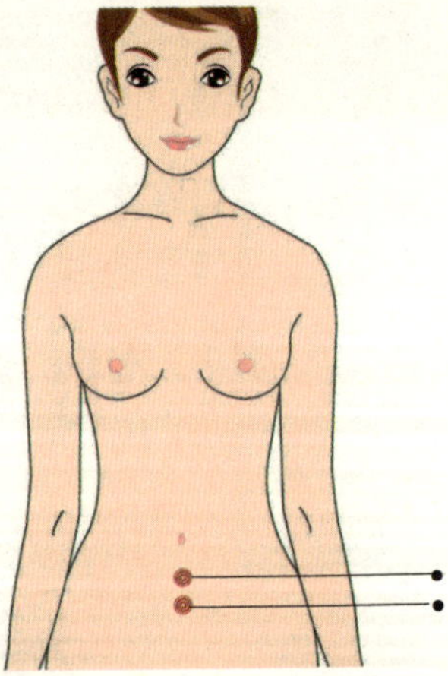

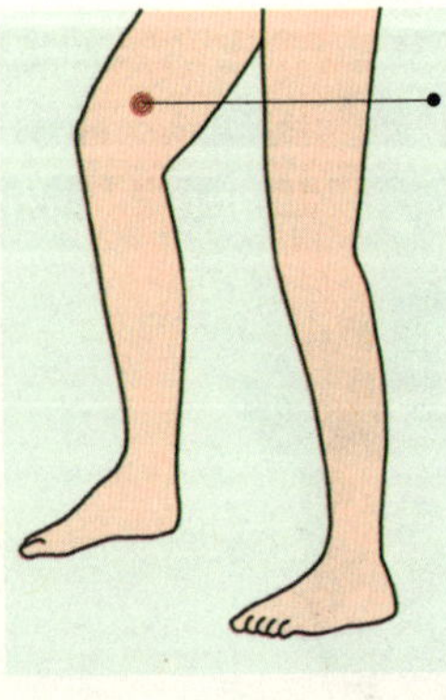

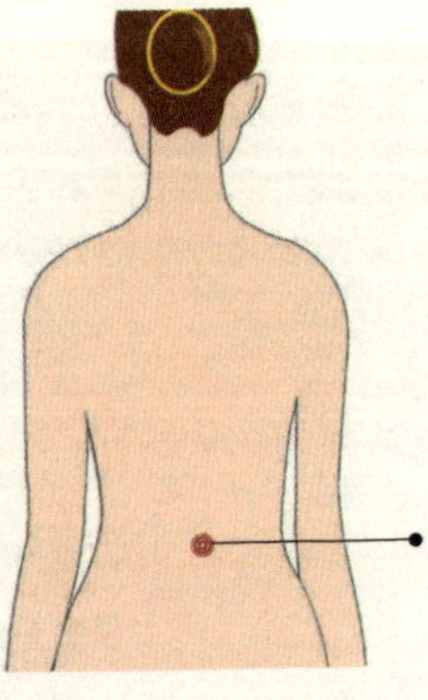

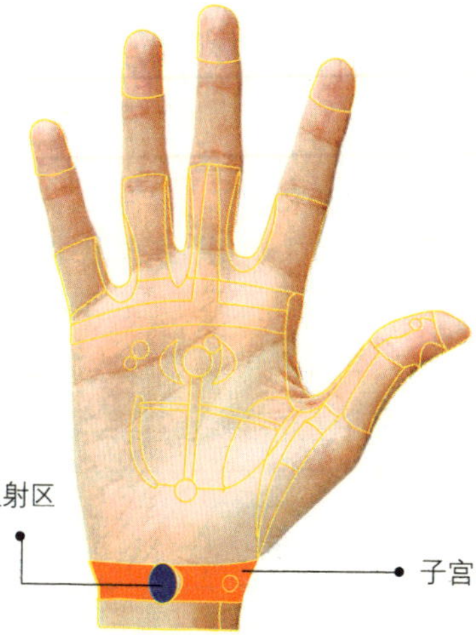

手部 · 生殖腺反射区，子宫、阴道、尿道反射区

◆采用指揉法按揉手部生殖腺反射区 1 ~ 2 分钟，以局部酸痛为宜。

◆采用指揉法按揉手部子宫、阴道、尿道反射区 1 ~ 2 分钟，以局部发红为宜。

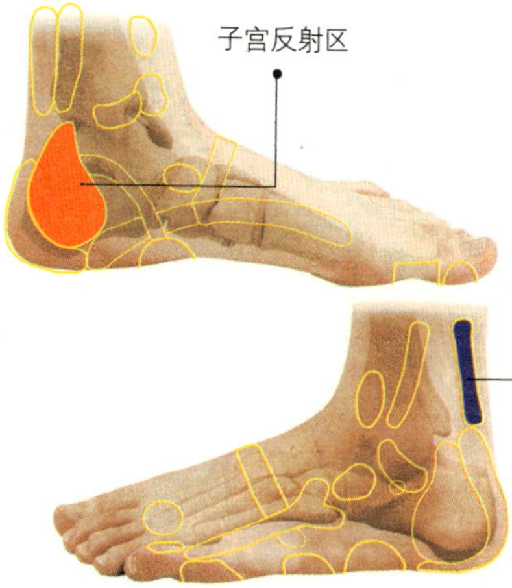

足部 · 下腹部反射区、子宫反射区

◆采用拇指指腹按压法按压足部下腹部反射区 2 ~ 5 分钟，以局部酸痛为宜。

◆采用单食指叩拳法顶压足部子宫反射区 2 ~ 5 分钟，以局部酸痛为宜。

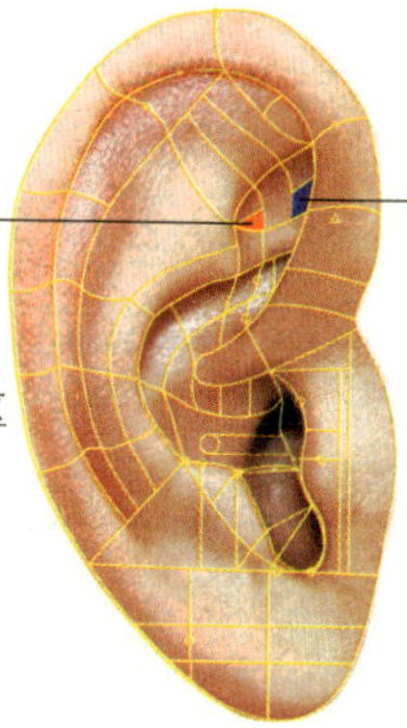

耳部 · 内生殖器反射区、盆腔反射区

◆采用切按法切压耳部内生殖器反射区 1 ~ 2 分钟，以按摩部位发红或有酸胀感为宜。

◆采用切按法切压耳部盆腔反射区 1 ~ 2 分钟，以按摩部位发红为宜。

痛经

痛经是指经期前后或行经期间，出现下腹部痉挛性疼痛、恶心呕吐、全身不适的现象。痛经经常是由于气滞、血瘀、寒凝造成的。中医认为痛经时邪气内伏或精血素亏，气血运行不畅，『不通则痛』，或胞宫失于濡养，『不荣则痛』，故使痛经发作。另外，气血虚弱和肝肾亏虚也会导致痛经。

【紧急调理法】

◆用力按揉万能止痛穴——合谷穴至疼痛，则痛经可缓解。

◆血块较多，可将双手拇指分按于两侧腿部的血海穴上，以顺时针方向作旋转按揉 1 分钟。

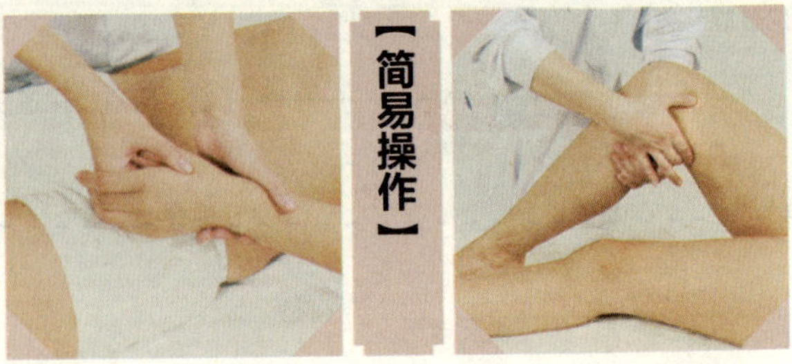

【通用调理法】

穴位按摩方法：

气海、关元、肾俞、三阴交

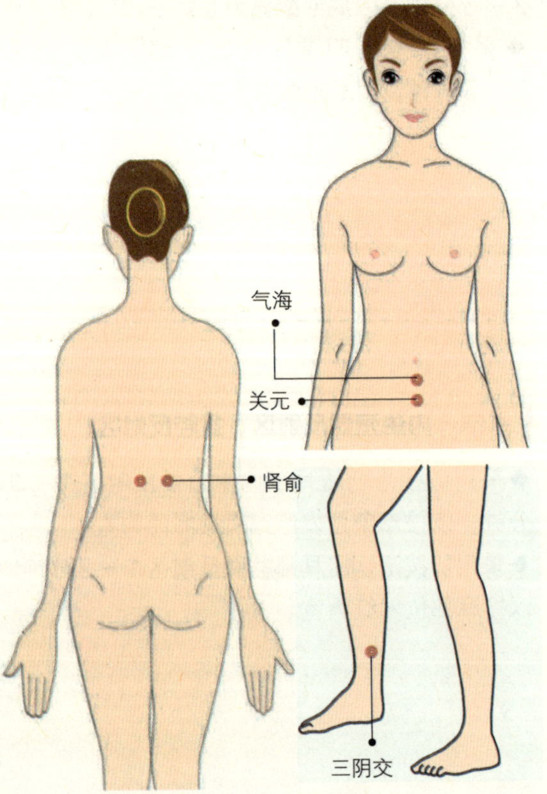

◆按顺时针方向在小腹部轻揉 5 分钟，再将指腹放于气海穴上，以顺时针方向按揉 2 分钟。

◆用手指指腹按揉关元穴 2 分钟，以局部有酸胀感为宜。

◆用手掌在肾俞穴上用力向下按压 2 分钟。按压的力量要由轻而重，使患部有一定压迫感后，持续一段时间，再慢慢放松。

◆以拇指指腹按揉三阴交穴 2 ~ 3 分钟，以局部感觉酸胀为佳。

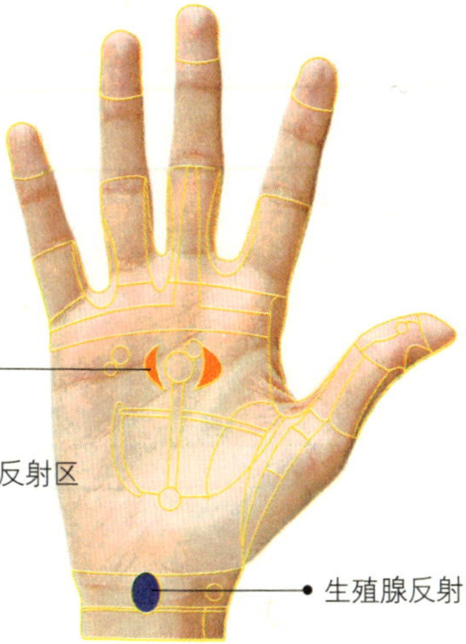

手部 · 腹腔神经丛反射区、生殖腺反射区

◆采用指按法按压手部腹腔神经丛反射区1～2分钟，以局部酸痛为宜。

◆采用掐法掐按手部生殖腺反射区1～2分钟，以局部酸痛为宜。

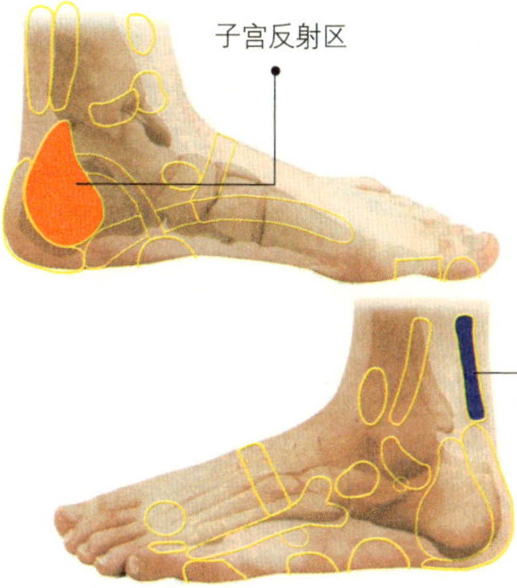

足部 · 下腹部反射区、子宫反射区

◆采用掐法掐按足部下腹部反射区2～5分钟，以局部发红为宜。

◆采用单食指叩拳法顶压足部子宫反射区2～5分钟，以局部酸痛为宜。

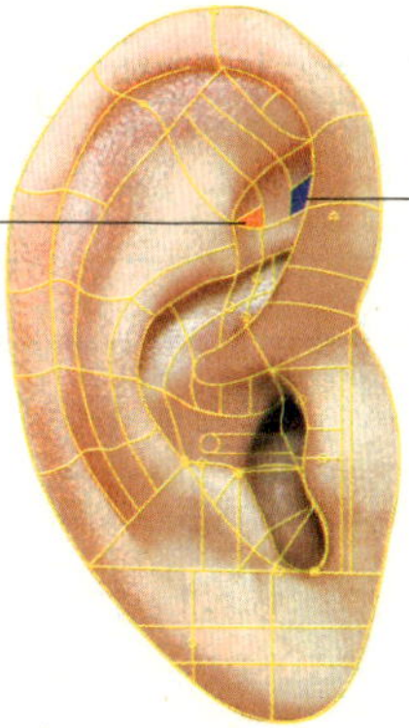

耳部 · 内生殖器反射区、盆腔反射区

◆采用切按法切压耳部内生殖器反射区1～2分钟，以按摩部位发红或有酸胀感为宜。

◆采用切按法切压耳部盆腔反射区1～2分钟，以按摩部位有酸胀感为宜。

【对号调理法】

寒凝血瘀型痛经

【症状】月经量少、色黯，有血块，怕冷，小腹冷痛，腹痛剧烈时会引起呕吐，严重者甚至引起不孕。

【方法】1. 每天用手指用力按两侧合谷穴 3 分钟，用手掌来回擦腰骶部 200 次，按揉小腹或用热水袋焐 3 分钟，多喝热开水。

2. 在月经来前 1 周开始做自我推拿，每天睡前用手掌在小腹部按顺时针方向摩腹 3 分钟。

3. 用中指和食指按揉腹部气冲穴、气海穴各 1 分钟。

4. 用拇指指腹点按下肢双侧的三阴交穴、公孙穴各 1 分钟。

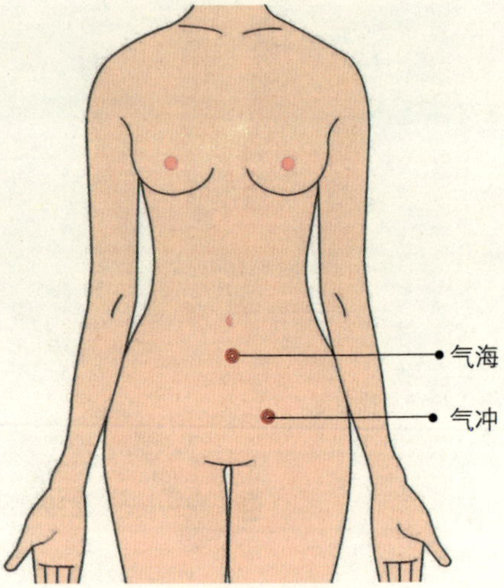

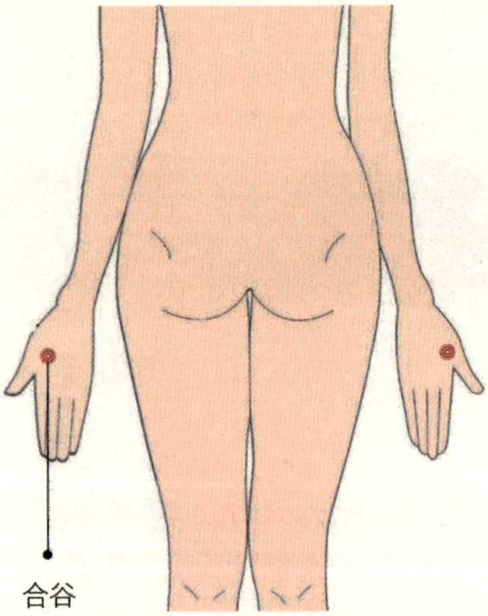

气滞血瘀型痛经

【症状】月经量少、色紫黯，血块多，痛经位置固定，疼痛剧烈，血块排出后腹痛明显减轻，乳房胀痛，舌有瘀斑，月经期间情绪变化较大。

【方法】用中指指尖按揉气海，先顺时针按揉 100 次，再逆时针按揉 100 次。按完气海再按太冲，从太冲穴向前推，推到两个脚趾结合的地方为 1 次，每天 200 次。

肝肾亏虚型痛经

【症状】小腹隐痛，月经色淡、量少，腰酸背疼，脑袋发空，头晕耳鸣，记性差。

【方法】月经前 1 周起，每天敲打两侧胆经 5 分钟。睡前按揉两侧太冲穴和血海穴各 2 分钟。月经来后停止按揉血海穴。

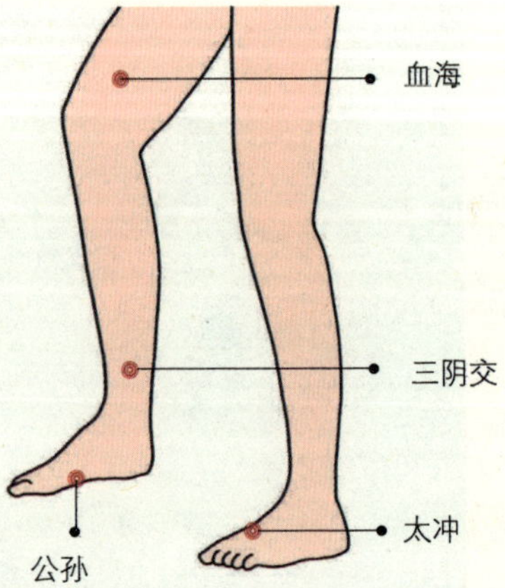

闭经

闭经是指妇女应有月经而超过一定时限仍未来潮者。正常女子一般十四岁左右月经来潮，凡超过十八岁尚未来潮者，为原发性闭经。月经周期建立后，又停经六个月以上者，为继发性闭经。多为内分泌系统的月经调节功能失常、子宫因素以及全身性疾病所致。

【紧急调理法】

◆伴随情绪烦躁易怒，可用拇指或中指指腹按压太冲穴，以每秒 1 ~ 2 下的频率有节奏地按压 1 分钟。

◆ 将双手手掌放于八髎穴上，用力搓揉 3 ~ 5 分钟。

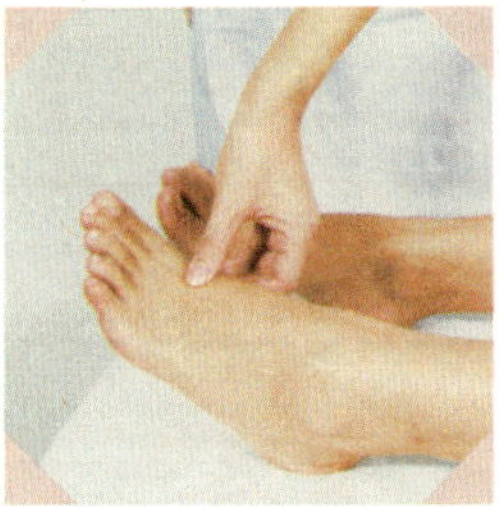

【简易操作】

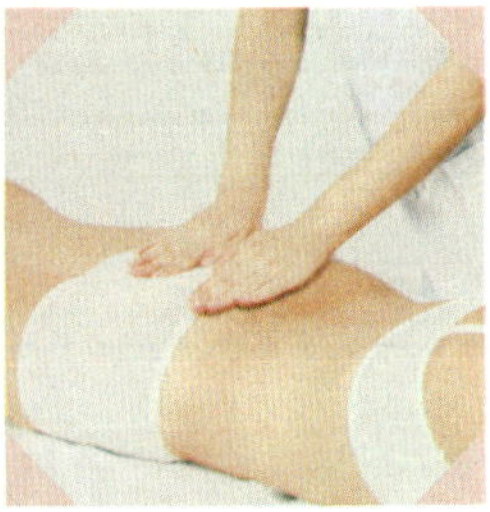

【通用调理法】

穴位按摩方法：

关元、肾俞、命门、血海、三阴交

◆用指腹在关元穴上用力向下按压，一按一松为 1 次，共 60 次。

◆双手握拳，对准腰部的肾俞穴和命门穴进行叩击，每穴各 20 次，力度宜轻柔。再以拇指指腹按揉命门穴 5 分钟，以局部有酸胀感为宜。

◆以拇指指腹按揉血海穴 5 分钟，以局部有酸胀感为宜。

◆用拇指指腹按压三阴交穴 5 分钟，以潮红发热为度。

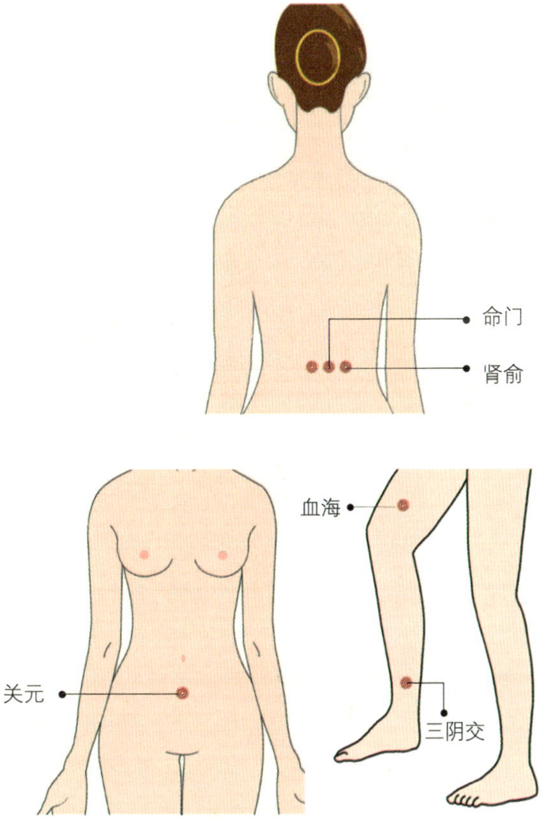

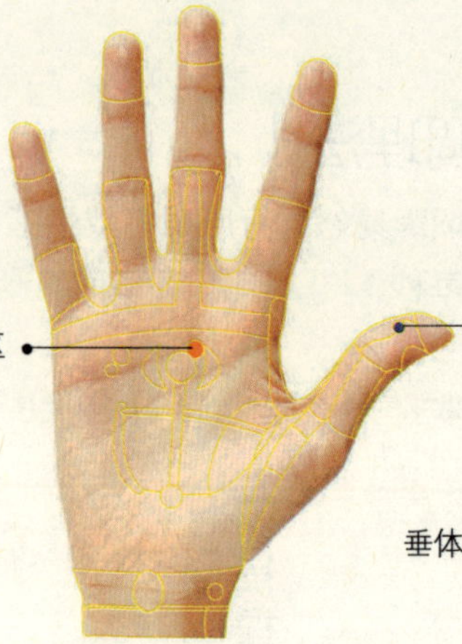

手部 · 垂体反射区、肾上腺反射区

◆采用指揉法揉按手部垂体反射区 1 ~ 2 分钟，以局部酸痛为宜。

◆采用指揉法按揉手部肾上腺反射区 1 ~ 2 分钟，以局部发红发热为宜。

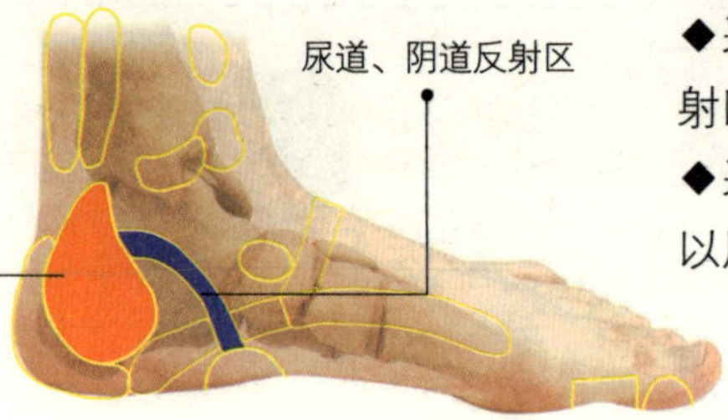

足部 · 尿道、阴道反射区，子宫反射区

◆采用拇指指腹按压法按压足部尿道、阴道反射区 2 ~ 5 分钟，以局部酸痛为宜。

◆采用掐法掐按足部子宫反射区 2 ~ 5 分钟，以局部酸痛为宜。

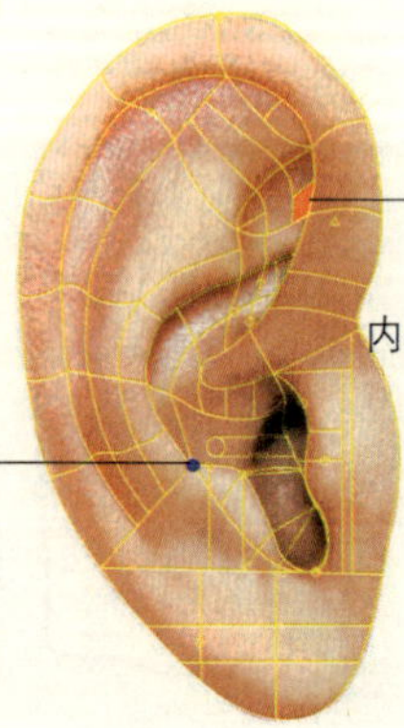

耳部 · 内生殖器反射区、脑干反射区

◆采用切按法切压耳部内生殖器反射区 1 ~ 2 分钟，以按摩部位发红或有酸胀感为宜。

◆采用切按法切压耳部脑干反射区 1 ~ 2 分钟，以按摩部位发红或有酸胀感为宜。

【对号调理法】

肝肾亏虚型闭经

【症状】年满 18 岁月经尚未来潮，或者月经推迟，月经量减少、色淡，渐渐形成闭经。同时身体瘦弱，面色憔悴，肌肤弹性差，头晕耳鸣，腰酸腿软，头发脱落。

【方法】每天早晚分别按揉太溪穴和太冲穴 200 次，然后敲打肾俞穴 200 次。

气血两亏型闭经

【症状】月经推迟、量少、色淡、质地稀，最终发展为闭经。同时面黄，无光泽，精神疲倦，头晕眼花，心悸，容易疲劳。一般为大病以后或者手术后、产后出现。

【方法】每天按揉气海穴和血海穴，每穴各 2 分钟。

气滞血瘀型闭经

【症状】闭经，小腹胀痛，手按时疼痛加重，精神抑郁，烦躁易怒，舌紫黯，有瘀斑。

【方法】每天按揉膻中穴、太冲穴和血海穴，每穴各 200 次。

痰湿阻滞型闭经

【症状】月经量少、色淡，渐渐发展为闭经。一般体型偏胖，胸闷，腹胀，恶心痰多，精神疲倦，胃口较差，大便不成形，白带量多。

【方法】每天早起后用手握拳敲打八髎穴 200 次。每晚睡前按揉丰隆穴、脾俞穴、足三里穴和中极穴，每穴各 200 次。

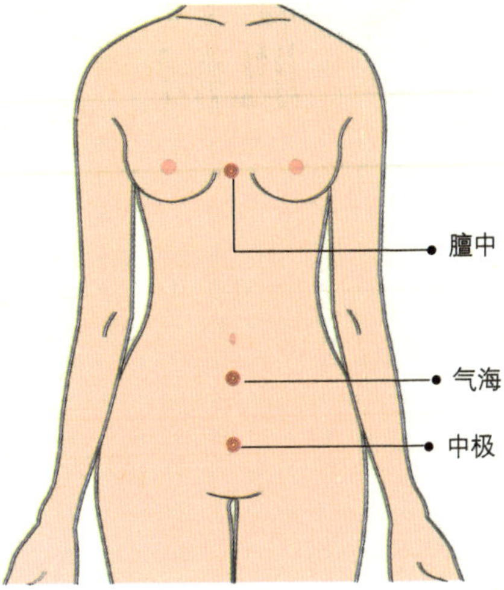

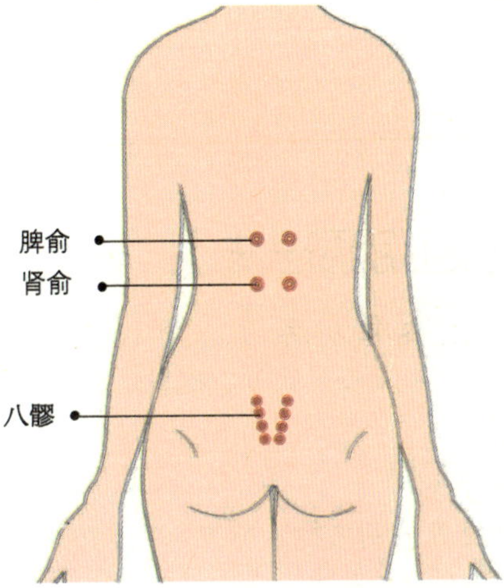

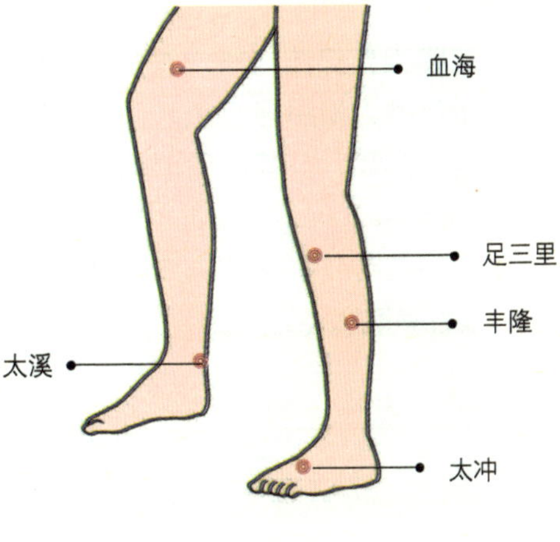

子宫肌瘤

子宫肌瘤，是女性生殖器最常见的一种良性肿瘤。多无症状，少数表现为阴道出血，腹部触及肿物以及压迫症状等。中医认为子宫肌瘤因脏腑功能失调、气滞血瘀而成。血气失调是子宫肌瘤的特点。

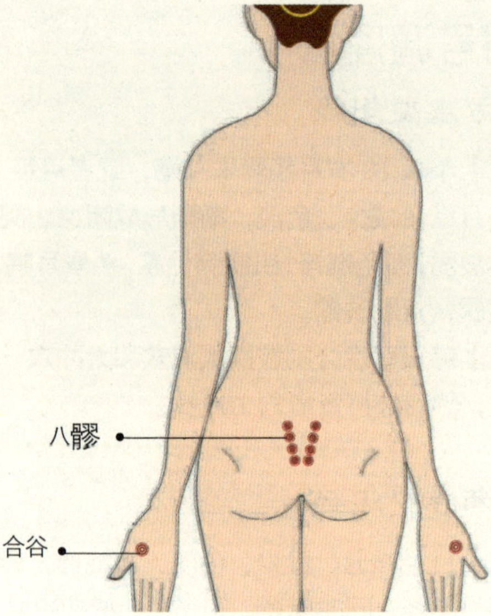

【通用调理法】

穴位按摩方法：

合谷、三阴交、大赫、横骨、八髎、子宫

◆每天分别按揉合谷穴和三阴交穴，每穴按揉5分钟，以局部有酸胀感为宜。

◆每晚按揉大赫穴和横骨穴，每穴各5分钟。

◆以双掌相叠揉按八髎穴5分钟，操作时按压的力量由轻而重，使患部有一定压迫感后，持续一段时间，再慢慢放松。

◆用拇指指腹按揉子宫穴5分钟，以局部发红有酸胀感为宜。

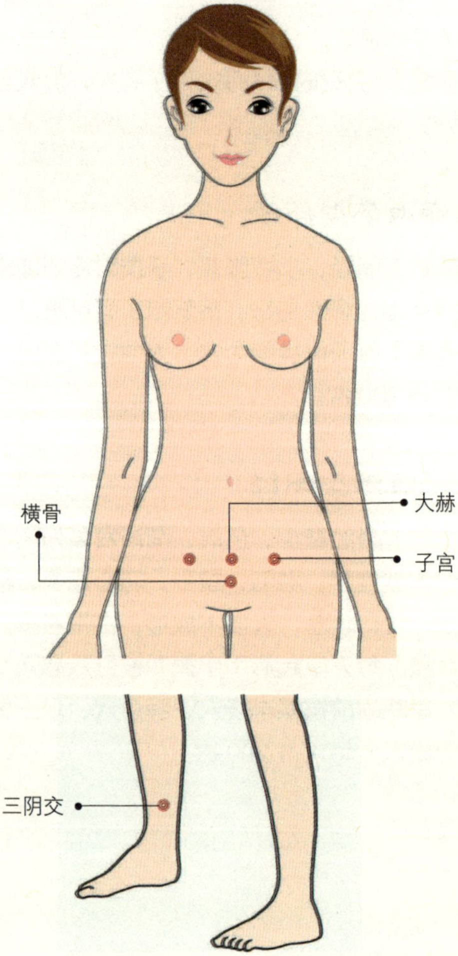

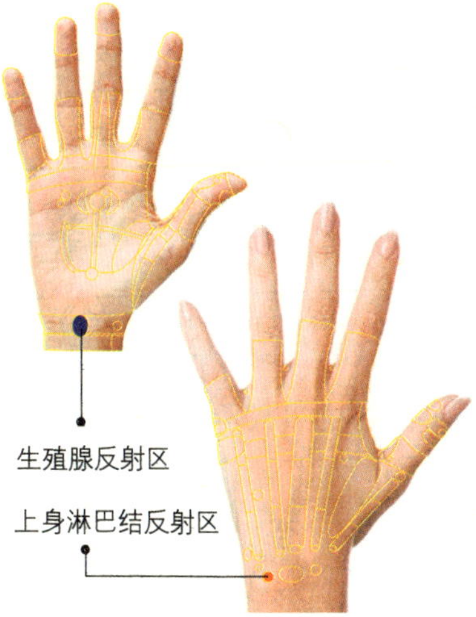

手部 · 上身淋巴结反射区、生殖腺反射区

◆采用指揉法按揉手部上身淋巴结反射区1～2分钟，以局部酸痛为宜。

◆采用掐法掐按手部生殖腺反射区1～2分钟，以局部发红为宜。

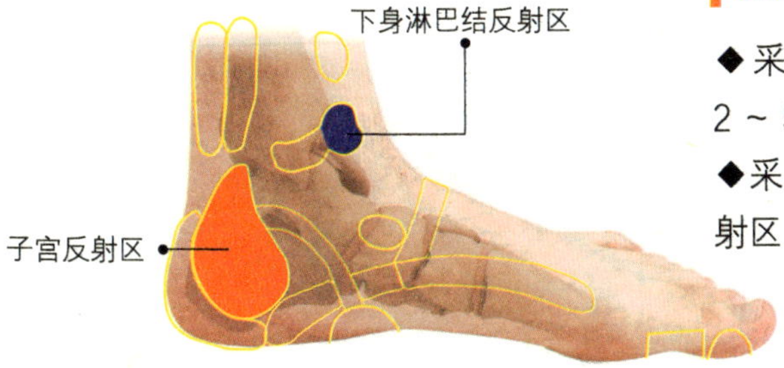

足部 · 子宫反射区、下身淋巴结反射区

◆采用单食指叩拳法顶压足部子宫反射区2～5分钟，以局部酸痛为宜。

◆采用拇指指腹按压法按压足部下身淋巴结反射区2～5分钟，以局部发红为宜。

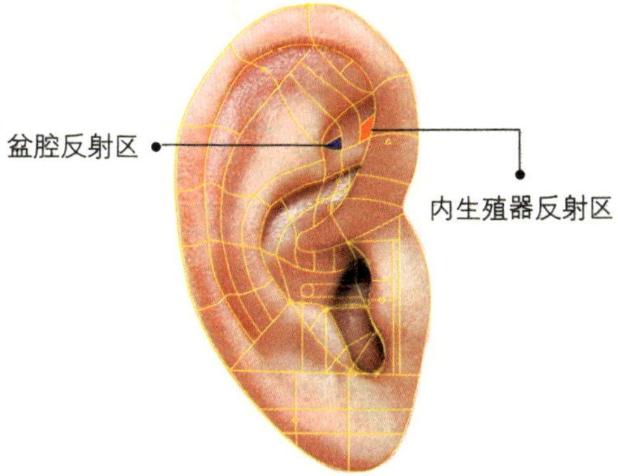

耳部 · 盆腔反射区、内生殖器反射区

◆采用切按法切压耳部盆腔反射区1～2分钟，以按摩部位发红或有酸胀感为宜。

◆采用切按法切压耳部内生殖器反射区1～2分钟，以按摩部位有酸胀感为宜。

乳腺增生

乳腺增生是女性最常见的乳房疾病，其发病率占乳腺疾病的首位。乳腺增生是指正常乳腺小叶生理性增生与复旧不全，乳腺正常结构出现紊乱，它是既非炎症又非肿瘤的一类病症。其临床表现为乳房疼痛、乳房肿块及乳头溢液等。本病多由内分泌失调、精神、环境因素、服用激素保健品等所致。

【紧急调理法】

◆用力按揉万能止痛穴——合谷穴至疼痛，则痛经可缓解。

◆当出现胸胁胀痛时，还可以用指腹按揉阿是穴3～5分钟，力度由轻渐重。

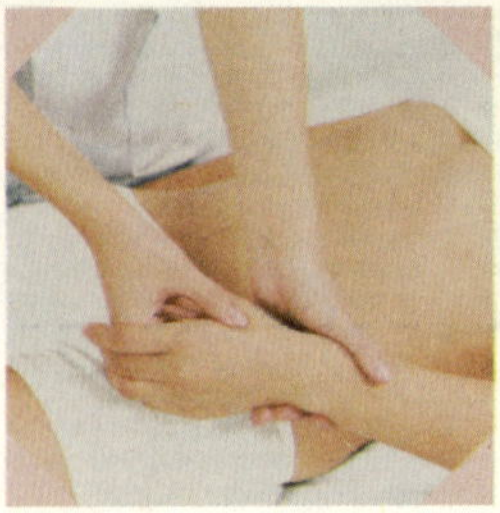

【简易操作】

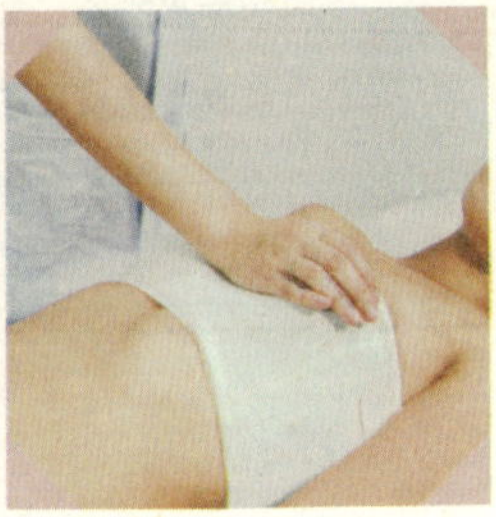

【通用调理法】

穴位按摩方法：

阿是穴、期门、乳根、膻中

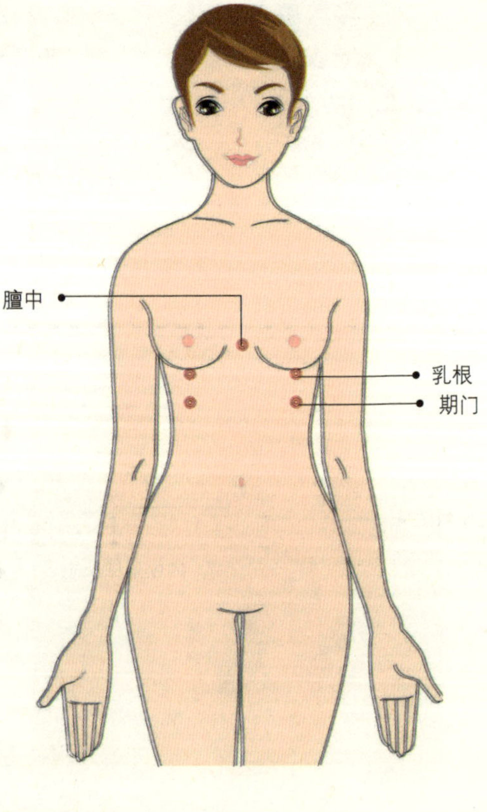

◆用指腹按揉乳房局部阿是穴3～5分钟，力度由轻渐重。

◆用食指指腹按揉期门穴，时间为3～5分钟，力度适中。

◆用拇指指腹按揉乳根穴3～5分钟，力度适中。

◆将食指、中指与无名指并拢，用指腹按揉膻中穴3～5分钟，力度适中。

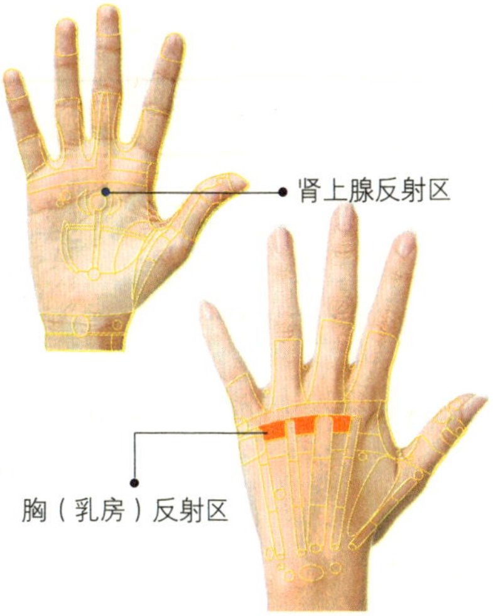

手部 · 胸（乳房）反射区、肾上腺反射区

◆采用指揉法按揉手部胸（乳房）反射区1～2分钟，以局部酸痛为宜。

◆采用指揉法按揉手部肾上腺反射区1～2分钟，以局部潮红为宜。

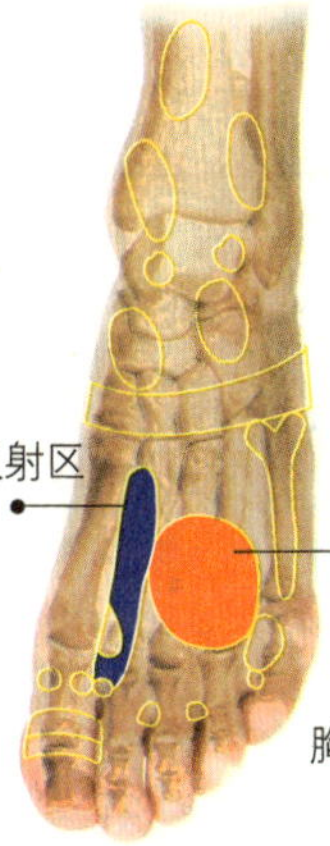

足部 · 胸（乳房）反射区、胸部淋巴结反射区

◆采用拇指指腹按压法按压足部胸（乳房）反射区2～5分钟，以局部酸痛为宜。

◆采用掐法掐按足部胸部淋巴结反射区2～5分钟，以局部发红酸痛为宜。

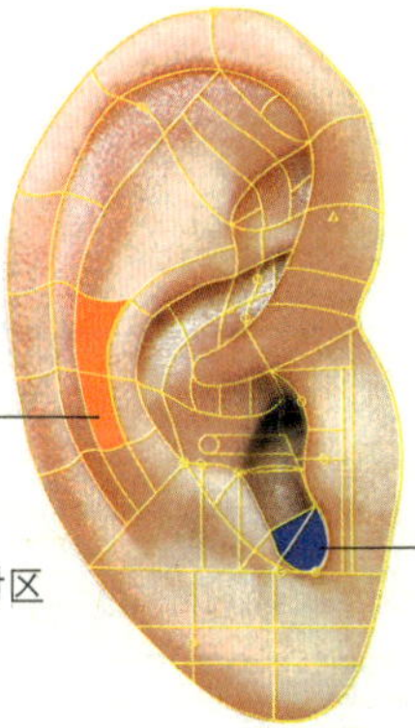

耳部 · 内分泌反射区、胸椎反射区

◆采用切按法切压耳部内分泌反射区1～2分钟，以按摩部位发红或有酸胀感为宜。

◆采用指摩法搓摩耳部胸椎反射区1～2分钟，以按摩部位发红为宜。

【对号调理法】

肝气郁结型乳腺增生

【症状】乳房胀痛，有结块，生气后加重，拒按，心烦，易怒，肿块随心情消长，口苦，咽喉干。

【方法】按揉膻中穴、太冲穴和阳陵泉穴，每穴200下，每天2次。月经前7天开始，每天用手指按压两侧行间穴2分钟，或者从行间穴向太冲穴推，睡前按揉膻中穴2分钟。

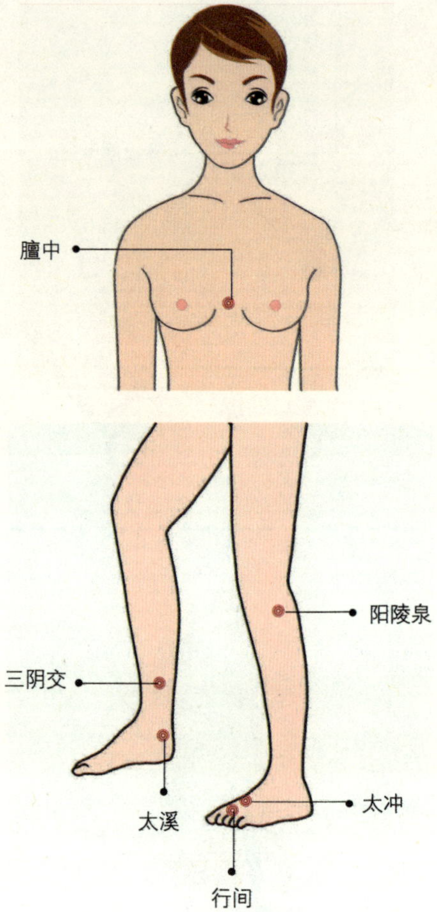

冲任失调型乳腺增生

【症状】乳房胀痛，时轻时重，两侧乳房有结块，月经前增大，月经后自动缩小，胀痛减轻或消失，多伴有月经不调或不孕。

【方法】按揉太溪穴、太冲穴、三阴交穴和膻中穴，每穴200下，每天2次

【验方自疗法】

【材料】莲藕50克，蒲公英40克，排骨300克，盐适量

【做法】将莲藕洗净切块，蒲公英洗净，排骨沸水汆去血水。将三种材料放入锅中，加水煮1小时，待食材熟软后加入盐略煮一会即可。

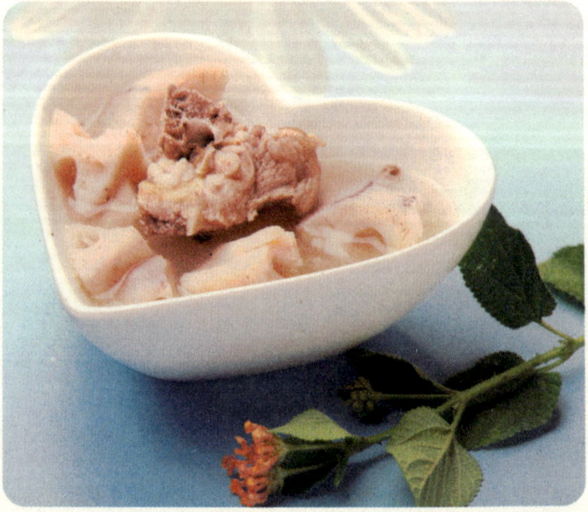

更年期综合征

女性从生育期向老年期过渡期间，因卵巢功能逐渐衰退，导致人体雌激素分泌量减少，从而引起植物神经功能失调，代谢障碍为主的一系列疾病，称更年期综合征。中医的更年期综合征属于『经断前后诸证』范畴，多由肾虚所导致。

【紧急调理法】

◆出现胸闷时，可将两手十指相交叉，横置按于膻中穴，两掌根按置胸内侧，自上而下，稍用力推向两边，分推 20 次。

◆出现心悸、失眠等症状时，可揉按内关穴 3 分钟。

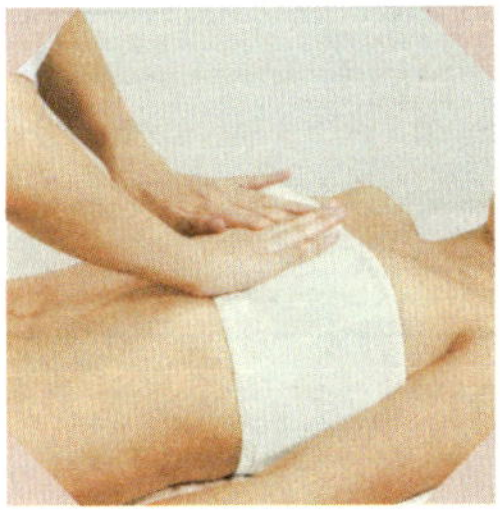

【简易操作】

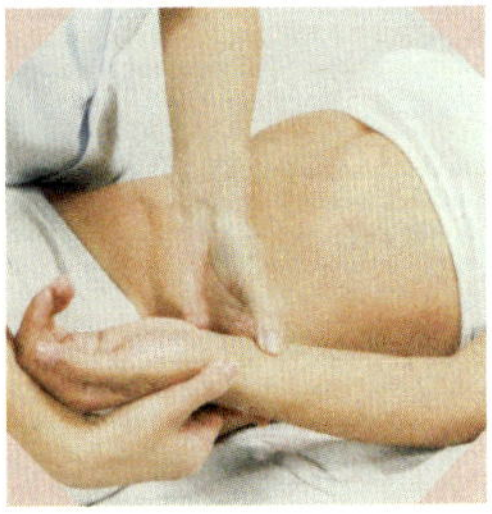

【通用调理法】

穴位按摩方法：

神阙、气海、肝俞、肾俞

◆将双手掌心搓热，迅速覆盖在神阙穴上，环形摩擦 30 次，手掌再由上腹向下腹反复推揉 1 分钟。

◆将食指、中指、无名指并拢，以指腹紧贴在气海穴上，以顺时针方向按揉 2 分钟。

◆用手掌根部着力，推揉肝俞穴，反复操作，直至患者感到局部酸胀为度。

◆推揉背部穴位后，手握空拳，同时叩击两侧肾俞穴 50 ~ 100 次，力度适中，不可重击。

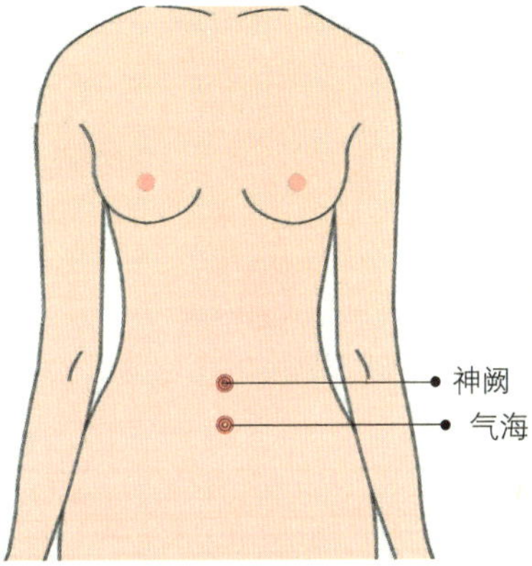

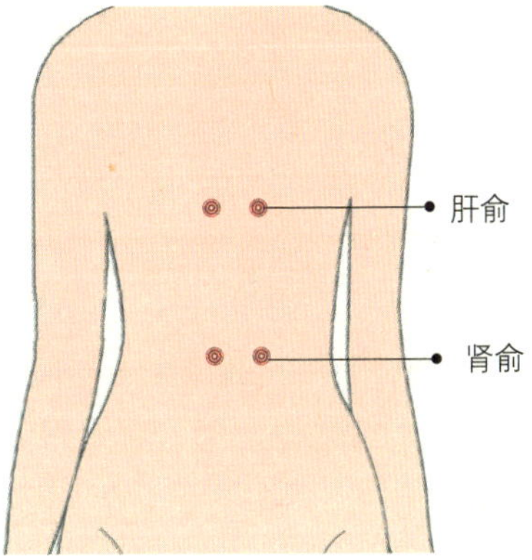

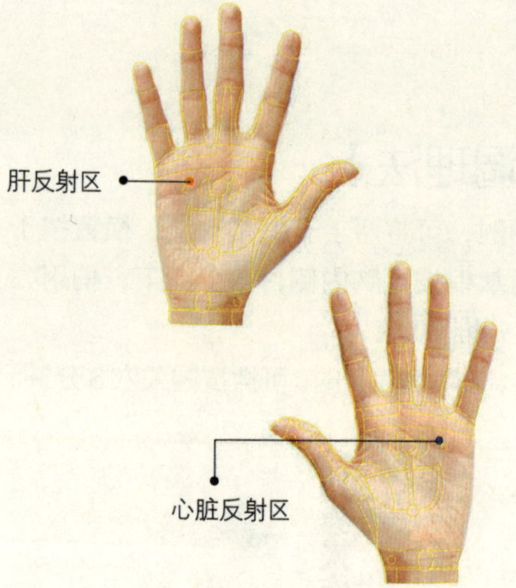

手部 · 心脏反射区、肝反射区

◆采用掐法掐按手部心脏反射区 1 ~ 2 分钟，以局部酸痛为宜。

◆采用指揉法按揉手部肝反射区 1 ~ 2 分钟，以局部发红为宜。

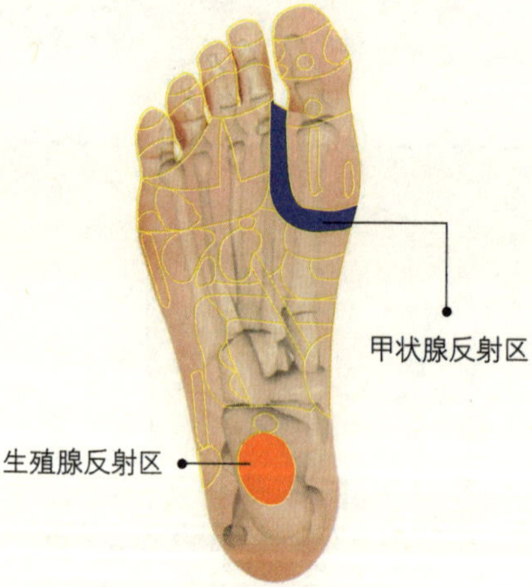

足部 · 甲状腺反射区、生殖腺反射区

◆采用拇指指腹按压法按压足部甲状腺反射区 2 ~ 5 分钟，以局部酸痛为宜。

◆采用单食指叩拳法顶压足部生殖腺反射区 2 ~ 5 分钟，以局部酸痛为宜。

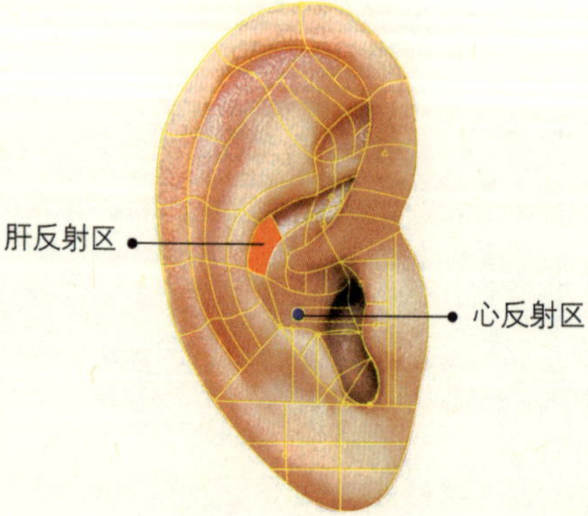

耳部 · 心反射区、肝反射区

◆采用切按法切压耳部心反射区 1 ~ 2 分钟，以按摩部位发红或有酸胀感为宜。

◆采用采用切按法切压耳部肝反射区 1 ~ 2 分钟，以按摩部位有酸胀感为宜。

遗精

遗精是指不因性生活而精液遗泄的病症。一般成人男性遗精一周不超过一次属于正常的生理现象，如果未婚男子频繁发生精液遗泄，每周超过二次以上，且常伴有耳鸣、健忘、头昏、失眠、疲倦乏力、腰酸膝软等症状则不正常；已婚男子发生精液遗泄每周超过一次以上也属于不正常。

【紧急调理法】

◆以一手手掌根部推揉关元穴 2 ~ 3 分钟，以局部温热为度。

◆一手握住脚背，用另一手拇指揉按涌泉穴 3 ~ 5 分钟，以有酸痛感为度。

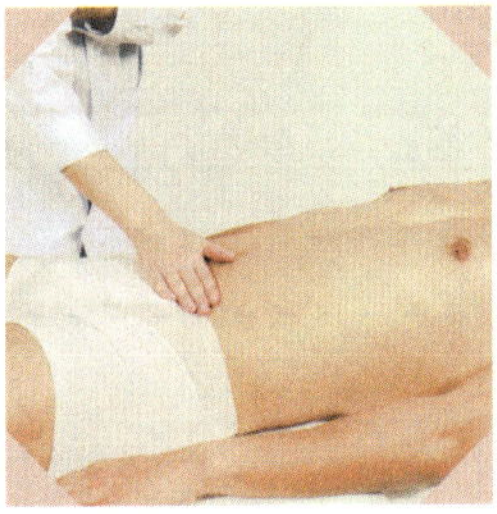

【简易操作】

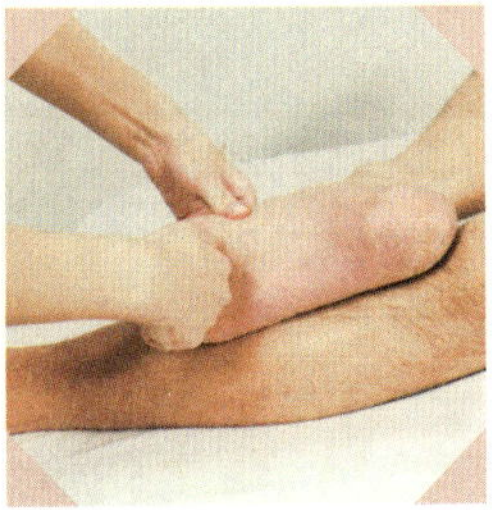

【通用调理法】

穴位按摩方法：

神门、足三里、三阴交、太溪

◆大拇指指腹放于神门穴上，其余四指附于腕关节处，按揉 3 分钟。

◆大拇指指尖放于足三里穴上，四指附于患者小腿腿肚上，微用力压揉，以局部有酸胀感为宜。

◆用大拇指指尖放于小腿内侧的三阴交穴上，微用力压揉 3 ~ 5 分钟。

◆左手握住患者脚背，用大拇指揉按太溪穴 3 ~ 5 分钟。

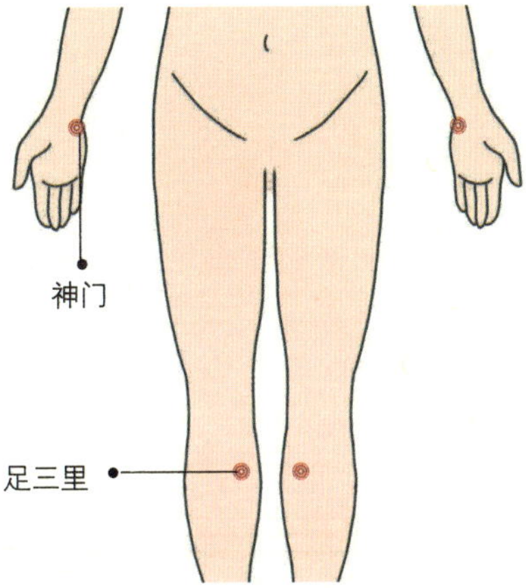

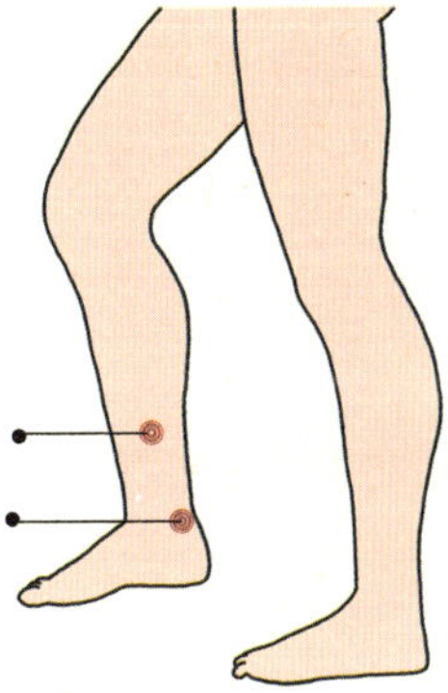

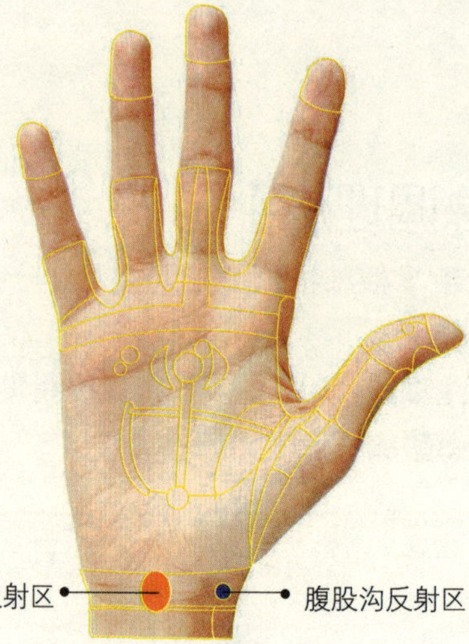

手部 · 生殖腺反射区、腹股沟反射区

◆采用掐法掐按手部生殖腺反射区 1 ~ 2 分钟，以局部酸痛为宜。

◆采用掐法掐按手部腹股沟反射区 1 ~ 2 分钟，以局部发红酸痛为宜。

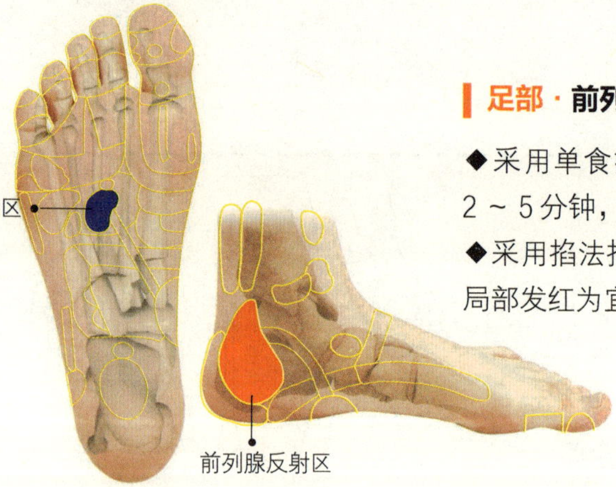

足部 · 前列腺反射区、肾反射区

◆采用单食指叩拳法顶压足部前列腺反射区 2 ~ 5 分钟，以局部酸痛为宜。

◆采用掐法掐按足部肾反射区 2 ~ 5 分钟，以局部发红为宜。

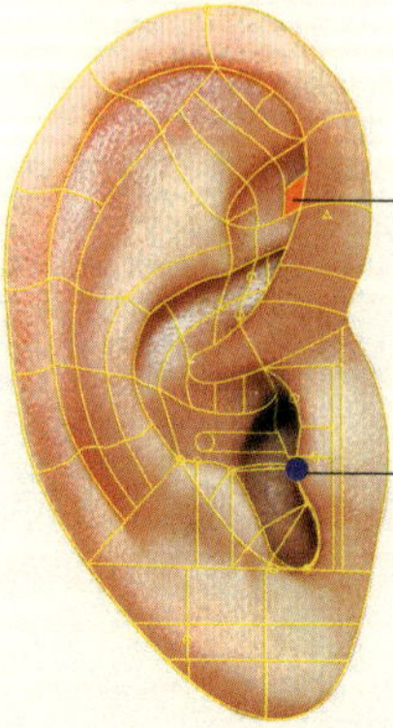

耳部 · 肾上腺反射区、内生殖器反射区

◆采用切按法切压耳部肾上腺反射区 1 ~ 2 分钟，以按摩部位发红或有酸胀感为宜。

◆采用搓摩法搓摩耳部内生殖器反射区 1 ~ 2 分钟，以局部有酸胀感为宜。

【对号调理法】

湿热下注型遗精

【症状】遗精频繁，精液黏浊，阴囊湿痒，小便少、颜色黄，口苦，胃口差，大便黏腻不成形，舌苔黄腻。

【方法】按揉肾俞穴、中极穴、阴陵泉穴和三阴交穴150下，每天2次。

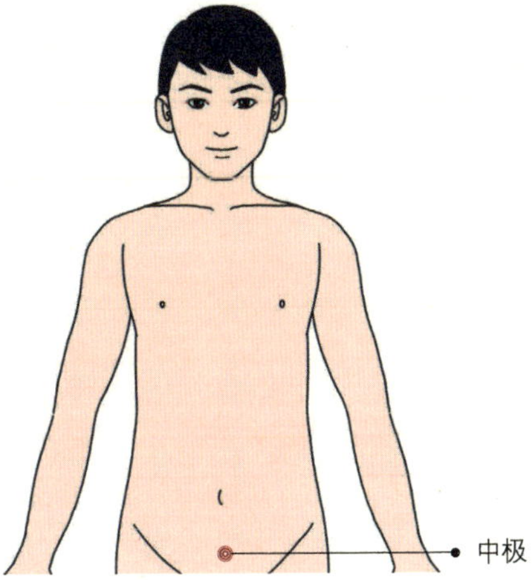

阴虚火旺型遗精

【症状】梦中遗精，平时头晕耳鸣，经常失眠，精神疲倦，腰酸腿软，手足心热，心烦，有时小便发黄，口干。

【方法】每天睡前按揉三阴交穴、太溪穴和中极穴，每穴各200次。

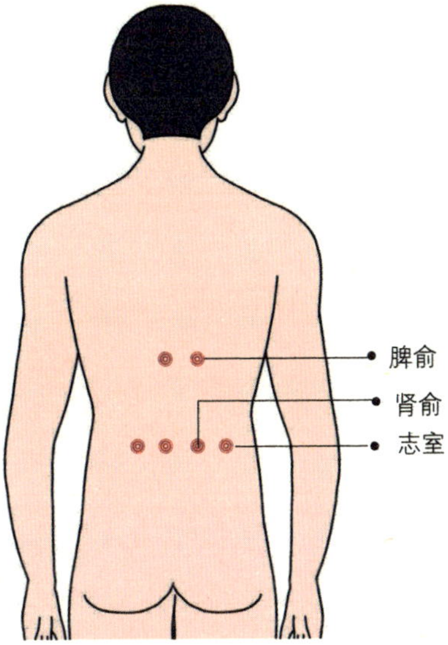

阳虚不固型遗精

【症状】无梦遗精，甚至滑泄不止，精液质地清稀而冷，平时怕冷，面色淡白，头晕，腰酸腿软，同时有阳痿早泄症状，尿液清长，先天不足或者房事无节制的人易出现。

【方法】每天按揉腰部两侧志室穴3分钟，以局部有酸胀感为宜。

劳伤心脾型遗精

【症状】失眠，记性变差，自觉心跳，面色发黄，无光泽，精神疲倦，胃口差，大便不成形，一般劳累过度或者思虑过度后容易出现。

【方法】每天按揉背部脾俞穴3分钟，以局部发红有酸胀感为宜。

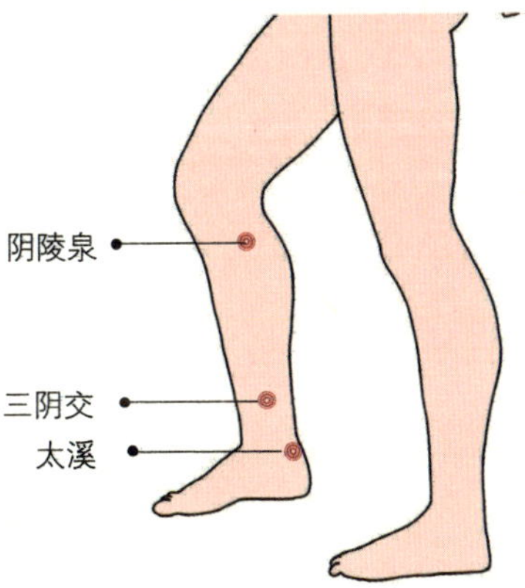

早泄

临床上把阴茎勃起未进入阴道即射精诊断为早泄，而能进入阴道进行性交者，如果没有抽动几下就很快射精，也叫做早泄。早泄患者通常伴有腰膝酸软、体倦乏力、头晕耳鸣、夜尿频多、白天无神、夜间无力、畏寒怕冷、神疲消瘦等症状。

【紧急调理法】

◆双手握住脚背，用拇指指腹点按涌泉穴 10 分钟，以局部有酸胀感为宜。

◆用食指指腹点按昆仑穴 5 分钟，力度由轻渐重，以局部有酸痛感为度。

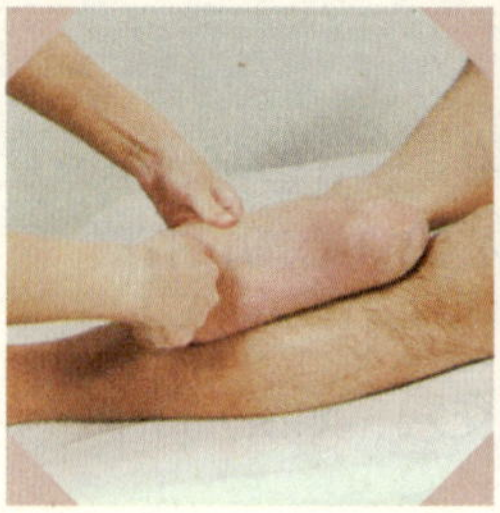

【简易操作】

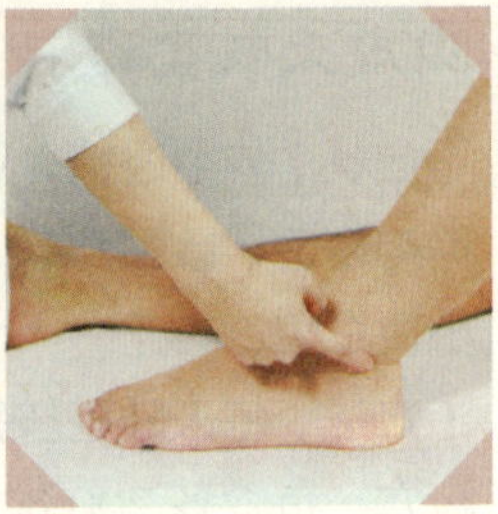

【通用调理法】

穴位按摩方法：

神阙、心俞、肾俞、命门

◆每天早晚用拇指指尖按压神阙穴 1 ~ 3 分钟，力度适中。

◆用拇指指腹垂直按揉心俞穴 1 ~ 3 分钟，以局部有酸胀感为度。

◆以指腹用力按揉肾俞穴 1 ~ 3 分钟，以按摩部位发红为宜。

◆用拇指指腹按揉命门穴 1 ~ 3 分钟，以局部发红或有酸胀感为度。

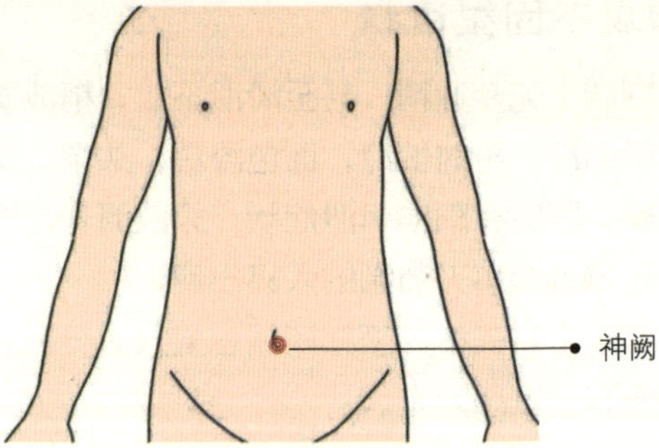

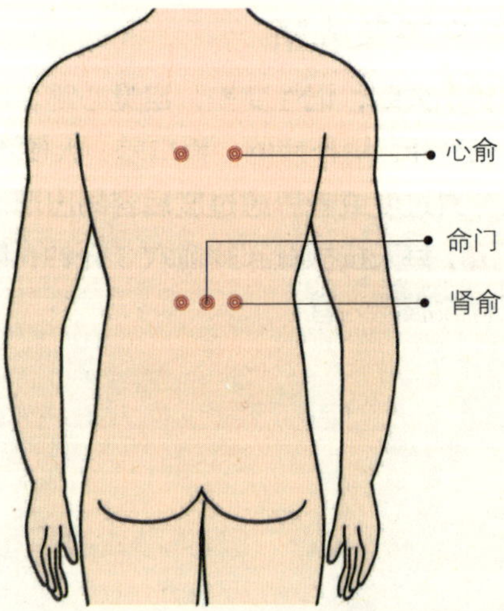

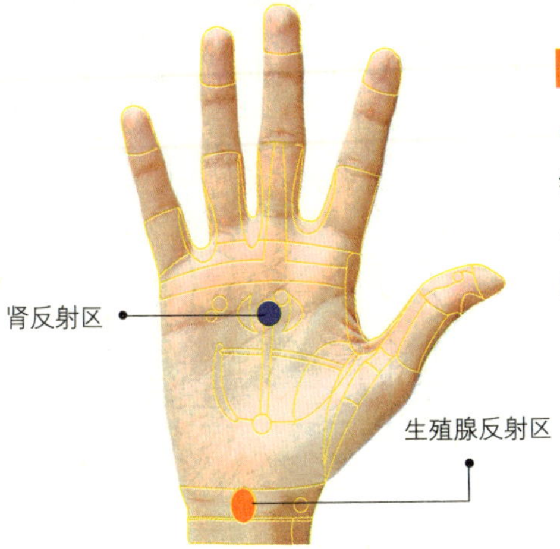

手部 · 生殖腺反射区、肾反射区

◆采用指揉法按揉手部生殖腺反射区 1 ~ 2 分钟，以局部发红为宜。

◆采用指按法按压手部肾反射区 1 ~ 2 分钟，以局部酸痛为宜。

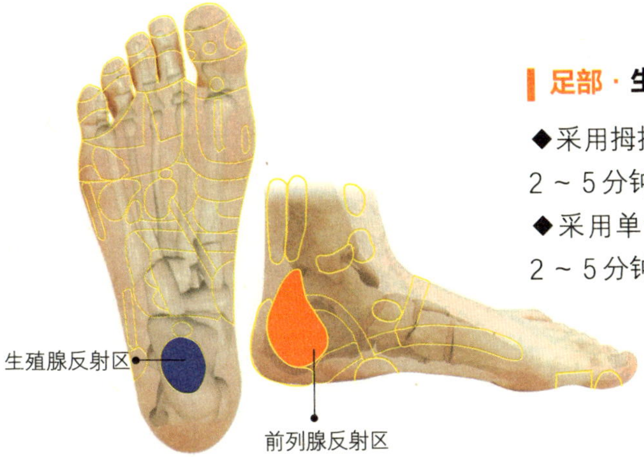

足部 · 生殖腺反射区、前列腺反射区

◆采用拇指指腹按压法按压足部生殖腺反射区 2 ~ 5 分钟，以局部酸痛为宜。

◆采用单食指叩拳法顶压足部前列腺反射区 2 ~ 5 分钟，以局部酸痛为宜。

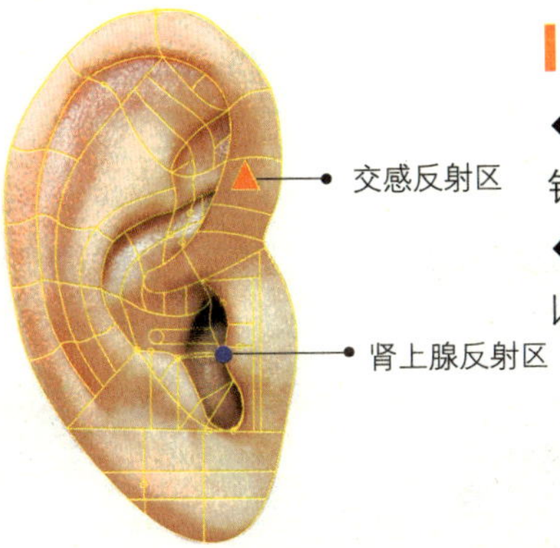

耳部 · 肾上腺反射区、交感反射区

◆采用切按法切压耳部肾上腺反射区 1 ~ 2 分钟，以按摩部位发红或有酸胀感为宜。

◆采用切按法切压耳部交感反射区 1 ~ 2 分钟，以按摩部位发红或有酸胀感为宜。

【对号调理法】

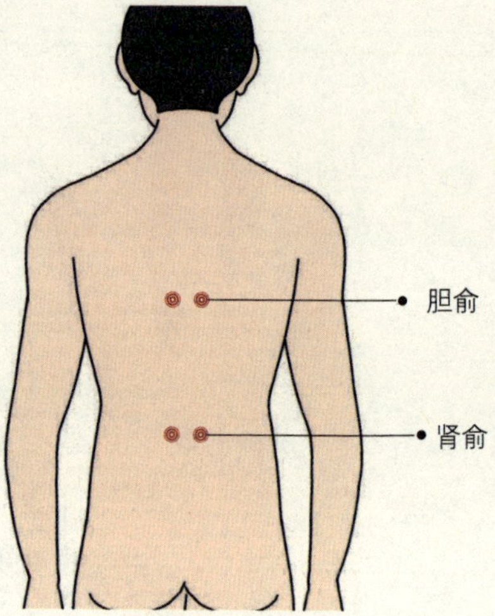

肝胆湿热型早泄

【症状】烦躁易怒，性欲亢进，常伴有口苦，梦遗，胁痛，阴囊潮湿或臊臭肿痛，小便短赤，尿后余沥，腹胀厌食，皮肤发黄，恶心呕吐。

【方法】每天按揉丘墟穴、胆俞穴和合谷穴，每穴各 200 次。

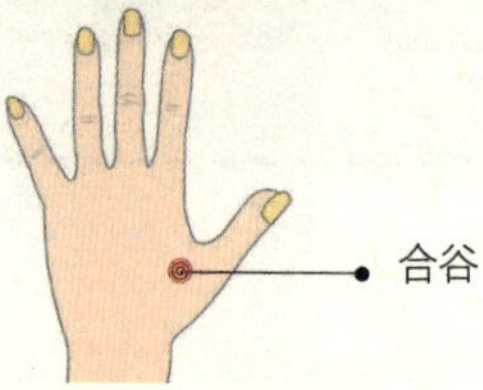

阴虚火旺型早泄

【症状】性欲亢进，常伴有梦遗，心烦易怒，口干咽痛，口渴喜冷饮，午后或夜间低热，次日清晨自行退去，盗汗，手足心发热及自觉心胸烦热，失眠，多梦，腰膝酸软，形体消瘦，尿短赤，大便干结。

【方法】每天按揉太溪穴、三阴交穴和照海穴 2 次，每穴每次 200 下。

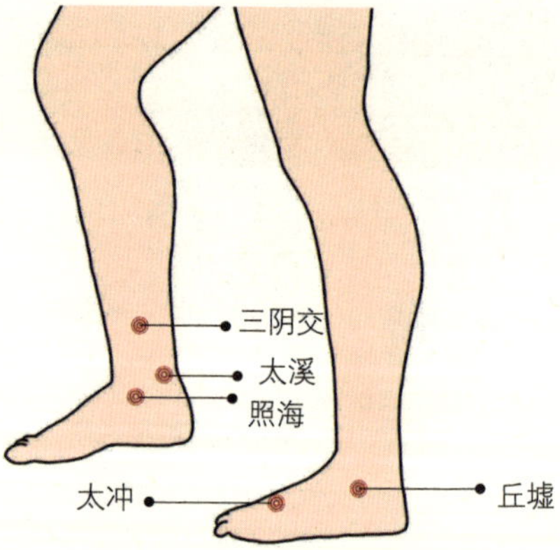

肾气不足型早泄

【症状】虽有性交的欲念，但阴茎尚未勃起即射精，或勃起后尚未进入阴道即射精。伴性欲减退，滑精，面色苍白，腰膝酸软，耳鸣，夜尿频多，小便清长，尿后余沥不尽。

【方法】每天按揉肾俞穴、太溪穴和太冲穴，每穴各 200 次。

【验方自疗法】

【材料】羊肉、粳米各 100 克，锁阳 10 克，姜适量，盐少许

【做法】将锁阳煎水，去渣取汁，再将汁与羊肉、粳米、姜一同煮粥，粥熟后加盐调味，即可食用。

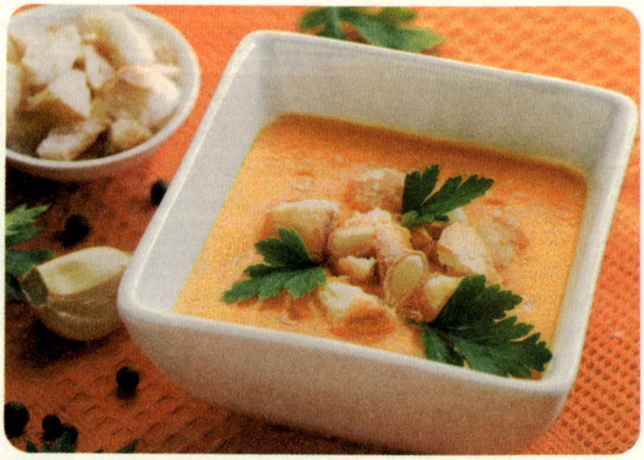

阳痿

阳痿，又称勃起功能障碍，是指在企图性交时，阴茎勃起硬度不足以插入阴道，或阴茎勃起硬度维持时间不足以完成满意的性生活的病症。男性勃起是一个复杂的过程，与大脑、激素、情感、神经、肌肉和血管等都有密切的关系。单个或多个原因都有可能导致男性勃起功能障碍。

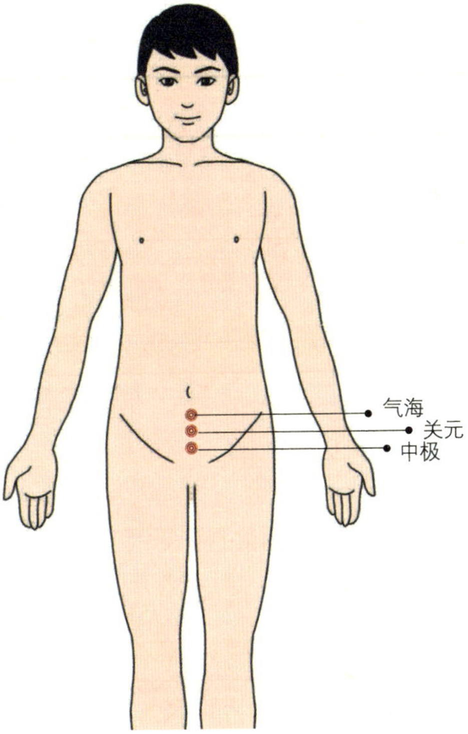

【通用调理法】

穴位按摩方法：

气海、关元、中极、肾俞、命门

◆用鱼际按揉气海穴、关元穴，每穴各约 2 分钟。在气海穴、关元穴处用掌摩法治疗 3 分钟，以小腹部有温热感为度。

◆用食指指腹按揉中极穴约 2 分钟。

◆用双手拇指指腹同时按揉两侧肾俞穴，手法不宜过重，在微感酸胀后，每穴持续按 2 分钟。

◆用右手的拇指指腹揉按命门穴 2 分钟，以潮红发热为度。

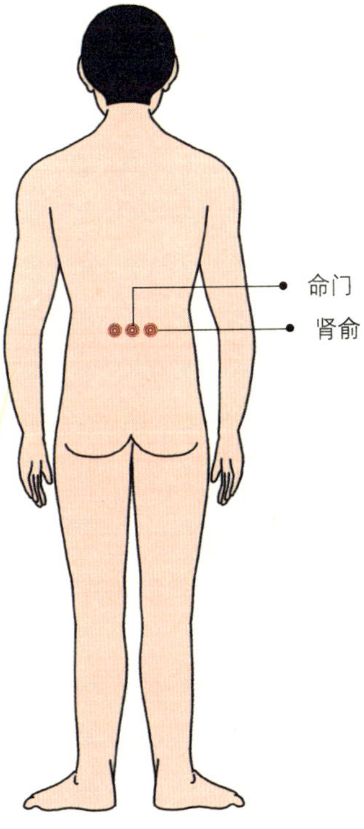

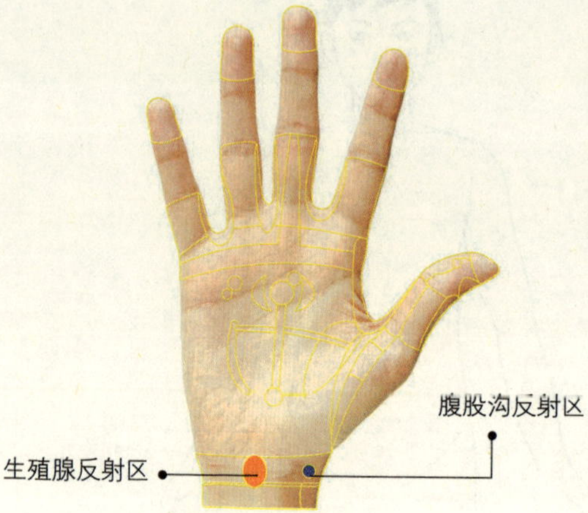

手部 · 生殖腺反射区、腹股沟反射区

◆采用指揉法按揉手部生殖腺反射区 1 ~ 2 分钟，以局部酸痛为宜。

◆采用指揉法按揉手部腹股沟反射区 1 ~ 2 分钟，以局部发红酸痛为宜。

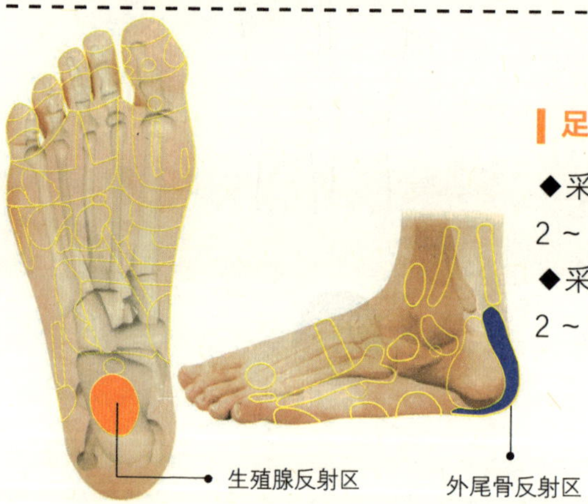

足部 · 生殖腺反射区、外尾骨反射区

◆采用拇指指腹按压法按压足部生殖腺反射区 2 ~ 5 分钟，以局部酸痛为宜。

◆采用拇指指腹按压法按压足部外尾骨反射区 2 ~ 5 分钟，以局部酸痛为宜。

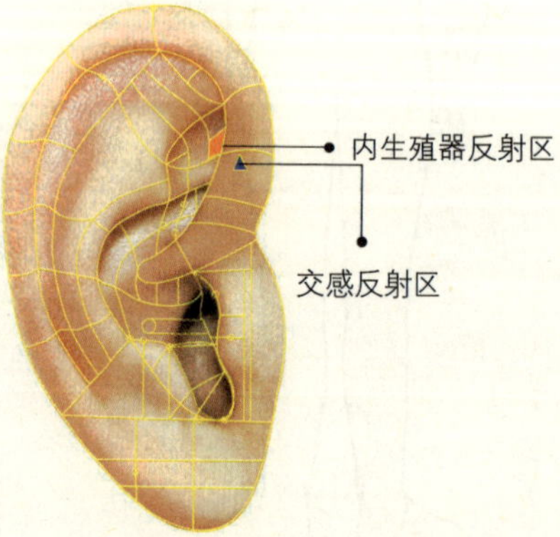

耳部 · 内生殖器反射区、交感反射区

◆采用切按法切压耳部内生殖器反射区 1 ~ 2 分钟，以按摩部位发红为宜。

◆采用切按法切压耳部交感反射区 1 ~ 2 分钟，以按摩部位发红或有酸胀感为宜。

【对号调理法】

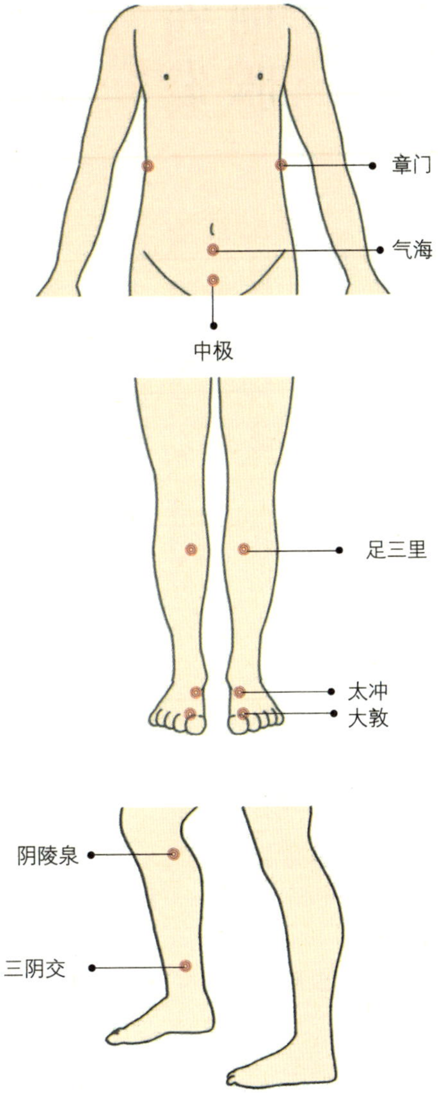

湿热下注型阳痿

【症状】阳事不举，体型较丰满壮实，平时觉得身体沉重、困倦，小便热，面色黄，舌苔黄腻。

【方法】每天按揉中极穴、三阴交穴、阴陵泉穴和足三里穴，每穴各 200 次。

命门火衰型阳痿

【症状】阳事不举，精液稀薄清冷，头晕耳鸣，面白，无光泽，容易疲劳怕冷，手脚冰凉。

【方法】每天按揉气海穴 3 分钟，以局部有酸胀感为宜。

肝郁不舒型阳痿

【症状】阳痿不起或者起而不坚，心情不好，容易发怒或者烦躁，胸闷，胸部两侧发胀。

【方法】每天晚上按揉章门穴、太冲穴、中极穴和大敦穴，每穴各 300 次。

劳伤心脾型阳痿

【症状】阳事不举，精神不振，夜里睡不踏实，胃口不好，面色黄，无光泽，容易疲劳。

【方法】每天按揉气海穴 3 分钟，以局部有温热感为度。

【验方自疗法】

【材料】枸杞 30 克，乳鸽 3 只，杜仲 10 克，山药 50 克，盐适量

【做法】乳鸽去毛和内脏，枸杞、杜仲用清水浸透，洗干净。山药去皮洗净切块。瓦煲加水烧开，加入以上材料，煲至水滚时，改中火煲 1 小时左右。加少许盐调味即可。

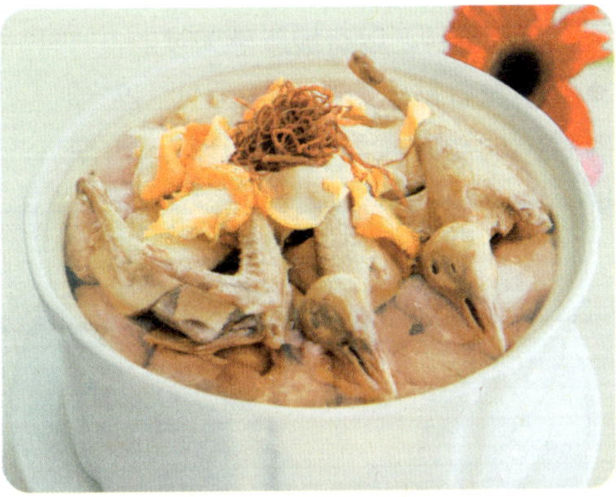

前列腺炎

前列腺炎是成年男性的常见病之一，以尿道刺激症状和慢性盆腔疼痛为其主要表现。性生活不正常、长时间骑自行车、骑马或久坐，前列腺按摩过重或过于频繁都会造成前列腺充血而引发前列腺炎。尿液刺激、淋球菌、非淋球菌等病原微生物感染也都有可能引发前列腺炎。

【紧急调理法】

◆出现尿道刺激症状时，可将食指放于小腿内侧的阴陵泉穴上，由轻渐重，揉按 3 ~ 5 分钟。

◆将拇指指腹放在曲骨穴上，其余四指做支撑，揉按曲骨穴 1 ~ 2 分钟，以皮肤潮红、发热为度。

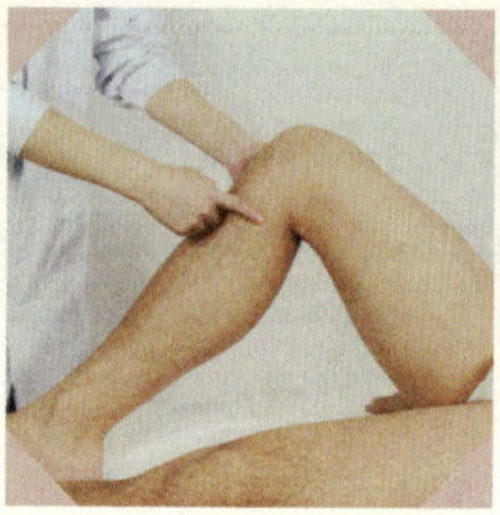

【简易操作】

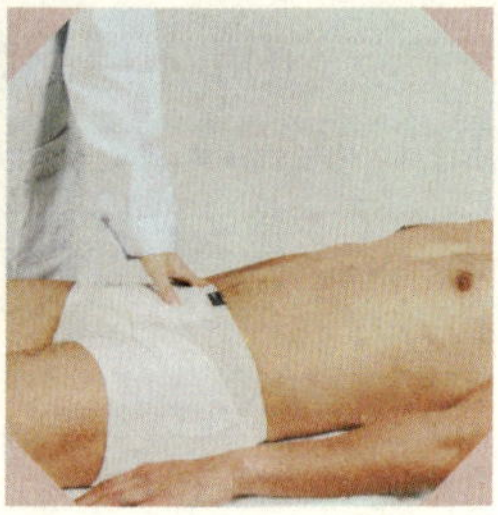

【通用调理法】

穴位按摩方法：

大肠俞、中脘、水道、关元

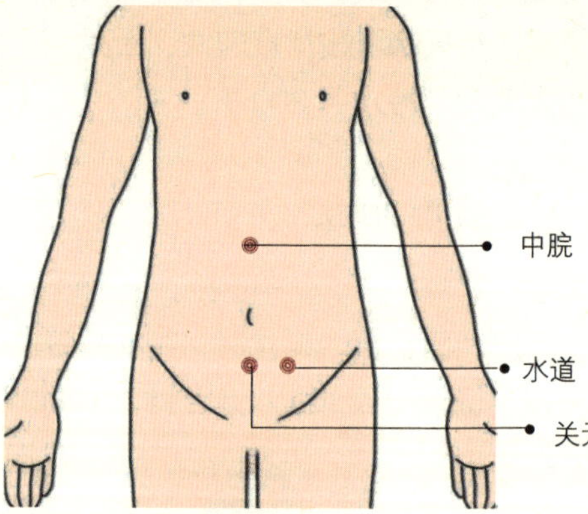

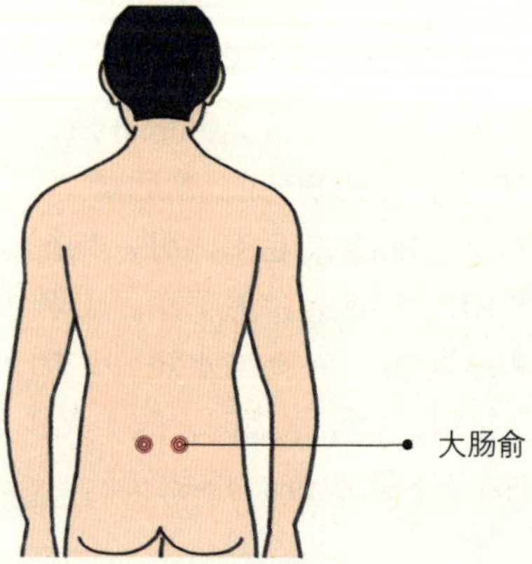

◆用手掌根部的力度揉按大肠俞穴，至局部皮肤红热为度。

◆右手半握拳，拇指伸直，将拇指放在中脘穴上，适当用力揉按 1 分钟。

◆四指合拢，用四指的指腹点按水道穴 1 ~ 3 分钟，以有酸胀感为度。

◆双手重叠贴于小腹的关元穴，先顺时针方向旋转按摩 1 ~ 2 分钟，再逆时针按揉 1 ~ 2 分钟。

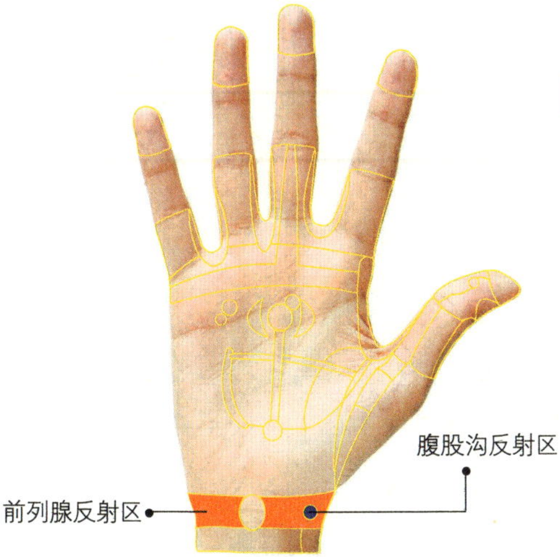

手部 · 前列腺反射区、腹股沟反射区

◆采用指按法按压手部前列腺反射区 1 ~ 2 分钟，以局部酸痛为宜。

◆采用掐法掐按手部腹股沟反射区 1 ~ 2 分钟，以局部酸痛为宜。

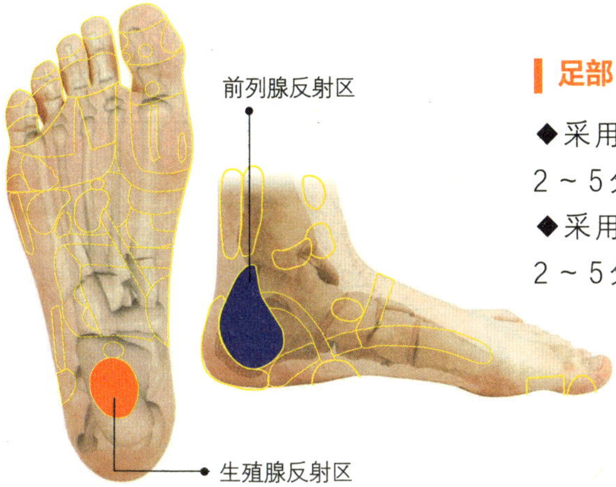

足部 · 生殖腺反射区、前列腺反射区

◆采用单食指叩拳法顶压足部生殖腺反射区 2 ~ 5 分钟，以局部酸痛为宜。

◆采用单食指叩拳法顶压足部前列腺反射区 2 ~ 5 分钟，以局部酸痛为宜。

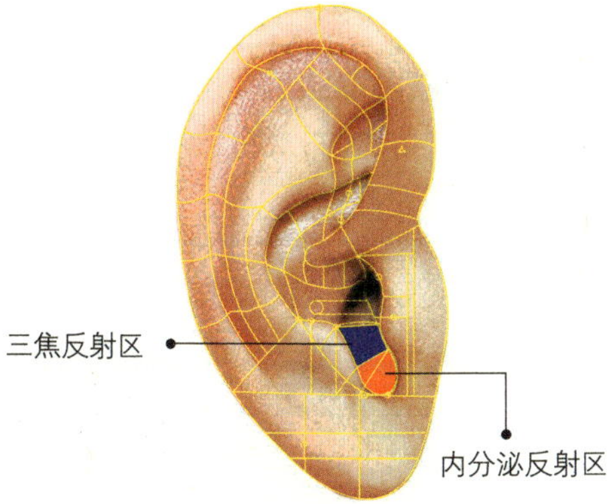

耳部 · 三焦反射区、内分泌反射区

◆采用切按法切压耳部三焦反射区 1 ~ 2 分钟，以按摩部位发红或有酸胀感为宜。

◆采用切按法切压耳部内分泌反射区 1 ~ 2 分钟，以按摩部位发红或有酸胀感为宜。

【对号调理法】

脾虚气陷型前列腺炎

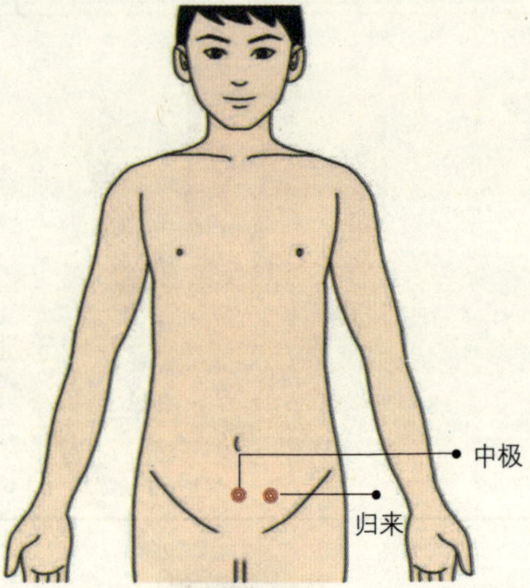

【症状】 排尿结束时滴白，有尿液未排净感，尿后余沥，劳累后加重，会阴部位隐痛，有下坠感，胃口不好，大便不成形，阴囊常潮湿，小便多，色清淡，容易疲劳，精神不好，面色差。

【方法】 每天按揉背部脾俞穴 2 ~ 3 分钟。

肾精亏虚型前列腺炎

【症状】 小腹、会阴部隐隐疼痛，排尿困难，腰腿酸软，头晕耳鸣，面色发黑，眼眶周围尤其严重。

【方法】 每天按揉肾俞穴和中极穴，每穴各 3 分钟。

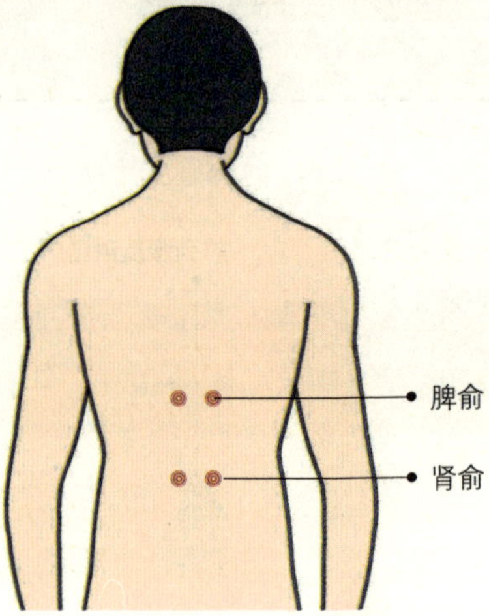

瘀血阻滞型前列腺炎

【症状】 会阴部、后尿道刺痛，痛引睾丸、阴茎、腹股沟或小腹，尿频，排尿不适，尿有余沥，排尿时尿道刺痛。

【方法】 每天按揉归来穴 2 ~ 3 分钟。

【验方自疗法】

【材料】 冬瓜 250 克，绿豆 80 克，薏米 50 克，海带 100 克，红枣 12 克

【做法】 先将冬瓜洗净切成粗块，薏米、绿豆、红枣洗净，海带洗净切成细片状。以上材料一起置锅内，加水煮汤即可。

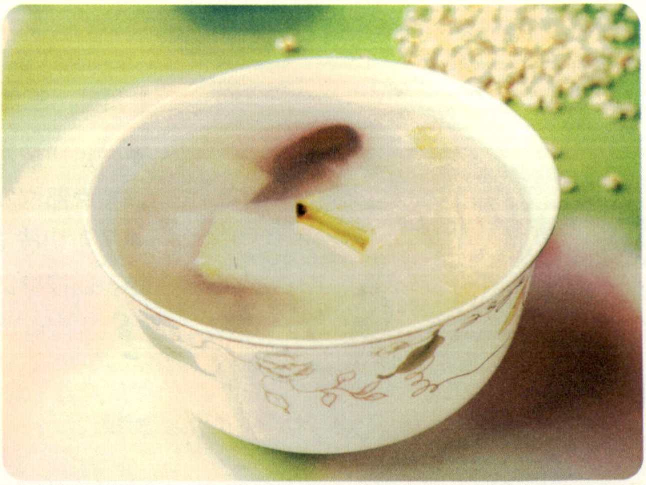